T0203372

Limpia tus genes

Limpia tus genes

El revolucionario programa para desarrollar tu potencial genético y reescribir el futuro de tu salud

Dr. Ben Lynch

Traducción:
Laura Lecuona

Grijalbo_vital_

Este libro contiene consejos e información relacionados con el cuidado de la salud. Debe utilizarse para complementar más que sustituir los consejos de tu doctor u otro profesional de la salud. Si sabes o sospechas que tienes algún problema de salud, es recomendable que consultes la opinión de tu médico antes de iniciar cualquier programa o tratamiento. Se han hecho todos los esfuerzos por verificar la exactitud de la información contenida en este libro a la fecha de publicación. El editor y el autor no serán responsables de cualquier efecto adverso que ocurra como consecuencia del uso o la aplicación de la información contenida o los métodos sugeridos en este libro.

Limpia tus genes
El revolucionario programa para desarrollar tu potencial genético y reescribir el futuro de tu salud

Título original: *Dirty Genes*
A Breakthrough Program to Treat the Root Cause of Illness and Optimize Your Health

Primera edición: octubre, 2018

D. R. © 2018, Dr. Ben Lynch LLC
Publicado mediante acuerdo con HarperOne,
un sello de HarperCollins Publishers

D. R. © 2018, derechos de edición mundiales en lengua castellana:
Penguin Random House Grupo Editorial, S. A. de C. V.
Blvd. Miguel de Cervantes Saavedra núm. 301, 1er piso,
colonia Granada, delegación Miguel Hidalgo, C. P. 11520,
Ciudad de México

www.megustaleer.mx

D. R. © 2018, Laura Lecuona, por la traducción

Penguin Random House Grupo Editorial apoya la protección del *copyright*.
El *copyright* estimula la creatividad, defiende la diversidad en el ámbito de las ideas y el conocimiento, promueve la libre expresión y favorece una cultura viva. Gracias por comprar una edición autorizada de este libro y por respetar las leyes del Derecho de Autor y *copyright*. Al hacerlo está respaldando a los autores y permitiendo que PRHGE continúe publicando libros para todos los lectores.

Queda prohibido bajo las sanciones establecidas por las leyes escanear, reproducir total o parcialmente esta obra por cualquier medio o procedimiento así como la distribución de ejemplares mediante alquiler o préstamo público sin previa autorización.
Si necesita fotocopiar o escanear algún fragmento de esta obra diríjase a CemPro
(Centro Mexicano de Protección y Fomento de los Derechos de Autor, https://cempro.com.mx).

ISBN: 978-607-317-233-2

Impreso en México – *Printed in Mexico*

El papel utilizado para la impresión de este libro ha sido fabricado a partir de madera procedente de bosques y plantaciones gestionadas con los más altos estándares ambientales, garantizando una explotación de los recursos sostenible con el medio ambiente y beneficiosa para las personas.

Penguin
Random House
Grupo Editorial

Este libro está dedicado a la difunta Rachel Kranz. Ella hizo que *Limpia tus genes* cobrara vida, aunque no llegó a verlo publicado. Trabajó incansablemente para mejorar la salud de millones a través de los libros. Sin su formidable capacidad de organizar, crear, escribir, crear estrategias y trabajar en colaboración, hoy habría muchos menos grandes libros sobre salud. Ella dio todo de sí. No conozco a nadie que haya influido tan profunda y desinteresadamente en tantas vidas sin necesidad de reconocimiento público. Sin Rachel, este libro no podría haberse escrito. Me inspiró, me preparó, me presionó, me cuestionó y me alentó en todo momento.

Índice

TERCERA PARTE
El Protocolo Limpia tus Genes

Introducción

¡Tus genes no son tu destino!

Era un día común y corriente de 2007. Tenía media hora libre y decidí ver qué tal estaba la transmisión de ese día del programa *Nova*, de PBS, en el aire en ese momento: "A Tale of Two Mice" (Historia de dos ratones).

El programa presentaba dos ratones genéticamente idénticos que tenían apariencias completamente distintas. Eran de una raza con un fuerte potencial genético para la obesidad, las enfermedades cardiovasculares y el cáncer. Sin embargo, uno de los ratones estaba delgado y sano, mientras que el otro tenía sobrepeso y era propenso a las enfermedades. Aunque los dos tenían el potencial genético para dolencias graves y exceso de peso, sólo uno tenía mala salud.

Yo miraba estupefacto mientras el investigador explicaba el "factor x": la misteriosa y poderosa razón detrás de nuestra capacidad de manipular nuestra herencia genética y crear salud en vez de enfermedad. El secreto estaba en la *metilación*, un proceso bioquímico que ocurre dentro de tu cuerpo. Si metilas ciertos genes, puedes apagar tu tendencia genética a la obesidad y las enfermedades.

¿Y cómo se había logrado esa asombrosa hazaña con los ratones que presentaban en el canal PBS? En ese experimento, con pura dieta. Mientras los ratones del experimento seguían en el útero materno, los investigadores les dieron donantes de metilo —nutrientes que apoyan el proceso de metilación— a algunas de las madres, pero no al grupo de control. La dieta apropiada apagó los "genes sucios" de los ratones y reconfiguró su destino genético.

Este proceso de encender y apagar genes se conoce como *epigenética*. Lo que he aprendido desde aquel trascendental día de 2007 es que podemos transformar nuestro destino genético mediante una combinación de dieta, suplementos, sueño, alivio del estrés y exposición reducida a las toxinas ambientales (las toxinas que hay en nuestra comida, agua, aire y productos). Con las herramientas adecuadas podemos trascender las tendencias heredadas a determinadas enfermedades (entre ellas la ansiedad, el trastorno por déficit de atención con hiperactividad —TDAH—, malformaciones congénitas, cáncer, demencia, depresión, cardiopatía, insomnio y obesidad) para crear una nueva vida saludable.

Aún recuerdo lo asombrado que estaba cuando acabó el programa. Golpeé el escritorio con la mano.

—¡*Eso* es! —exclamé—. *Eso* es lo que quiero hacer.

A partir de ese momento me obsesioné. A diferencia de lo que muchos médicos y científicos piensan, nuestro destino genético no está fijo. Puede editarse, reescribirse, cambiarse. Sólo necesitamos saber cómo.

Así se volvió mi misión identificar nuestros genes sucios y elaborar el protocolo que necesitamos para darles la lavada necesaria para cambiar enfermedad por salud y permitir que todos alcancemos nuestro potencial genético. Con gran alegría te cuento que tras una década de investigación, estudio y tratamientos exitosos de pacientes de todo el mundo he elaborado y perfeccionado el Protocolo Limpia tus Genes, un programa para optimizar tu salud y tu vida.

El poder de la epigenética

Siempre me ha fascinado la manera como nuestro cuerpo *quiere* estar sano y he pasado la mayor parte de mi vida aprendiendo cómo ayudar a que lo logre. Estudié biología celular y molecular en la universidad, tras lo cual me convertí en un médico naturópata —un especialista que se vale de métodos naturales basados en evidencia científica para restaurar el equilibrio y optimizar la salud—. Trabajando con pacientes me di cuenta de que también necesitaba convertirme en especialista en medicina ambiental para descubrir cómo debilitan nuestra salud las sustancias químicas de nuestro entorno y qué podemos hacer para desintoxicar nuestro cuerpo.

Lo que hizo que mis diferentes estudios encajaran juntos fue el campo de la epigenética: los diversos y numerosos factores que pueden influir en cómo se expresan nuestros genes. Siempre había sabido cuán poderosos pueden ser los genes. Sin embargo, fue muy emocionante descubrir que no tenemos que doblegarnos a los dictados de nuestro

ADN, sino que podemos trabajar con nuestros genes para alcanzar una salud óptima... si sabemos cómo lograrlo.

Una de las piezas más importantes del rompecabezas genético es un tipo de variación conocida como *polimorfismo de un solo nucleótido* (PSN —o SNP, por sus siglas en inglés—). Hasta ahora se han identificado aproximadamente 10 millones de PSN en el genoma humano y cada uno de nosotros tiene más de un millón.

La mayor parte de esos PSN no parecen afectarnos mayormente. Sí, representan una leve variación o anormalidad en varios genes, pero hasta donde sabemos esas variaciones no parecen tener mucha influencia en la forma como funciona nuestro cuerpo.

Algunos PSN, sin embargo, pueden tener un impacto enorme en nuestra salud y nuestra personalidad. Por ejemplo, los PSN en el gen MTHFR pueden provocar una gran cantidad de problemas de salud, desde irritabilidad y obsesión hasta malformaciones congénitas y cáncer (obsérvese que dije *pueden*, no *tienen que*: ¡justamente de eso se trata este libro!). Los PSN en el gen COMT pueden traer consigo adicción al trabajo, problemas de sueño, síndrome premenstrual, problemas con la menopausia y, una vez más, cáncer, junto con una inagotable energía, entusiasmo y buen humor (sí, muchos PSN tienen, aparte de los inconvenientes, un lado positivo).

Problemas de salud que por años habían intrigado a mis pacientes de pronto cobraban sentido cuando descubrían que sus PSN eran los responsables. Padecimientos que antes parecían abrumadores e incluso fatales se volvían manejables cuando los pacientes se enteraban de que podían reorganizar la conducta de sus genes con ayuda de su dieta y estilo de vida.

Yo mismo experimenté esa revelación cuando descubrí que tengo por lo menos tres PSN de importancia. Finalmente comprendí por qué soy tan centrado y determinado, algunos dirían incluso que obsesivo. También descubrí por qué puedo irritarme de un momento a otro y por qué reacciono de manera tan intensa a determinados productos químicos y gases. Fue un alivio llegar a comprenderlo: cosas que nunca habían tenido sentido de pronto eran claras, y además existían algunas nuevas soluciones en las que podía confiar. Al avanzar en la lectura de este libro tendrás la oportunidad de hacer el mismo tipo de descubrimientos emocionantes acerca de ti.

Sobre todo, conocer mis PSN me permitió hacerme cargo de mi salud. Al fin podía ayudar a mi cuerpo y mi cerebro con la alimentación y el estilo de vida que necesitaban. Por primera vez en mi vida sentí que estaba trabajando al máximo de mis posibilidades.

Quería que mis pacientes tuvieran esa misma experiencia; ¡qué diablos!: quería que *todo el mundo* la tuviera, así que empecé a desarrollar un programa para limpiar nuestros "genes sucios": qué deberíamos comer, qué suplementos ayudarían y cómo crear un estilo de vida de "genes limpios". Quería que fuéramos como ese ratón con apoyo epigenético, radiantes y saludables sin importar qué genes nos hubieran tocado. Sabía que si pudiera ahondar lo suficiente, encontraría las respuestas.

Y ahora, 10 años después, con orgullo puedo decir que las encontré. Claro, aún tengo muchísimo que aprender: el campo de la epigenética apenas empieza y todos los días hacemos nuevos descubrimientos. Paso gran parte de cada semana llevando a cabo mi propia investigación y otro tiempo considerable leyendo los estudios que mis colegas producen. Una sola persona jamás podría mantenerse al día... y ésa es la *buena* noticia. Tengo plena confianza en que dentro de 10 años más tendremos el poder de hacernos cargo de nuestra salud de maneras que ni siquiera imaginamos.

Con todo, tú quieres estar sano hoy, no dentro de un año ni dos ni 10. Así, además de mis investigaciones y mis estudios, he trabajado con miles de pacientes y cientos de doctores para aprender cómo toda esa ciencia arcana puede traducirse en un programa práctico y accesible que cualquiera pueda realizar, por ocupado que esté. Dicto conferencias, publico videos y mantengo un blog para llegar a médicos, profesionales de la salud, científicos y el gran público.

Con orgullo puedo decir que me he convertido en el especialista al cual recurrir cuando se trata de epigenética, incluso para médicos reconocidos y autores de éxito como Chris Kresser, Izabella Wentz, Alan Christianson, Peter Osborne y Kelly Brogan.

Para ser honesto, me gustaría no ser la fuente primaria de información: quisiera que lo que yo sé fuera un conocimiento extendido y común y corriente, el enfoque básico disponible en todo consultorio médico. Ése es mi nuevo objetivo, y por eso escribí este libro: para enseñar a todas y cada una de las personas interesadas cómo limpiar sus genes y gozar de una salud insólita.

¿TUS GENES SUCIOS TE PROVOCAN LOS SIGUIENTES PROBLEMAS?

PROBLEMAS DEL CEREBRO Y DEL HUMOR

- Ansiedad
- Depresión
- Fatiga
- Insomnio y trastornos del sueño
- Irritabilidad
- Neblina mental
- Problemas de memoria
- Trastorno por déficit de atención / trastorno por déficit de atención con hiperactividad (TDA / TDAH)

CÁNCER

- Cáncer de estómago
- Cáncer de mama
- Cáncer de ovario

PROBLEMAS CARDIOVASCULARES

- Arteriosclerosis
- Cardiopatía
- Derrame cerebral
- Elevación de los triglicéridos
- Hipertensión

PROBLEMAS HORMONALES FEMENINOS

- Dificultades en la menopausia
- Migrañas menstruales
- Problemas menstruales: cólicos, sangrado en exceso, cambios de humor y dificultades cognitivas
- Síndrome premenstrual (SPM)

PROBLEMAS DE FERTILIDAD Y EMBARAZO

- Aumento en el riesgo de malformaciones congénitas
- Dificultades para embarazarse
- Dificultades para llegar a término

PROBLEMAS DE GLÁNDULAS Y ÓRGANOS

- Cálculos biliares
- Disfunción tiroidea

- Hígado graso y otras disfunciones hepáticas
- Sobrecrecimiento bacteriano del intestino delgado (SBID)

PROBLEMAS METABÓLICOS

- Antojos, sobre todo de dulces y carbohidratos
- Obesidad y aumento de peso

¿Tus genes sucios están enfermándote?

Probablemente has oído que tus genes afectan cuán sano puedes ser. Es casi seguro que tu médico te haya dicho que por tus antecedentes familiares puedes ser propenso a la cardiopatía, la depresión, la ansiedad y otros desórdenes.

La mayor parte del tiempo estas noticias desalientan a la gente. "Tengo miedo —me dicen—, mis genes son un desastre. Tendré que arreglármelas con eso."

¡De ninguna manera!

Al cabo de años de investigación en la nueva ciencia de las anormalidades de los genes, y después de haber dado tratamientos efectivos a miles de pacientes, contando a mi familia y a mí mismo, te presento aquí un emocionante nuevo enfoque: un método demostrado para superar tus limitaciones genéticas y ayudarte a ser más sano y radiante.

Entonces, que no te quepa la menor duda: *tus genes no son tu destino*.

Pero quizá te han enseñado que sí lo son. Quizá, como la mayoría de la gente, te han dicho que heredaste un "plan maestro": características que están labradas en piedra desde el momento de tu concepción hasta el día de tu muerte. Según esta postura, tus genes son un comité de jueces severos dictando una condena a cadena perpetua.

A veces parecen decir: "Mmmh, démosle a esta mujer depresión, que le viene de la madre. Y echémosle también cardiopatía, que viene del lado del padre. ¿Y si agregamos una personalidad tímida y ansiosa, que hereda de su abuela? Ya casi terminamos, pero pongamos un ingrediente más: un leve caso de TDAH, no clínico, pero igual que a dos tíos suyos, siempre le va a costar trabajo concentrarse. Ahí está, ¡listo! ¡Buena suerte, mujer! Disfruta el destino que escribimos para ti, porque no hay absolutamente nada que puedas hacer para cambiarlo".

Un panorama sombrío, ¿verdad? Es una suerte que no sea cierto. Lejos de estar labrado en piedra, tu destino genético se parece más a un documento escrito en la Nube: tienes la posibilidad de editarlo y revisarlo en todo momento de tu vida. Cada vez que bebes un refresco, te las arreglas con cuatro horas de sueño, usas un champú lleno de productos químicos industriales o te encuentras con una bomba de estrés en tu trabajo estás poniendo la parte negativa del documento en caracteres gigantes. Y cada vez que comes una lechuga orgánica, duermes tus horas, usas un champú sin productos químicos, te ríes con amigos o haces yoga, estás agrandando la parte positiva del documento y reduciendo la negativa a una letra tan pequeña que es casi como si no estuviera.

Tus genes no determinan la ley, sino que negocian contigo. Ni siquiera hablan con una sola voz: son un comité, y en ocasiones no se ponen de acuerdo.

Algunos de los integrantes de ese comité son severos. Todo el tiempo están gritando: "¡Cardiopatía!", "¡Depresión!" o "¡Una agobiante falta de seguridad en sí misma!". Y si tú no conoces la manera de trabajar con ellos, esas voces duras y fuertes pueden tomar el control.

Sin embargo —y por ello este libro va a cambiar tu vida—, si sí sabes cómo trabajar con tu "comité de genes" puedes provocar un mucho mejor resultado. Podrías moderar o incluso silenciar esas fuertes voces negativas. Al mismo tiempo, puedes subir el volumen de las voces que están diciendo: "¡Humor equilibrado!", "¡Corazón saludable!" y "¡Seguridad en ti mismo!".

Así, pues, prepárate para limpiar tus genes. En este libro encontrarás cómo sacar el mejor provecho de tu herencia genética, ahora y para el resto de tu vida.

¿ESTÁN SUCIOS TUS GENES? ALGUNOS SÍNTOMAS COMUNES

- Acné
- Adicción al trabajo
- Ansiedad
- Antojos, sobre todo de carbohidratos y azúcar
- Cálculos biliares
- Cambios de estado de ánimo
- Depresión
- Diarrea
- Dolor de articulaciones o músculos
- Dolor de cabeza / migraña

- Enojo y agresión
- Estreñimiento
- Exagerado reflejo de sobresalto
- Fatiga
- Fibromialgia
- Gases e inflamaciones
- Hemorragias nasales
- Indigestión
- Insomnio
- Intolerancia alimentaria
- Irritabilidad
- Manos y pies fríos
- Moqueo / congestión nasal
- Neblina mental
- Obesidad / aumento de peso
- Obsesión
- Problemas de atención
- Prurito en la piel
- Reacciones alérgicas
- Reflujo gastroesofágico / acidez
- Rosácea
- Síndrome de ovario poliquístico (SOP)
- Síntomas de menopausia / perimenopausia
- Síntomas desconocidos: simplemente "no te sientes bien"
- SPM / reglas difíciles
- Subidas y bajadas de azúcar en la sangre
- Taquicardia
- Tensión nerviosa
- Transpiración

Lo que tu médico no te dirá..., pero yo sí

Si has tenido problemas con alguno de los síntomas que acabo de listar, tal vez tu médico te dijo que en realidad no estás enfermo. O quizá te han ofrecido medicamentos para controlar los síntomas —antibióticos, analgésicos, antiácidos, antidepresivos, ansiolíticos— sin prestar mucha atención a los problemas subyacentes que dan lugar a esos síntomas.

Puede que hayas tenido más suerte. A lo mejor encontraste a un médico naturópata, un especialista en medicina funcional e integrativa, un osteópata, una enfermera o enfermero calificado para ejercer la medicina, un nutriólogo, un quiropráctico u otro profesional de la salud que te haya ayudado a restablecer la salud y el bienestar mediante la dieta, ajustes al estilo de vida y otros medios naturales. Aun así, tu tratamiento está incompleto si no sabes de los genes sucios, la causa fundamental de muchas de las afecciones con las que estás batallando.

Eso se debe a que la epigenética —la modificación de la expresión genética para mejorar tu vida y tu salud— es un aspecto innovador de la medicina y la mayoría de los profesionales no la comprende. Soy una de las pocas personas que han entendido cómo traducir la investigación genética en acciones concretas que mejorarán tu salud, y justo por eso tantos destacados especialistas en asistencia médica acuden a mí para recibir capacitación y consejo. Por eso paso gran parte de mi tiempo dando conferencias e informando a doctores y prestadores de servicios médicos —ya sean convencionales, naturales o de otros—, así como leyendo estudios de otras personas, haciendo mis propias investigaciones y ayudando a otros a recuperar su salud.

Por consiguiente, las sugerencias de este libro se basan en el material científico más reciente. La mayoría de los prestadores de servicios médicos no está al tanto de esta información, aunque estoy dispuesto a apostar que, en pocos años, programas como el que se presenta en este libro estarán generalizados e incluso serán habituales.

Mientras tanto, ¡felicidades! Leer este libro te pone a la vanguardia. Cuando entiendas por qué algunos genes están sucios y cómo limpiarlos, te sentirás mejor de lo que jamás hubieras imaginado.

¿QUÉ CLASE DE DOCTOR SOY?

Soy un médico naturópata. La *naturopatía* es un sistema con base científica que emplea métodos naturales para restablecer la salud y el bienestar, con un enfoque en el ataque de las causas subyacentes de los males en vez de los síntomas. Recurre a medios naturales (dieta, estilo de vida, hierbas, suplementos), evita los productos químicos, apoya la desintoxicación y la reducción o el alivio del estrés. Cada vez más doctores, enfermeros y otros prestadores de servicios médicos practican un enfoque similar conocido como *medicina funcional e integrativa*, que también se centra en los medios naturales para tratar las causas de fondo.

Mi historia de éxito con la limpieza de genes

Mi lucha personal con los genes sucios ha sido larga y confusa. Ya de niño creía que debía haber algo detrás de mis dificultades, pero por nada del mundo conseguía explicarme qué.

Intenso y súper concentrado, también podía perder los estribos de un momento a otro y me ponía irritable y me frustraba sin previo aviso. Parecía sentir las cosas más que la mayoría de la gente a la que conocía, ser más paciente pero también más decidido. Además, tenía espantosos dolores de estómago con más frecuencia de la que quisiera recordar, y hasta hace apenas algunos años había pasado toda mi vida con conteo bajo de glóbulos blancos, así como una gran sensibilidad a las sustancias químicas y el humo del cigarro.

Más adelante me di cuenta de que esas características tienen una fuerte correlación con PSN específicos. Descubrí que había alimentos que podía comer y alimentos que podía evitar, que me ayudaban a subrayar el lado positivo de esas características y al mismo tiempo reducir o incluso eliminar los inconvenientes. También descubrí que el sueño, el estrés y la exposición a sustancias tóxicas tenían un papel enorme en la manera como mis PSN me afectaban, y que la dieta y el estilo de vida influían sobre la expresión de muchos de mis genes.

Entretanto, disfrutaba mis años de adolescencia en el rancho de caballos que tenía mi familia en la zona centro de Oregón, donde aprendí a trabajar arduamente, a motivarme sin ayuda externa y a apreciar la naturaleza y el ciclo de la vida. En 1995 era un estudiante y atleta inquieto en la Universidad de Washington a quien picó muy fuerte el gusanito de los viajes. Me tomé un año de permiso para irme de mochilero por el Pacífico sur y el sureste asiático.

Fue un viaje maravilloso. Hice de todo, desde vivir sólo con lo indispensable en la remota isla de Somosomo hasta trabajar como *jackaroo* y aprender a cuidar ganado en un rancho de 600 000 hectáreas en el despoblado interior de Australia. De algún modo conseguí llegar a India, donde trabajé como voluntario con la Madre Teresa y sus hermanas.

Y estuve enfermo de muerte. Uno sabe que algo no anda bien cuando tiene repetidos accesos de diarrea y vómito simultáneos, sobre todo mientras está parado junto a un camello desprevenido a media calle.

Aún no sé qué es lo que tenía. Alejado de cualquier centro médico estándar, no me quedaba más remedio que conformarme con el tipo de diagnóstico y tratamiento disponible. Mi única opción fue el ayurveda, la antigua tradición médica india que se centra en la alimentación, las hierbas y el estilo de vida en vez de productos farmacéuticos hechos en fábricas. Cuando con eso sané, vi con mis propios ojos el poder de la curación natural.

Tiempo después fui a dar a la Universidad de Bastyr, la institución educativa puntera para la medicina naturópata, no sin antes pasar por una accidentada carrera que incluyó obtener una licenciatura en ciencias en biología celular y molecular en la Universidad de Washington, participar en el equipo de remo de los Huskies, viajar a más de 40 países con un presupuesto muy reducido, fundar una compañía de diseño de jardines de gama alta y subir a la cima del monte Rainier y del monte Baker. Mientras estudiaba en Bastyr y trabajaba con una gran variedad de prestadores de servicios médicos, mi vida se volvió aún más ajetreada. Me casé, tuve tres hijos, viajé con frecuencia y empecé un nuevo negocio de venta de suplementos y otros productos para apoyar la salud de la gente.

Irónicamente, incluso mientras aprendía cómo sanar a otras personas me preocupaba por mí mismo. Después de todo, en mi familia había mucho cáncer, alcoholismo y derrames cerebrales. ¿Sería ése también mi destino? Sabía que la dieta y el estilo de vida podían tener un papel importantísimo en la salud de una persona, pero no podía dejar de pensar en la pieza genética del rompecabezas.

En 2005 estaba trabajando con un destacado médico con especialidad en medicina ambiental. Él había elaborado un influyente protocolo para gente que estaba sucumbiendo a los efectos tóxicos de los metales pesados y las sustancias químicas industriales. A la mayoría de los pacientes le iba muy bien con el protocolo, pero algunos no tenían mejoría y algunos más empeoraban.

—¿Crees que sea por la genética? —le pregunté—. ¿Algunas personas tienen genes que les dificultan expulsar los productos químicos?

Era una pregunta intrigante y mi mentor no tenía la respuesta. Sin embargo, cuando vi "A Tale of Two Mice" en 2007, me di cuenta de que los genes y el entorno sí trabajan en conjunto para moldear nuestra salud. La clave era averiguar cómo se ensuciaron nuestros genes, para empezar, y cómo limpiarlos.

Dos años después un colega me preguntó qué métodos naturales podían ayudar a un paciente que estuviera luchando contra el desorden bipolar. Empecé a decirle de un tirón las respuestas habituales, pero me detuve. Llevaba un par de años fuera de la academia y quizá había pasado por alto nuevas investigaciones.

Tras tres horas en mi computadora estaba admirado. Me enteré de que existía una conexión entre el desorden bipolar y los PSN en el gen MTHFR, algo bastante interesante de por sí, pero al cavar más hondo pude ver que los PSN del MTHFR también están implicados en muchos otros graves problemas de salud, como la ansiedad, los derrames cerebrales, los infartos, los abortos espontáneos recurrentes, la depresión, la enfermedad de Alzheimer y el cáncer.

¿Cómo no estaba enterado de algo tan significativo? Tuve que seguir ahondando. Mientras más investigaba, más importante me parecía el MTHFR.

Finalmente, mi familia y yo nos hicimos unas pruebas. Me horrorizó descubrir que no sólo yo tenía varios PSN en el MTHFR sino también dos de mis hijos. Me sentí como si me hubieran dado un golpe en la cabeza y un puñetazo en la barriga simultáneamente. ¿Cómo podría protegernos?

Entonces me puse a trabajar. Empecé a aprender más sobre el MTHFR y en el camino descubrí muchos otros genes sucios. Durante los siguientes 10 años dividí mi tiempo entre la investigación, el estudio y el método de ensayo y error, intentando ayudar a mis pacientes a limpiar sus genes sucios. Al final armé un protocolo para el "remoja y talla" general (presentado en el capítulo 12) y aprendí a hacer una "limpieza de manchas" más precisa (capítulo 15) para afrontar problemas genéticos específicos. ¡Qué alivio! Podía estar sano y mis hijos también, al igual que los cientos de miles de personas con las que había estado en contacto directo como pacientes o indirecto como participantes de los talleres que daba para médicos, nutriólogos y otros profesionales de la salud.

Este libro es el último paso: una manera de hacer partícipes de mis descubrimientos a ti y a tu familia. Te hayas hecho o no pruebas genéticas y hayas siquiera considerado o no el papel de los genes en tu salud, este libro puede facultarte para optimizar tu salud y tu vida.

Tus genes dinámicos

Recuerda: todos los días, sin parar, tus genes están trabajando en ese documento sobre tu salud. Pueden escribirlo de una manera que te guste o de una que no, pero siempre están escribiendo. Y lo sepas o no, también tú.

Por ejemplo, tus genes se la pasan diciéndole a tu cuerpo: "¡Reconstruye tu piel!". Como has de saber bien si te exfolias, la piel constantemente muere y se remplaza. Del mismo modo, todos los días y a cada momento tus genes están haciendo añadidos al documento y diciéndole a tu cuerpo que siga adelante con la reparación.

¿Qué clase de documento crees que escriben si ingieres una dieta rica en azúcares, duermes poco o te estresas por días y días? Quizá algo como: *Por favor denle a esta mujer una piel pálida y sin brillo con mucho acné y tal vez un toque de rosácea*. Por otro lado, suminístrales a tus genes grasas saludables, muchas horas de sueño y tiempo para tranquilizarte y verás un documento diferente: *Para ella, una piel saludable y brillante que la haga ver 10 años menor*. Tus genes no dejarán de escribir hasta el día que mueras, pero depende de ti qué escriban.

Tus genes todo el tiempo están elaborando documentos sobre tu revestimiento intestinal, que se repara y reconstruye cada siete días. Si comes y vives bien, obtendrás un gran documento: ¡mantén fuerte y saludable *el intestino de ese hombre*! Si estropeas tus genes con una mala dieta y un estilo de vida inadecuado, tu documento probablemente dirá algo como: *Ya que este hombre me da tanto trabajo extra, no puedo concentrarme en reparar su revestimiento intestinal. Además no me está dando las herramientas que necesito. Entonces denle un revestimiento débil, ese que deja pasar los alimentos*. Mantente atento al aumento de peso, los problemas inmunes y otros que probablemente vengan a continuación.

Mi favorito es éste: el memorándum acerca de tu mente. En esas instrucciones participan los *neurotransmisores*: sustancias bioquímicas como la serotonina, la dopamina y la norepinefrina, que regulan tus pensamientos, tu humor y tus emociones. Tu cerebro funciona con miles de reacciones bioquímicas y hay innumerables maneras de estropear el proceso. Tu objetivo es darles a tus genes lo que necesiten para elaborar un memorándum alentador: *Mantén a esta persona avispada, concentrada, tranquila y llena de energía durante el día, así como relajada, tranquila y lista para irse a dormir en la noche*. El memorándum que prefieres que no elaboren menciona mala memoria, depresión, ansiedad, irritabilidad, insomnio, adicciones y neblina mental.

Entonces, sí, tus genes escriben el memorándum de tu vida. Pero lo que escriben depende en gran medida de ti.

¿Suena bien? Comencemos, pues. Da vuelta a la página para leer algunas de las historias de éxito más espectaculares e inspiradoras de mis pacientes…, y sé que también tú podrás disfrutar ese éxito en cuanto limpies tus genes.

PRIMERA PARTE

¿Puedes controlar tus genes?

1

Cómo limpiar tus genes

Cuando Keri y yo comenzamos nuestra sesión, estaba desconsolada. En una mano tenía un fajo de pañuelos y con la otra se la pasaba limpiándose la nariz o secándose las abundantes lágrimas. Tenía la piel enrojecida y escamosa; el pelo, flácido y greñudo. Antes de que pudiera presentarme dijo de sopetón:

"¡Soy un desastre!"

Mientras hablábamos pude observar que Keri entendía bastante bien su situación y ya sabía qué era lo que la estaba enfermando: las sustancias químicas.

—Me basta con oler tantita pintura y empiezan los silbidos al respirar —me dijo mientras trataba de arreglárselas con los pañuelos—. Cada vez que limpio el piso de la cocina me lloran los ojos. Ni siquiera he encontrado un champú o un jabón de manos que no me haga estallar. He tratado de sacar todo eso de mi casa, pero parece como si cada día desarrollara una reacción a algo nuevo. Siento que me estoy volviendo loca, pero no es así, ¿verdad?

La tranquilicé. Por sus síntomas, estaba dispuesto a apostar que Keri tenía al menos un gen sucio. Más específicamente, sospechaba que tendría un PSN o más en su GST o en el GPX. Ésos son los genes que nos ayudan a usar el *glutatión*, un agente desintoxicante fundamental que nuestro cuerpo produce. Sin el glutatión nos costaría un montón de trabajo liberar a nuestro cuerpo de toxinas… y en nuestro mundo moderno estamos rodeados de ellas todo el tiempo. Las sustancias químicas industriales y los metales pesados están en el aire, el agua, nuestro champú, nuestra crema de cara, nuestra comida, nuestro jabón para trastes, nuestro detergente para ropa… y la lista sigue y sigue.

Sí, tus genes te agradecerán si compras alimentos orgánicos y si sólo usas productos ecológicos: eso es un gran comienzo. Sin embargo, tu cuerpo también tiene que eliminar, a través de un proceso de filtrado, las toxinas que sencillamente no puedes evitar. ¿Qué pasa con los 11 000 litros de aire diarios que respiras, los ocho vasos de agua que bebes y los casi dos kilos de comida que ingieres? Todo esto está infundido de al menos algunas de las 129 millones de sustancias químicas registradas al día de hoy, y sacarlas de tu cuerpo es casi imposible cuando tu gen GST / GPX está sucio (como sin pruebas genéticas no es fácil saber cuál de estos dos genes estrechamente relacionados entre sí es el culpable, a menudo me refiero a ellos conjuntamente como el gen GST / GPX). Si tienes otros genes sucios, todo el proceso es aún más difícil. Para deshacerse de sus síntomas, Keri iba a tener que hacer algo más que comprar productos orgánicos y disponerse a limpiar sus genes.

Jamal estaba nervioso, y con toda razón. Acudió a mí porque tanto su abuelo como su tío habían muerto a los cincuenta y tantos años de un infarto. Su padre, de 56, también estaba viendo a un médico por problemas cardiovasculares.

—Quisiera entender qué pasa con mi familia —me dijo—. Siento como si me enfrentara a una condena de muerte y no quiero ser el siguiente.

Tranquilicé a Jamal. De ninguna manera se enfrentaba a una condena de muerte. Me impresionaba su proactividad para hacerse cargo de su salud. Por la cantidad de problemas cardiovasculares que había en su familia, con mucha probabilidad había nacido con un NOS3 sucio. Ese gen tiene una función primordial en el funcionamiento cardiaco y en la circulación. Su historia familiar era un ejemplo claro de la manera como la herencia genética puede afectar la salud.

Puede afectar la salud, pero *no tiene que hacerlo*. Todo un mundo de apoyo nutricional y para ajustar el tren de vida esperaba a Jamal y a su padre, opciones de tratamientos que iban mucho más allá de las que les proporcionaba su médico.

—Has dado los primeros pasos y hay mucho que puedes hacer —le dije—. Tan sólo necesitas las herramientas adecuadas.

Taylor había sufrido de depresión desde que tenía memoria. De niña había sido malhumorada y a menudo estaba inconsolable. Ahora estaba en la universidad y batallaba con la depresión y la ansiedad.

Me dijo que uno de sus peores problemas era que se quedaba paralizada cada vez que tenía que hacer una presentación en clase o resolver un examen. Cuando estaba sometida a presiones, parecía escapársele de la cabeza material que cuando estaba relajada conocía perfectamente bien.

Reconocí el pánico escénico de Taylor porque lo había visto en muchos pacientes y también en mí mismo. También reconocí las oscilaciones del estado de ánimo: esos días tristes en que parece que las cosas nunca volverán a estar bien. Por sus síntomas estaba seguro de que estaba lidiando con un gen MTHFR sucio.

—Si tu MTHFR está sucio, puede estropear tu salud física y mental de muchas maneras —le dije a Taylor. Es porque el MTHFR es crucial para uno de los procesos biológicos más importantes del cuerpo: la metilación. En consecuencia, un MTHFR sucio no sólo produce ansiedad y depresión, sino toda una serie de síntomas, entre ellos aumento de peso, dolor de cabeza, fatiga y niebla mental. Limpiar un MTHFR sucio es un paso crítico para equilibrar tu humor, mejorar tu desempeño y apoyar tu salud.

Al principio Taylor se sentía desanimada por haber nacido con un gen sucio.

—¿Entonces qué soy, una mutante? —me preguntó. Pero cuando le expliqué que, tan sólo entre los siete importantes que aquí destacamos, todos tenemos entre uno y varios genes sucios, y que el Protocolo Limpia tus Genes podía permitirle tallar sus genes fundamentales hasta que quedaran limpios, se emocionó con la perspectiva de superar su depresión y ansiedad por primera vez en la vida.

Keri, Jamal y Taylor estaban batallando con genes sucios, la causa fundamental de sus problemas de salud. Si tú sufres de cualquiera de los síntomas listados entre las páginas 17 y 18, probablemente los genes sucios también estén en la raíz de tus problemas de salud.

Cómo arruinan tu salud los genes sucios

Lo más seguro es que ni tu médico ni tú estén acostumbrados a pensar en los genes como un factor activo y dinámico que afecta tu salud presente. Tus genes parecen más bien un conjunto inalterable e inevitable de instrucciones programadas que tus progenitores te pasaron en el momento de la concepción.

Quiero que cambies ese modo de pensar. En lugar de considerar tu herencia genética como un conjunto fijo de instrucciones del pasado

—instrucciones escritas en una tablilla de piedra que se ha ido transmitiendo desde los ancestros—, quiero que veas tus genes como participantes activos en tu salud diaria. En este momento, mientras lees esto, miles de genes en todo tu cuerpo están dando instrucciones a tu cerebro, a tu tracto digestivo, tu piel, tu corazón, tu hígado y a muchos otros aspectos de tu anatomía. Esas instrucciones genéticas configuran cada faceta de tu experiencia y tu salud, y tus genes están dándolas a cada segundo. Con cada inhalación, cada objeto que tocas, cada pensamiento que tienes, les das instrucciones a tus genes... y ellos responden.

Imaginemos que tomas un copioso almuerzo: demasiado, más de lo que tu cuerpo puede aguantar. ¡Oh oh! Tus genes están sobrecargados. Se tambalean con el peso de toda esa comida, le dicen a tu metabolismo que reduzca la velocidad. Les cuesta trabajo metilar, un proceso básico que facilita al menos 200 funciones de tu cuerpo, desde la restauración de la piel, la digestión y la desintoxicación hasta el equilibrio del estado de ánimo y un pensamiento claro. Debido a la dificultad que plantea aquella abundante comida, se están dando cientos de instrucciones de manera diferente... y equivocada. Puedes prometerte cenar poco esa noche para compensar, y quizá lo hagas, pero eso no evitará el daño que ocasionaste a la hora del almuerzo, cuando no les diste a tus genes las condiciones que necesitaban para hacer su trabajo.

O digamos que anoche te desvelaste picado con un videojuego, respondiendo correos electrónicos o viendo varios episodios de tu serie favorita. Ahora suena la alarma y te cuesta muchísimo levantarte de la cama. "Este fin de semana lo compenso", te prometes, y quizá lo harás. Pero tus genes viven en el presente y, mientras tanto, no están precisamente contentos por la falta de sueño. Dan instrucciones que alteran tu digestión, tu humor, tu metabolismo y tu cerebro, así que ahora mismo —no cuando naciste sino *ahora*— tu salud cambia, empeora y decae un poco.

Por supuesto, si la mayor parte del tiempo comes bien, duermes profundamente, limitas tu exposición a las sustancias tóxicas y manejas tu estrés, una comida copiosa o trasnocharte de vez en cuando no cambia mucho las cosas. Claro, tus genes alteran sus respuestas por un ratito, pero tu cuerpo es fuerte y resiliente y puede manejar el esfuerzo extra. Si un gen se tambalea, un segundo gen intensifica su trabajo. Si ese segundo gen se tropieza, un tercero lo releva. Tu cuerpo tiene un montón de refuerzos integrados, y eso está fenomenal.

Sin embargo, si sistemáticamente les das a tus genes malas condiciones laborales, sistemáticamente darán malas instrucciones. ¿Por qué?

Porque cada gen de apoyo va a presionar al siguiente gen de apoyo, uno tras otro, tras otro y, cuando quieres darte cuenta, demasiados genes están forcejeando. Tu salud lo padecerá, y rara vez tu médico podrá hacer mucho más que recetar algunos fármacos para aliviar los síntomas.

Yo quiero algo mejor para ti: algo mucho mejor. Quiero brindarles a tus genes exactamente lo que necesitan a fin de dar las instrucciones para una perfecta salud. Quiero que tus genes de primera línea trabajen óptimamente con la mayor frecuencia posible y que pongan la mínima presión sobre tus refuerzos. Quiero que todos tus genes cooperen sin complicaciones para darte una piel radiante, un peso saludable, montones de energía y una mente aguda y clara. Quiero que te sientas tranquilo y entusiasta y listo para la batalla, y quiero que por la noche duermas tan profundamente que cada mañana amanezcas sintiéndote de maravilla. Si quieres eso para ti, escucha: *la manera de tener una salud óptima es apoyar a tus genes.*

Dos tipos de genes sucios

Tienes dos tipos de genes sucios y ambos pueden provocarte varios síntomas y afecciones.

Algunos genes "nacen" sucios

El nombre científico para un gen que nace sucio es *polimorfismo genético*, que es una manera elegante de decir "variación genética". Como vimos en la introducción, estos genes también se llaman polimorfismos de un solo nucleótido o PSN. Estos genes sucios —y cada uno de nosotros tiene varios— pueden dañar de maneras importantes tu cuerpo y tu cerebro. Ellos ayudan a determinar si eres robusto o esbelto, lento o vigoroso, depresivo u optimista, preocupado o tranquilo.

Tenemos cerca de 20 000 genes en el cuerpo. Hay más de 10 millones de polimorfismos genéticos (PSN) conocidos y una persona puede llegar a tener hasta 1.2 millones. Sin embargo, sólo de aproximadamente 40 000 se sabe que pueden alterar tu función genética. En este libro vamos a centrarnos en los PSN fundamentales de los siete genes con mayor probabilidad de tener un gran impacto en tu salud. Escogí estos Súper Siete porque cada uno de ellos tiene influencia sobre cientos de otros genes. Si cualquiera de estos siete genes está sucio, ten por seguro que están ensuciando también tus otros genes.

Cuando mis pacientes se enteran de que nacieron con PSN, muchos se desconciertan. Como dijo Taylor: "Me siento como mutante". Pero de hecho todos somos mutantes, es decir, cada uno de nosotros está cargado de PSN. Simplemente es parte de la magnífica variedad de la raza humana: lo que permite que cada uno de nosotros sea único.

La buena noticia es que cuando sabes qué PSN tienes, tus problemas de salud empiezan a cobrar mucho más sentido, al igual que tus problemas emocionales. Si sufres de migrañas, no consigues dormir por la noche o batallas con un carácter irritable, puede ser que los PSN sean la causa de tu problema. Los PSN también contribuyen a la ansiedad, la depresión, la irritabilidad, la adicción al trabajo, la obsesión, la dificultad para poner atención o para relajarse, y otras múltiples cosas que quizá no sabías que tuvieran una base genética y bioquímica. Los PSN también contribuyen a diversos puntos fuertes, como la energía sin límites, el buen humor, el entusiasmo, la dedicación, la determinación y la buena concentración.

La noticia *verdaderamente* buena es que puedes trabajar con tus PSN: subirles el volumen a tus puntos fuertes y bajárselo a los débiles. A través del Protocolo Limpia tus Genes puedes alterar tu estilo de vida, tu dieta y tu ambiente para maximizar lo positivo y silenciar lo negativo, de tal manera que lo que alguna vez te pareció "normal" en ti, ya no lo sea ni de lejos. ¿No es formidable?

Otros sencillamente actúan "sucio"

En ocasiones un gen sin un PSN de todas formas te trae problemas. Puede ser porque tus genes no están recibiendo los nutrientes, el estilo de vida o el ambiente que necesitan para funcionar al máximo…: demasiado pocas vitaminas, demasiado poco sueño, demasiadas sustancias químicas, demasiado estrés. Una mejor dieta y un mejor estilo de vida podrían inspirar a tus gentes a comportarse diferente.

El nombre científico de esto es *expresión genética*: la manera como tus genes se expresan en respuesta a tu entorno, tu dieta, tu estilo de vida y tu modo de pensar. Dependiendo de cuáles de tus genes se expresen, y cómo, puedes ser saludable, vigoroso y radiante, o bien puedes estar abrumado por un montón de síntomas: obesidad, ansiedad, depresión, acné, dolores de cabeza, fatiga, dolor en las articulaciones, digestión. Si tus genes actúan lo bastante sucio, incluso puedes enfrentar afecciones graves como enfermedades autoinmunes, diabetes, cardiopatía y cáncer.

Una vez más, tu Protocolo Limpia tus Genes viene al rescate. Si les das a tus genes la dieta y el estilo de vida que necesitan, no actuarán sucio sino limpio, y tú podrás optimizar tu salud, tu actitud mental y tu vida.

Conoce a tus genes sucios

Te presento aquí los siete genes —los llamo los Súper Siete— en los que se centra este libro. Los elegí porque son de lo más comunes, han sido tema de abundantes investigaciones y tienen los efectos más trascendentales sobre tu cuerpo. Si estos tipos están sucios —ya sea que hayan nacido así o sólo estén actuando como tales—, el resto de tus genes también lo estará. Algunos genes sucios son difíciles de limpiar. Estos siete no: éstos se pueden limpiar fácilmente con cambios de dieta y de estilo de vida.

Tener genes sucios de nacimiento tiene ventajas y desventajas. Los genes sucios de nacimiento pueden ponerte en riesgo ante algunas desagradables amenazas de salud, pero también te ayudan a conformar tu personalidad al activar no sólo puntos débiles sino también puntos fuertes. De lo que se trata es de trabajar con la dieta, la exposición a sustancias químicas y el estilo de vida para maximizar los beneficios y a la vez minimizar los inconvenientes.

1. MTHFR, el gen experto en metilación

Este gen pone en marcha tu capacidad para *metilar*, un proceso fundamental que afecta la inflamación, la química del cerebro, tu respuesta al estrés, la producción de energía, la respuesta inmunitaria, la desintoxicación, la producción de antioxidantes, la reparación celular y la expresión genética.

Cuando el MTHFR nace sucio:

- **Puntos fuertes:** intensidad, actitud alerta, productividad, concentración, reparación de ADN mejorada, menor riesgo de cáncer de colon.

- **Puntos débiles:** depresión, ansiedad, autoinmunidad, migrañas, mayor riesgo de cáncer de estómago, autismo, complicaciones en el embarazo, síndrome de Down, malformaciones congénitas y afecciones cardiovasculares como infartos, derrames cerebrales y trombosis.

2. COMT, el gen cuyos PSN ayudan a determinar si eres alguien radiante y con buena concentración o despreocupado y tranquilo

El COMT y sus PSN tienen poderosos efectos sobre el humor, la concentración y la manera como tu cuerpo maneja el estrógeno, un factor fundamental en el ciclo menstrual, en los fibromas y en algunos cánceres sensibles al estrógeno.

Cuando el COMT nace sucio:

- **Puntos fuertes:** concentración, muchísima energía y actitud alerta, buen humor, piel radiante.
- **Puntos débiles:** irritabilidad, insomnio, ansiedad, fibromas, mayor riesgo de cánceres sensibles al estrógeno, ansiedad ante los exámenes, trastornos neurológicos, migrañas, SPM, impaciencia, vulnerabilidad a las adicciones.

3. DAO, el gen cuyos PSN pueden hacerte hipersensible a ciertos alimentos y sustancias químicas

Cuando este gen está sucio, afecta tu respuesta a la histamina presente en varios alimentos y bebidas, y que también es producida por algunas bacterias intestinales, lo que afecta la probabilidad de que seas sensible a ciertos alimentos y tengas reacciones alérgicas.

Cuando el DAO nace sucio:

- **Puntos fuertes:** conciencia inmediata de los alergenos y los alimentos desencadenantes (de modo que puedes eliminarlos de tu dieta antes de que provoquen problemas graves a largo plazo).

- **Puntos débiles:** sensibilidades alimentarias, complicaciones en el embarazo, síndrome del intestino permeable, reacciones alérgicas, riesgo de afecciones más graves (como la autoinmunidad).

4. MAOA, el gen que afecta las oscilaciones del ánimo y los antojos de carbohidratos

Este gen ayuda a regir tus niveles de dopamina, norepinefrina y serotonina, fundamentales sustancias químicas cerebrales que afectan el humor, la actitud alerta, la energía, la vulnerabilidad a las adicciones, la seguridad en uno mismo y el sueño.

Cuando el MAOA nace sucio:

- **Puntos fuertes:** energía, confianza en uno mismo, concentración, "picos" de productividad y alegría
- **Puntos débiles:** oscilaciones del ánimo, antojos de carbohidratos, irritabilidad, dolores de cabeza, insomnio, adicciones.

5. GST / GPX, el gen (o los genes) que puede o pueden crear dilemas de desintoxicación

Un GST o GPX sucio afecta la capacidad de tu cuerpo para deshacerse de las sustancias químicas.

Cuando el GST / GPX nace sucio:

- **Puntos fuertes:** conciencia inmediata de las sustancias químicas potencialmente dañinas (antes de que puedan enfermarte seriamente), mejor respuesta a la quimioterapia.
- **Puntos débiles:** hipersensibilidad a las sustancias químicas potencialmente dañinas (con respuestas que van de los síntomas leves hasta graves enfermedades autoinmunes y cánceres), mayor daño de ADN (lo cual aumenta el riesgo de cáncer).

6. NOS3, el gen que puede crear problemas del corazón

El NOS3 afecta tu producción de óxido nítrico, un importante factor para la salud del corazón, y afecta procesos como el flujo sanguíneo y la formación de vasos sanguíneos.

Cuando el NOS3 nace sucio:

> **Puntos fuertes:** menor formación de vasos sanguíneos durante el cáncer, lo que reduce su expansión
> **Puntos débiles:** dolores de cabeza, presión arterial alta, vulnerabilidad a la cardiopatía y a los infartos, demencia

7. PEMT, el gen que fortalece tus membranas celulares y tu hígado

Este gen afecta la capacidad de tu cuerpo para producir fosfatidilcolina, un componente esencial que necesitas para mantener las membranas celulares, el flujo de la bilis, la salud muscular y el desarrollo cerebral.

Cuando el PEMT nace sucio:

- **Puntos fuertes:** más apoyo para la metilación, mejor respuesta a la quimioterapia
- **Puntos débiles:** desórdenes de la vesícula biliar, sobrecrecimiento bacteriano del intestino delgado (SBID, o SIBO, por sus siglas en inglés), complicaciones en el embarazo, debilidad de la membrana celular, dolor muscular

¿Qué hace a tus genes actuar como si estuvieran sucios?

Incluso si no tienes un PSN en ninguno de tus siete genes fundamentales, de todas formas es posible que estés ensuciándolos con la dieta y el estilo de vida equivocados. Por consiguiente, no pueden cumplir con las funciones que definitivamente necesitas que cumplan: metabolizar los nutrientes, equilibrar tu química cerebral, reparar células dañadas y cien tareas más. ¿Qué pasa? Subes de peso, te sientes aletargado, te deprimes, te inquietas, pierdes tu capacidad de concentración, contraes acné, te dan dolores de cabeza… y la lista sigue.

Si tomas antiácidos, por ejemplo, te metes con muchos genes importantes, entre ellos el MTHFR, el MAOA y el DAO. Si tomas metformina, un medicamento común para la diabetes, perturbas la función de tu MAOA y tu DAO. Las píldoras anticonceptivas, la terapia de remplazo hormonal y hasta las hormonas bioidénticas pueden tensar tu MTHFR y tu COMT.

Aun si no tomas medicamentos, tu expresión genética puede verse alterada por una mala dieta, falta de ejercicio, demasiado ejercicio, sueño insuficiente, toxinas ambientales y el cotidiano estrés de toda la vida…, y ésos son apenas los problemas más comunes. En pocas palabras, hay una larga lista de factores que podrían estar ensuciando tus genes y tu médico probablemente no tiene idea.

Para empeorar las cosas, cada vez que se añade un factor que ensucia tus genes, todo el panorama cambia. Así, si ingieres demasiada azúcar, es un problema, pero si *también* comes demasiados carbohidratos, ahora tienes dos problemas, aparte de un efecto mucho más amplio y complejo. Si además no duermes bien, acabas de crear un daño mayor. Súmale a eso el estrés: ¡peor aún! En poco tiempo habrás generado un efecto acumulativo que lo empeora todo aún más. En lugar de $1 + 1 + 1 + 1 = 4$, lo que tienes es $1 + 1 + 1 + 1 = 50$.

¿Por qué? Porque todos tus genes interactúan entre sí. Cuando un gen se ensucia, no funciona adecuadamente, así que varios otros genes llegan como refuerzo… y de pronto también ellos se ensucian. Tu cuerpo no es un conjunto de compartimentos diferenciados que funcionen por separado: es un asombroso sistema *interactivo* en el que los problemas se extienden y multiplican a una velocidad pasmosa.

La buena noticia es que también la salud puede extenderse y multiplicarse de maneras asombrosas. Cuando limpias tus genes, empiezas a sentirte estupendamente, de modos que nunca imaginaste siquiera. Mejora tu humor y ese dolor muscular crónico que has estado acumulando deja de molestarte. Tu neblina mental se disipa y tienes muchísima más energía. Tus síntomas de alergia desaparecen… y empiezas a perder peso.

Por eso estoy tan impaciente por que limpies tus genes. Si tus genes sucios nacieron limpios pero se ensuciaron, limpiarlos te levanta muchísimo. Y si algunos de tus genes son sucios de nacimiento, darles el apoyo que necesitan puede tener un impacto enorme.

¿QUÉ ENSUCIA TUS GENES?

DIETA

- Demasiados carbohidratos
- Demasiada azúcar
- Demasiada proteína
- Insuficiente proteína
- Insuficiente grasa sana
- Escasez de nutrientes que tus genes necesitan para funcionar adecuadamente, como vitaminas B y C, cobre y zinc

EJERCICIO

- Vida sedentaria
- Sobreentrenamiento
- Insuficiencia de electrolitos
- Deshidratación

SUEÑO

- Falta de sueño profundo y reconstituyente
- Irse tarde a la cama, levantarse tarde
- Hábitos de sueño irregulares

TOXINAS AMBIENTALES

- Comida "sucia"
- Agua "sucia"
- Aire "sucio" (sin descartar el aire en interiores)
- Productos "sucios": aerosoles, limpiadores, cosméticos, pinturas, pesticidas, herbicidas

ESTRÉS

- Estrés físico: enfermedades prolongadas, infecciones crónicas, intolerancia / alergias alimentarias, sueño insuficiente
- Estrés psicológico: problemas en el plano personal o profesional

Nuestro ambiente tóxico

En el capítulo 6 nos concentraremos en el papel de las sustancias químicas, pero tienen una función tan importante en la explicación de por qué tus genes se ensucian que tengo que decir algo sobre ellas ahora mismo.

Como experto en medicina ambiental, estoy obligado a darte las malas noticias: las sustancias químicas industriales que hay en nuestro aire, agua, alimentos y productos se han salido completamente de control. Nuestro cuerpo nunca ha estado preparado para sobrellevar esa carga química, y los genes de todo el mundo —sin importar con qué hayan nacido— están tambaleándose bajo ese peso.

¡Si fuera tan simple como poner un filtro en tu llave de agua o limitarte a los pasillos de productos orgánicos en los supermercados! ¿Y qué me dices de la capa del cancerígeno bisfenol A que se te queda en las puntas de los dedos cada vez que te dan un recibo en la tienda? ¿Y de los gases de formaldehído que despiden tus muebles de madera aglomerada o los tóxicos compuestos perfluorados (PFC, por sus siglas en inglés) que viven en tus alfombras? ¿O de las sustancias químicas que despide la fotocopiadora de tu oficina, o los malos efectos que tienen las luces fluorescentes y los campos electromagnéticos sobre tu propia bioquímica o los mil y un contactos que cada día tienes con diferentes tipos de plástico?

Si fueran nada más una, dos o hasta 20 exposiciones diarias, a tu cuerpo le costaría mucho menos sacudirse de encima la toxicidad. Sin embargo, estamos hablando de cientos de exposiciones diarias, quizá hasta miles, que tu cuerpo no está diseñado para soportar. Piensa en que hay más de 120 millones de sustancias químicas industriales registradas y muchas de ellas acaban en nuestro aire. Cada vez que respiras estás, de hecho, bañando tu cuerpo en una sopa tóxica. Así las cosas, es normal que tus genes estén batallando.

Te puedo decir cómo limpiar los genes que se han ensuciado y te puedo decir cómo dar un apoyo adicional a los que nacieron sucios, pero a veces me siento como uno de esos personajes de caricatura que desesperadamente tratan de rescatar una lancha agujereada en la que no deja de brotar agua por más que sigan sacándola a cubetadas. Yo sigo tratando de limpiar esos genes y las sustancias químicas de los alimentos, el aire, el agua y los productos siguen volviendo a ensuciar. Nuestra provisión de alimentos de granjas de cría intensiva y nuestro ambiente cargado de sustancias químicas están detonando la expresión de muchos problemas genéticos que solían estar en silencio y apagando la expresión de genes que solían funcionar adecuadamente.

En gran medida por eso, las enfermedades crónicas están al alza: afecciones como la obesidad, la diabetes, la cardiopatía, las alergias, las enfermedades autoinmunes y el cáncer. Es porque los genes sucios de nacimiento, que hace 100, 50 o incluso 20 años no te habrían molestado, ahora te están trayendo problemas. E incluso los genes limpios de nacimiento se están ensuciando a un ritmo perturbador. ¡Incluso los bebés nacen con más de 200 sustancias químicas en el cuerpo! Así desde el primer día de vida.

Por eso quiero que comas alimentos orgánicos o por lo menos evites a los peores culpables, y que filtres el agua: la que bebes, con la que cocinas y con la que te bañas. Por eso no quiero que te pongas en la piel productos cargados de sustancias químicas ni que te laves el pelo con ellos. Por eso quiero que limpies el aire dentro de tu casa, que a menudo es más tóxico que el aire en el exterior: extraño pero cierto. Y por eso quiero que les des a tus genes todo el apoyo posible: sueño profundo, el ejercicio adecuado para tu cuerpo y reducción y alivio del estrés.

Sí puedes hacerte cargo de tu salud, pero si sientes que te enfrentas a una enorme dificultad… es porque en efecto así es.

El Protocolo Limpia tus Genes
de cuatro semanas

Por suerte para todos nosotros, sí hay una manera de ayudar a tus genes y de tallar tanto los sucios de nacimiento como los que actúan como gen sucio. En tan sólo cuatro semanas podrás contribuir enormemente a la limpieza de tus genes.

Paso 1: remoja y talla por dos semanas

En esta fase limpiamos todos tus genes.

- **Llena la primera lista de lavado (capítulo 4): "¿Cuáles de tus genes necesitan limpieza?"** Responde un cuestionario —una larga lista de síntomas y rasgos de personalidad— que nos da tu punto de partida. Esto nos ayuda a fijar como objetivo los genes que no están funcionando a toda su capacidad, ya sean sucios de nacimiento o que así estén actuando.

- **Sigue el programa.** Sigue un programa de dos semanas de comida saludable, sueño suficiente, exposición tóxica reducida y alivio del estrés. Esta parte del programa es la misma para todos, porque es muy eficaz para limpiar la suciedad. Si tus jeans estuvieran cubiertos de lodo y también tuvieran algunas manchas de grasa aisladas, tendríamos que remojar y tallar todo el lodo antes de concentrarnos en las manchas específicas. Este periodo de remojar y tallar del Protocolo Limpia tus Genes funciona igual. Con el apoyo de decenas de exquisitas recetas, comes, duermes, haces ejercicio, te desintoxicas y te desestresas durante 14 días.

Paso 2: saca las manchas por dos semanas

Es tiempo de sacar las manchas a tus genes sucios de nacimiento.

- **Llena la segunda lista de lavado (capítulo 14): "¿Qué genes necesitan más limpieza?"** Llena esta lista para identificar qué genes siguen sucios: quizá porque así nacieron, quizá porque simplemente necesitaban ayuda adicional.
- **Sigue el programa.** Ahora lo personalizamos. A partir de tus listas, continúa aplicando el Protocolo Limpia tus Genes a tu dieta y tu estilo de vida con ajustes específicos para sacar las manchas de genes que aún estén sucios.

Paso 3: mantente limpio de por vida

A lo largo de tu vida te cercioras de que tus genes se mantengan limpios y a los sucios les das la atención adicional que necesiten.

- **Llena la segunda lista de lavado: "¿Qué genes necesitan más limpieza?"** Saca esa segunda lista cada tres a seis meses, para enfocarte en los genes sucios que te estén molestando.
- **Sigue el programa.** Cíñete a la dieta y el estilo de vida saludables que aprendiste en el programa de cuatro semanas y emplea tus técnicas especiales para quitar manchas conforme las vayas necesitando.

EL PROTOCOLO LIMPIA TUS GENES: CÓMO PUEDES LOGRARLO

Te presento a continuación el Protocolo Limpia tus Genes: un programa para toda la vida que mantendrá limpios tus genes mientras optimizas tu salud. Aunque periódicamente puedes sumar la limpieza de manchas del segundo paso del programa, éste es el planteamiento de dieta y estilo de vida que más ayudará a tus genes por el resto de tu vida.

En este capítulo, el Protocolo Limpia tus Genes se bosqueja a muy grandes rasgos, a manera de introducción. Pero no temas: en capítulos subsecuentes abordaremos todos los componentes —dieta, ejercicio, etcétera— con mayor detalle.

DIETA

- Come las cantidades adecuadas de proteína y de grasa saludable.
- Asegúrate de que recibes todos los nutrientes que tus genes necesitan para funcionar apropiadamente, como vitaminas B y C, cobre y zinc.
- Elimina la leche de vaca y sus derivados, el gluten, el exceso de carbohidratos y el azúcar blanca.
- Evita alimentos ricos en pesticidas, herbicidas, conservadores o ingredientes artificiales.
- Evita los alimentos fermentados, los restos o comida que probablemente contenga bacterias en exceso si notas que provocan los síntomas.
- Evita alimentos ricos en histamina: vino, algunos tipos de queso y carne ahumada o carne y pescado en conserva si eres especialmente susceptible.
- Come con moderación: deja de comer cuando estés 80% lleno.
- Evita los tentempiés y no comas avanzada la noche.

EJERCICIO

- Haz la cantidad de ejercicio adecuada para tu cuerpo: ni demasiado ni demasiado poco.
- Ejercítate cuando estés descansado y sólo hasta que alcances un cansancio placentero: no te agotes y no lo fuerces.
- Haz ejercicio cuando no afecte negativamente tu sueño. No escatimes horas de sueño para hacer ejercicio y no hagas ejercicio por la noche si eso no te permite conciliar el sueño.

SUEÑO

* Que intentar tener un sueño profundo y reparador sea una de tus prioridades.
* Sistemáticamente ajusta tu horario de sueño a los ritmos circadianos de la naturaleza: duérmete a las 10:30 p.m., despiértate entre siete y ocho horas después.
* Evita las pantallas electrónicas durante una hora antes de irte a la cama.
* Apaga o tapa las luces artificiales. La luz de la luna es maravillosa.

TOXINAS AMBIENTALES

* Come alimentos orgánicos o por lo menos evita los alimentos convencionales más "sucios".
* Filtra el agua que usas para beber, cocinar y bañarte.
* Evita el uso de sustancias químicas en la casa y en el jardín.
* Evita todos los recipientes de plástico para el agua y los alimentos, sobre todo los que contengan bisfenol A, y sobre todo en el microondas. Idealmente, conserva y cocina alimentos sólo en vidrio o acero inoxidable.
* Sigue las directrices para mantener limpio el aire de interiores y ten presente que a menudo el aire es más tóxico adentro que afuera.

ESTRÉS

* Ocúpate de las fuentes de estrés físico: enfermedades prolongadas, infecciones crónicas, intolerancias o alergias alimentarias, sueño insuficiente.
* Reduce y alivia el estrés psicológico: problemas en el trabajo, en la casa, con tus seres queridos, con la vida.

Si te has hecho pruebas genéticas...

¿Y si ya te hiciste unas pruebas genéticas y quieres pasar directo al "arreglo" de tus genes problemáticos?

Confía en mí: *no lo hagas.*

Si estás alimentándote bien, durmiendo fenomenal, evitando las toxinas y manteniendo el estrés a raya, puede ser que tus genes sucios de nacimiento —tus PSN— no te estén dando ninguna lata. Estupendo, ¿verdad?

Y si no llevas una dieta y un estilo de vida óptimos, muchos de tus genes van a actuar como si tuvieran PSN aunque no hayan nacido con ellos. ¡¿Qué?! ¡Sí! Haber nacido sin un PSN específico no significa que estés fuera de peligro.

Por eso el Protocolo Limpia tus Genes empieza con lo básico: un remojar y tallar para *todos* tus genes. Sólo entonces tiene sentido enfocarse en los problemas que queden mientras sigues la dieta y el estilo de vida que aprendiste durante la fase de remojar y tallar. Este protocolo ha ayudado a miles de personas de todo el mundo. Quiero que también para ti funcione. Obtendrás los mejores resultados si sigues el protocolo, independientemente de qué pruebas genéticas puedas haberte hecho.*

PRUEBAS GENÉTICAS: PROS Y CONTRAS

Muchos de mis pacientes se han mandado a hacer pruebas genéticas con compañías como 23andMe o Genos Research. En ocasiones la información es útil, pero a menudo los resultados pueden confundir: "Toma grandes cantidades de vitamina X para ayudar al gen A, evita por completo la vitamina X para ayudar al gen B y consume cantidades moderadas de vitamina X para ayudar al gen C". ¿Cómo puede seguirse una recomendación así? Desafortunadamente, la mayoría de los médicos tampoco es de mucha ayuda.

En gran parte por eso escribí este libro: para que puedas limpiar tus genes sin necesidad de mandarlos examinar. Si cuentas con un profesional competente que pueda ayudarte a revisar la información, adelante, hazte la prueba. Y si el Protocolo Limpia tus Genes no te da los resultados que quisieras, tal vez necesites buscar a un profesional que pueda ayudarte a llevar el asunto un paso más allá.

En la mayoría de los casos, sin embargo, las pruebas genéticas no son necesarias: simplemente sigue cumpliendo el protocolo y observa cómo mejora tu salud. Cuando veas que limpiar tus genes te ayuda a eliminar la fatiga, el insomnio, la irritabilidad, el TDAH, la ansiedad, la depresión, el aumento de peso y muchos otros síntomas, estarás listo para celebrar.

---

* Si tus pruebas genéticas revelan una enfermedad grave —por ejemplo, fibrosis quística o fenilcetonuria—, trabaja con un médico para tratarla y evitar o retrasar el empeoramiento de los síntomas.

¿Pero por qué tenemos PSN?

Desde un punto de vista, los PSN son un fastidio. ¿Quién elegiría tener un gen que aviva tu ansiedad, te alienta a ser obsesivo, impide que concilies el sueño o te hace hipersensible a las toxinas? Si hubiera la posibilidad de elegir libremente, ¿por qué no escogerías siempre genes cien por ciento limpios?

Con todo, como hemos visto, los genes sucios tienen puntos fuertes y no nada más débiles. Los PSN en el gen MTHFR, por ejemplo, pueden hacerte una persona increíblemente concentrada y determinada a solucionar problemas. Los PSN del COMT pueden darte montones de energía y optimismo y permitirte enfrentar la vida con un entusiasmo que mucha gente con menos energía envidiaría. Los PSN en los genes GST / GPX y DAO te ponen sobre aviso, muy a tiempo, de los efectos desastrosos que ciertas sustancias químicas y alimentos tienen sobre tu cuerpo, y te llevan así a tomar decisiones a largo plazo más sanas. Todos los genes sucios tienen sus ventajas y también sus desventajas.

Algunos científicos sospechan que los PSN tienen una ventaja no sólo para los individuos sino para la comunidad. Imagina un pequeño grupo de seres humanos primitivos intentando sobrevivir en la selva o en la tundra. ¿No sería útil que una persona reaccionara de manera particularmente intensa a los alimentos potencialmente tóxicos y advertir así al resto del grupo que no se acercara a ellos? ¿No te gustaría tener a un tipo obsesivo que no pasara nada por alto, para que el grupo no renunciara a solucionar los problemas, o a una mujer extraordinariamente alerta a los sonidos que indicaran peligro mientras todos los demás están quedándose dormidos?

Los científicos también sospechan que los PSN evolucionaron porque los seres humanos vivimos en tantos entornos diferentes. Los humanos migraron por todo el mundo y nuestro cuerpo aprendió, de maneras sutiles pero muy importantes, a adaptarse. Los PSN pueden ser parte de esa historia.

Por supuesto que hoy día puedes conseguir prácticamente cualquier tipo de comida sin importar dónde vivas, y si necesitas algún apoyo adicional puedes comprar suplementos vitamínicos. No tienes que limitarte al entorno de tus ancestros, pero sí tienes que entender cómo responder a los PSN con que naciste. Por fortuna, con la información adecuada puedes ayudar a todos tus genes sucios, sean cuales sean.

Historias de éxito: cuando tus genes se limpian

Alenté a Keri, Jamal y Taylor a llevar a cabo el mismo plan de cuatro semanas que tú seguirás: un programa integral de dieta, estilo de vida y prevención que puede ayudarte a tallar tus genes hasta que queden limpios. Todos ellos sintieron beneficios, pero a diferentes velocidades y de distintas maneras.

Por ejemplo, Keri respondió muy bien a la fase de remojar y tallar del protocolo, pero la nariz seguía goteándole, su piel seguía escamosa y su pelo seguía flácido y sin brillo. Estaba claro que sus genes GST / GPX sucios necesitaban más ayuda, así que se la dimos.

- Le aconsejé que tomara glutatión liposomal (un suplemento para el que no se necesita receta médica) en una dosis escalonada: empezó con una muy pequeña y poco a poco fue aumentándola en respuesta a sus síntomas. Esto complementó la inadecuada producción de su propio cuerpo de glutatión, un antioxidante fundamental.
- Aunque Keri había puesto filtros en todas sus llaves de agua, no había comprado un purificador de aire debido al costo. Sus síntomas constantes le hicieron darse cuenta de que probablemente estaba batallando con el aire sucio de su casa: los gases que despedían sus muebles y alfombras, al cocinar, su estufa de gas, su colchón y otros productos del hogar. Para ayudar a compensar algunas de estas exposiciones le sugerí usar la campana cuando cocinara y que empleara aceites con alto punto de humeo. El agua sucia y el aire sucio tienden a ser nuestras dos mayores exposiciones a las sustancias químicas problemáticas, lo que pone una enorme carga sobre nuestros genes GST / GPX.
- Keri empezó a tomar saunas dos veces a la semana para eliminar una parte con la transpiración (me encantan los saunas: además de ser fabulosos para aliviar el estrés, funcionan estupendamente para ayudar a que tu cuerpo se deshaga de sustancias químicas dañinas).

Al cabo de tan sólo dos semanas de limpieza de manchas, el pelo, la piel y los niveles de energía de Keri mostraron una enorme mejoría. Pocas semanas después, también sus fosas nasales se habían despejado y ella empezó a rebosar de salud. Trabajar *con* sus genes y no contra ellos había representado toda la diferencia.

También a Jamal lo había beneficiado la fase de remojar y tallar del protocolo, pero también él necesitaba un poco de limpieza de manchas. Como Keri, tomó glutatión liposomal, además de un suplemento llamado PQQ (o, más formalmente, pirroloquinolina quinona). Le recomendé, asimismo, aumentar su consumo de arginina, un nutriente necesario para ayudar a la enzima NOS3 producida por el gen NOS3. Así, Jamal empezó a incorporar a su dieta grandes cantidades de alimentos ricos en arginina: arúgula, tocino, betabel, bok choy, apio, col china, pepino, hinojo, poro, hojas de mostaza, perejil y berro. Empezó a bajar de peso, se sentía mejor y —lo más importante quizá— finalmente pudo dejar de pensar que sus genes le habían entregado una sentencia de muerte.

—Ahora que sé qué hacer, me siento como si pudiera trabajar con mis genes, en vez de preocuparme de lo que ellos me están haciendo a mí —me dijo—, pero todavía necesito ayudar a mi padre. Cómo quisiera haberles podido dar esta información a mi tío y a mi abuelo.

La depresión y los cambios de humor de Taylor resultaron un poco más tercos. Aunque estaba un tanto mejor después de sus dos semanas de remojar y tallar, aún se sentía desinflada y pesada.

El PSN del MTHFR de Taylor podía ayudarse comiendo muchos vegetales de hoja verde, como lechuga, col rizada, berza o acelga, pero yo sabía que por la depresión le costaría mucho sentirse motivada a eso. No quería darle una tarea —como preparar ensaladas o cocinar verduras— que se percibiera como una carga más, así que mejor la puse en marcha recetándole que tomara dos veces por semana un suplemento de metilfolato, una de las formas activas del folato / vitamina B_9 (y un nutriente esencial para el proceso de metilación del que depende la buena salud). Yo sabía que cuando se sintiera mejor tendría la energía para cambiar su dieta y entonces probablemente reduciríamos o incluso eliminaríamos el suplemento. También hice que consumiera cúrcuma y PQQ, que ayudarían a su gen MTHFR y fomentarían una sana metilación.

Además, la exhorté a evitar alimentos envasados y procesados, o por lo menos a revisar los ingredientes y asegurarse de que no tuvieran ácido fólico. A veces parece como si el ácido fólico estuviera en todas partes: es un aditivo muy común. Desafortunadamente, bloquea los caminos que el metilfolato normalmente tomaría. Con esos caminos bloqueados, tu cuerpo no puede emplear el metilfolato ni siquiera si lo incluyes en abundancia en tu dieta y suplementos.

En efecto, después de algunos días de tomar metilfolato y además evitar el ácido fólico, Taylor se sintió mejor; su depresión rápidamente desapareció. Después, a lo largo de varias semanas estuvo preparando más ensaladas, comiendo más verduras, y pudimos reducir su dosis de metilfolato a una por semana. Cuando siga mejorando, quizá podamos eliminar los suplementos por completo.

—¡Vaya, qué diferencia! —me dijo Taylor en su última visita—. Me siento como una persona completamente nueva.

Podía verlo con mis propios ojos: Taylor se veía animada, entusiasta, en paz consigo misma. Al darles a sus genes lo que necesitaban, había creado una vida completamente nueva.

Alcanzar tu potencial genético

Lo que Taylor, Jamal y Keri consiguieron es lo que quiero también para ti: que uses el Protocolo Limpia tus Genes para alcanzar tu potencial genético. Lo he visto funcionar con muchísimos pacientes y a varios médicos y prestadores de servicios de salud les he enseñado a usarlo con los suyos. Es la manera más rápida y eficiente de darle un impulso a tu salud, y también es un protocolo para toda la vida que mantendrá limpios tus genes y optimizará tu salud. Estoy encantado de exponértelo.

Esta especialidad se está expandiendo rápido. Paso mucho tiempo siguiendo las últimas investigaciones, pero, caramba, me fascina. Cuando una madre que ha sufrido abortos espontáneos recurrentes se acerca a mí en una conferencia a mostrarme a su hermoso bebé o cuando un hombre me escribe para contarme que por primera vez en su vida se siente libre de la depresión y la ansiedad, vuelvo a recordar que limpiar nuestros genes es crucial.

Así pues, ¡comencemos! El siguiente paso es enseñarte algo del abecé de la genética. Nada pesado: sólo un poco de conocimiento provechoso que te ayudará en el camino.

2

Secretos genéticos: lo que no te enseñaron en la clase de ciencias naturales

Cuando Jessie y yo comenzamos nuestra sesión, estaba briosa e impaciente.

Mi médico me hizo unas pruebas y encontró un PSN en mi gen MTHFR —me dijo—. ¿Qué debo tomar?

—Espera —le respondí—. No tienes sólo un gen o un PSN: tienes miles de genes y posiblemente miles de PSN, y están hablándose entre sí. No podemos centrarnos en tan sólo un PSN: tenemos que ver el panorama completo.

Jessie parecía confundida.

—Pensaba que si tenía un PSN tendría que encontrar el suplemento adecuado para él —dijo.

Negué con la cabeza y le expliqué:

—Los PSN son importantes y tomar ciertos suplementos para atender determinados PSN puede ayudar, pero un solo PSN rara vez es la única razón por la que tienes problemas de salud, así que no basta con tomar un suplemento. Esta propuesta no se trata de tomar una pastilla para cada mal. Como dije, tenemos que ver las cosas de manera holística.

Tus genes dinámicos: segunda parte

En la introducción expliqué que todos los días y a cada momento tus genes están dándole instrucciones a tu cuerpo. Mientras lees estas líneas, tus genes están diciéndole a tu metabolismo que corra rápido o despacio, lo que ayuda a determinar tu nivel de energía y tu peso. Están dándole instrucciones a tu cerebro para regular el humor y la concentración, para ayudar a determinar si te sientes ansioso o tranquilo, deprimido u optimista, concentrado o disperso. Como tus genes siempre están "hablándoles" a tu cerebro y a tu cuerpo, no te puedes enfocar sólo en una pequeña parte de la conversación, sino que tienes que atender la conversación completa.

En este libro vamos a centrarnos en siete genes fundamentales que afectan tu cerebro y tu cuerpo. Sin embargo, muchos otros genes también cumplen una función en tu salud y todos tus genes trabajan juntos en un deslumbrante despliegue de interacciones que ocurren tan rápida y continuamente que es casi imposible separarlas. De acuerdo: *es* imposible separarlas. Por eso cualquier solución que plantees tiene que lidiar con el panorama completo.

Imagina la hora pico de tráfico en una ciudad bulliciosa. Mientras avanzas muy lentamente en medio de una multitud de coches sacando humo, te sientes frustrado porque no puedes llegar de un extremo de la ciudad al otro. Pero, ¿cuál es tu solución?

Supón que formas un grupo ciudadano y convences al municipio de que destine una avenida especial para el tráfico que atraviesa la ciudad. Cuando los conductores se incorporan a esa avenida, tienen un carril exprés que la atraviesa toda. ¡Perfecto! Bueno, no… Si bien antes de que se pusiera en práctica parecía una buena idea, ¿qué pasa con todos los coches que habitualmente usan esa avenida para desplazamientos locales? Ahora, con la nueva modalidad de tráfico tienen que usar otras calles, y esas otras calles se abarrotan todavía más. Podrás haber ayudado al tráfico en una calle, pero sólo para crear embotellamientos todavía peores en todas las demás. Para que una solución funcione tiene que atacar todo el problema, no sólo una parte, o el problema general puede ir de mal en peor.

Lo mismo pasa con tu cuerpo. Allí, el panorama completo conlleva adoptar una dieta y un estilo de vida que limpien todos tus genes sucios y los mantengan limpios.

Ese panorama necesita también tomar en cuenta los *haplotipos*: combinaciones de genes sucios. Como verás en el capítulo 14, estas combinaciones también desempeñan un importante papel en tu salud.

Pero primero lo primero. Uno de nuestros principales objetivos en el Protocolo de Genes Limpios es ayudar a la metilación, uno de los procesos más importantes a los que tu cuerpo está sometido.

Metilación: tu llave a los genes limpios

La metilación controla tu expresión genética: determina si un gen particular se enciende o se apaga. Todos los genes de cada célula están en última instancia regulados por la metilación.

La metilación implica agregar un "grupo metilo" (un átomo de carbón y tres de hidrógeno) a algo (como un gen, una enzima, una hormona, un neurotransmisor, una vitamina) en tu cuerpo.

Cuando esto ocurre, decimos que el compuesto químico se ha metilado.

¿Qué pasa cuando este sistema falla? Que tienes genes encendidos cuando deberían estar apagados, y apagados cuando deberían estar encendidos. Un ejemplo clásico es cuando la metilación no logra apagar los genes que contribuyen al cáncer. De bueno no tiene nada.

¿Recuerdas la "Historia de dos ratones" en la introducción? Un ratón tenía sobrepeso, estaba hinchado y era propenso a las enfermedades. El segundo era delgado, tenía energía y estaba muy protegido. Eran gemelos idénticos y como tales tenían exactamente los mismos genes. ¿Entonces cuál era la diferencia?

La metilación. El ratón sano estaba metilando adecuadamente, mientras que el ratón con mala salud no. Si estás batallando con síntomas o desórdenes —lo que sea, desde acné, dolores de cabeza y SPM hasta cardiopatía, diabetes u obesidad—, es casi seguro que no estés metilando eficientemente, y tu salud lo está padeciendo.

QUIERE A TU HÍGADO

Aproximadamente 85% de la metilación sucede en tu hígado, así que te conviene ayudarlo todo lo que puedas:

- Bebe alcohol con moderación, o si tienes problemas con la metilación evítalo por completo.
- Evita las sustancias químicas industriales y los metales pesados en el aire, el agua y los alimentos.
- Evita los medicamentos innecesarios y las drogas recreativas.
- Ayuda a tu cuerpo a desintoxicarse con el Protocolo Limpia tus Genes.

La metilación ocurre innumerables veces por segundo en todas y cada una de las células de tu cuerpo. Detente un momento mientras lees esto e imagina toda la metilación que se lleva a cabo. Ahora piensa en los siguientes procesos, apenas unos cuantos de los cientos que dependen de la metilación:

Expresión genética

La metilación apaga muchos de los genes que de otro modo pueden acarrear enfermedades crónicas, de ésas tan temibles que vienen de familia. La depresión, la ansiedad, la cardiopatía, la demencia, la obesidad, las enfermedades autoinmunes y el cáncer tienen un componente genético. Con una adecuada metilación reduces enormemente la probabilidad de desarrollar esas afecciones, pues la metilación literalmente altera las instrucciones que dan tus genes. Por ejemplo, genes que podrían gritar: "¡Depresión!" o "¡Cardiopatía!" de pronto quedan atenuados o hasta se quedan en silencio cuando son adecuadamente metilados.

Conversión de alimentos en energía

Si tu cuerpo es bueno para convertir los alimentos en energía, comes menos, mantienes un peso saludable y te sientes energizado. Si a tu cuerpo le cuesta este proceso fundamental, comes más, subes de peso y te sientes lento y exhausto. Muchos batallan con las subidas y bajadas de azúcar en la sangre. Su solución es comer más seguido y consumir más carbohidratos, pero en poco tiempo están con sobrepeso y cansados.

La metilación viene al rescate y ayuda a crear un compuesto clave llamado *carnitina*, que le permite a tu cuerpo quemar grasa para que le sirva de combustible. Ahora tu glucosa se ha estabilizado un poco y además estás quemando grasa en lugar de almacenarla.

La metilación también te ayuda a quemar combustible de la manera más eficiente posible, con más beneficios para tu metabolismo, tu energía y tu peso.

Protección celular

Cada una de tus células está rodeada de una *membrana*, una pared que permite entrar a los nutrientes mientras mantiene fuera a los elementos nocivos. Para producir una fuerte pared celular necesitas —¡adivinaste!— buena metilación, que produce *fosfatidilcolina*, un elemento fundamental de tus paredes celulares.

¿Tomas vitaminas? ¿Suplementos? Sin una adecuada metilación, no te servirán de nada. Si tus paredes celulares no funcionan bien, los nutrientes no pueden entrar en las células: simplemente van a dar a tu costosa orina.

También necesitas fosfatidilcolina para regular el índice de muerte celular y para hacer nuevas células saludables que remplacen las 2.5 millones que mueren cada segundo. Sin nuevas células suficientes puedes presentar dolor, fatiga, inflamación e hígado graso.

Finalmente, necesitas fosfatidilcolina para la *bilis*, una sustancia que tu hígado produce. La bilis te ayuda a absorber la grasa y regula las bacterias de tu intestino delgado. Ésta fluye de tu hígado a tu vesícula biliar, así que si tu metilación está comprometida, ten cuidado con los problemas de vesícula.

METILAR PARA DOS

Durante el embarazo, tu cuerpo metila aún más de lo habitual para ayudar al desarrollo del bebé y la placenta. La náusea, el vómito o los problemas de vesícula —comunes todos ellos durante el embarazo— frecuentemente son causados por una mala metilación. ¿Y sabías que los defectos del tubo neural y las cardiopatías congénitas no son resultado de una insuficiencia de ácido fólico, como tan a menudo escuchamos? Son resultado de una deficiencia en la metilación.

La mayoría de los profesionales de la salud tampoco es consciente de esto, pero ahora tú sí lo eres. Así, si estás embarazada o planeas embarazarte, asegúrate de que tanto tú como tu pareja estén recibiendo todos los nutrientes que necesitan para metilar adecuadamente. El Protocolo Limpia tus Genes te da una gran ventaja a ese respecto.

Salud cerebral y muscular

La metilación también produce *creatina*, un compuesto que tanto tu cerebro como tus músculos usan de combustible. Si tienes dolores musculares, te sientes débil y fatigado o no puedes poner tu cerebro en marcha, una mala metilación y una baja creatina podrían ser la explicación.

Producción y equilibrio de neurotransmisores

Sustancias bioquímicas como la serotonina, la dopamina, la norepinefrina y la melatonina son lo que se llama *neurotransmisores*: literalmente, las sustancias químicas que ayudan a transmitir mensajes por todo tu cuerpo a través de las *neuronas*.

El equilibrio adecuado de los neurotransmisores te hace sentir agudeza mental, cabeza despejada, concentración, tranquilidad, optimismo y entusiasmo. Un mal equilibrio puede hacerte sentir confundido, distraído, ansioso o simplemente pesado. Si alguna vez has batallado con la ansiedad, la depresión o el TDAH, sabrás cuán importantes son esas sustancias químicas cerebrales. La metilación es la clave para una buena química cerebral.

Respuestas de estrés y relajación

Tu *respuesta de estrés* es producida por tu *sistema nervioso simpático*, que te ayuda a estar a la altura de las circunstancias: haz un pequeño esfuerzo adicional, concéntrate por más tiempo, trabaja más duro y haz lo que se necesite para terminar un trabajo. El peligro físico provoca la respuesta de estrés y por eso la respuesta es conocida también como "reacción de lucha o huida". Si tus ancestros cavernícolas veían a un tigre dientes de sable, tenían que pelear o salir huyendo, ¡y rápido! Del mismo modo, la necesidad de un trabajo físico demandante da lugar a la respuesta de estrés: digamos, tener que sacar una lancha pesquera en medio de un pesado oleaje o afrontar una larga caminata a través del desierto en busca de un nuevo hogar. Otros tipos de estresores que pueden desencadenar una respuesta de estrés son el sueño insuficiente, una enfermedad o infección en curso, saltarse una comida y tomar medicamentos severos con tu cuerpo.

Desde luego, las demandas emocionales también pueden provocar una respuesta de estrés: un plazo de entrega en el trabajo, un niño llorando jalándote de la manga, la perspectiva de una cena con un amigo o pariente difícil. Cualquier cosa que represente para ti una dificultad —mental, física o emocional— desencadena la respuesta de estrés.

En todos estos casos, tu sistema nervioso simpático produce una cascada de hormonas del estrés —entre ellas epinefrina (adrenalina), norepinefrina (noradrenalina), dopamina y cortisol— para ayudar a tu cuerpo a movilizarse y lograr ese esfuerzo extra. La respuesta de estrés te hace sentir alerta, preparado anímicamente, listo para la batalla. Quizá tu respiración se acelere, tus músculos se tensen y tu corazón palpite más agitadamente.

La respuesta de estrés se equilibra idealmente con la *respuesta de relajación*, producida por tu *sistema nervioso parasimpático*. Tras toda reacción de lucha o huida llega el momento de "descansar y digerir". Tus hormonas del estrés se calman, tus músculos tensos se desentumecen, tu respiración se vuelve más honda y tu estado mental cambia de alerta a relajado y tranquilo.

Cuando metilas eficientemente, tienes las sustancias bioquímicas que necesitas para asumir las dos respuestas. Te preparas para hacer frente a tus dificultades durante el día y después te relajas para disfrutar una noche tranquila antes de caer en un delicioso sueño. Te preparas para enfrentar una semana atareada y luego te relajas para disfrutar un fin de semana libre de estrés. Te preparas para llegar al final de una temporada de mucho trabajo y luego te relajas en unas vacaciones de dos semanas.

Cuando tu metilación no funciona bien, no siempre tienes las sustancias bioquímicas que necesitas para los dos conjuntos de respuestas. Puedes sentirte permanentemente estresado, con un humor irritable, sin poder desconectarte, o tan agotado que no encuentras ese brío adicional que necesitas. Claro, tu actitud psicológica y tus circunstancias de vida son factores fundamentales, pero una gran parte del revoltijo del estrés es efecto de una mala metilación.

Desintoxicación

La desintoxicación es la capacidad de tu cuerpo de eliminar sustancias químicas que podrían ser dañinas, como las sustancias químicas industriales, los metales pesados y el exceso de hormonas. Tu cuerpo necesita cierto nivel de hormonas, desde luego, pero cuando esos niveles están demasiado altos puedes meterte en problemas.

El estrógeno, por ejemplo, es una hormona importante tanto para mujeres como para hombres, pero cuando tu cuerpo no puede eliminar el estrógeno, las mujeres pueden tener problemas con el SPM, la menstruación, la menopausia y el cáncer de ovarios, mientras que tanto hombres como mujeres están en riesgo de cáncer mamario.

Para expulsar sustancias químicas dañinas y el exceso de hormonas necesitas metilar apropiadamente. La metilación también afecta tu capacidad de producir *glutatión*, el principal antioxidante de tu cuerpo. Fue la falta de glutatión lo que provocaba los síntomas de Keri en el capítulo 1, y con ayuda para la metilación sus síntomas pudieron desaparecer.

Respuesta inmunitaria

Tu sistema inmunitario es el responsable de atacar a cualquier "invasor" que tu cuerpo perciba como peligroso, como ciertas bacterias, virus y otros agentes *patógenos* (microorganismos que causan enfermedades) o toxinas, sustancias químicas peligrosas y alimentos nocivos. Una respuesta inmunitaria deficiente te vuelve propenso a las enfermedades. Una respuesta inmunitaria exagerada provoca que tu sistema inmune no ataque únicamente a los invasores hostiles, sino a tu propio tejido, con lo que a la larga crea enfermedades autoinmunes como la tiroiditis de Hashimoto (que ataca la tiroides), la artritis reumatoide (que ataca las articulaciones), el lupus eritematoso sistémico (ataca las articulaciones, la piel, los riñones, los glóbulos blancos y rojos, el cerebro, el corazón y los pulmones), la esclerosis múltiple (ataca la cubierta de mielina alrededor de tus nervios) y muchas otras.

La metilación ayuda a tu sistema inmunitario a encontrar su punto óptimo: ni demasiado pasivo ni demasiado activo: lo justo.

Función cardiovascular

Una metilación defectuosa puede dar lugar a la ateroesclerosis (endurecimiento de las arterias) e hipertensión, ambas peligrosas para la salud cardiovascular. La inflamación excesiva o crónica, que puede ser generada por una mala metilación, también puede estar implicada en enfermedades cardiovasculares.

Reparación del ADN

Tus instrucciones genéticas están incorporadas en tu ADN, el ácido desoxirribonucleico que es el código bioquímico de la vida misma. Dos filamentos de ADN, enlazados en una doble hélice en espiral, contienen la secuencia de moléculas específica que dice quién eres *tú*, y que les dice a tus células qué hacer para mantenerte vivo y bien.

Así como el sofá de tu sala constantemente está sufriendo desgastes y roturas por el uso constante, también tu ADN. Los propios procesos bioquímicos de tu cuerpo pueden dañar tu ADN, al igual que la exposición a los radicales libres (moléculas inestables, altamente reactivas), los rayos ultravioleta B (UV) y ciertas sustancias bioquímicas.

Te conviene que tu ADN esté en plena forma para que pueda dar instrucciones óptimas a cada una de tus células. ¿Y adivina qué? La metilación es básica para la reparación del ADN y ayuda a evitar errores en éste cuando se construyen nuevas células.

METILACIÓN MARAVILLOSA

La metilación produce muchas sustancias químicas fundamentales, entre ellas:

- Fosfatidilcolina
  - para producir membranas celulares y permitirles así a tus células que absorban nutrientes y repelan componentes nocivos
  - para producir bilis, que te ayuda a absorber la grasa y las vitaminas liposolubles y evita que crezca un exceso de bacterias en tu intestino delgado
- Creatina, fundamental para la función cerebral y muscular
- Norepinefrina y epinefrina, para la energía, la atención y la actitud alerta
- Melatonina, para ayudarte a conciliar el sueño
- Carnitina, para quemar grasa y tener energía
- Poliaminas, para regular tu sistema inmunitario

La metilación reduce muchas sustancias químicas fundamentales, entre ellas:

- Histamina, que contribuye al asma, a las migrañas y otros dolores de cabeza, al insomnio, la manía, las alergias y afecciones de la piel
- Estrógeno, que en altos niveles puede contribuir al acné, la irritabilidad, la menorragia y el cáncer
- Dopamina y norepinefrina, que en altos niveles pueden aumentar los dolores de cabeza, la irritabilidad y el estrés
- Arsénico, que puede encontrarse en altos niveles en muchos alimentos y bebidas comunes (como agua, jugo de manzana, pollo o arroz), y contribuir así a la debilidad muscular, el hormigueo y las manchas cafés en la piel.

Cuando la metilación sale mal

Espero haberte convencido de la importancia de la buena metilación. Entonces, ¿qué interfiere con la buena metilación?

Aquí no hay sorpresas: nuestros culpables son prácticamente los sospechosos de siempre:

Mala dieta

Cuando no consumes los alimentos que tu cuerpo necesita, no puedes metilar adecuadamente. Para empezar, necesitas proteína, vitaminas B y una diversidad de otros nutrientes que la metilación emplea para producir las células de tu cuerpo y tu cerebro.

Sin embargo, las materias primas no bastan. Como verás en el capítulo 5, la metilación es una secuencia compleja de sucesos bioquímicos. Cada una de estas reacciones incluye *cofactores*: vitaminas o minerales que tu cuerpo necesita para desatar las reacciones.

Piénsalo así: para encender una fogata necesitas leños grandes, sí, pero también te hacen falta algunas astillas, yesca, papel y muchos cerillos; de otro modo esos grandes leños se van a quedar ahí nomás. Los nutrientes básicos son los leños, pero los cofactores son todos los otros componentes clave que hacen posible que el fuego prenda.

Ácido fólico

Sí es cierto, a casi todo el mundo le va mal con éste, pero yo quiero que a ti te vaya bien. La forma *natural* de B_9 se llama *folato*, y la versión activa de esa forma natural —es decir, folato que el cuerpo puede emplear de inmediato— se llama *metilfolato*, un componente fundamental para la metilación. Si metilar te cuesta algún trabajo, probablemente te convenga consumir montones de folato, de modo que incluso si tu proceso de metilación no es eficiente terminarás con todo el metifolato que necesites. Encuentras folato en vegetales de hoja verde como espinaca, hojas de mostaza, berza, hojas de nabo y lechuga romana.

La forma *artificial* de B_9 se llama ácido fólico. Se encuentra en píldoras de vitaminas y como aditivo en muchos alimentos envasados. El ácido fólico no es natural; no es provechoso para tu cuerpo más que si se procesa para convertirse en una forma activa y utilizable.

Sin embargo, como el ácido fólico se parece al folato, entra en tus *receptores de folato*, donde *bloquea* el folato natural y le impide llegar adonde necesita: adentro de tu célula. Por consiguiente, si estás comiendo más alimentos que contienen ácido fólico que vegetales de hoja verde, el metilfolato que se da naturalmente batalla por llegar a tus células y, sin suficiente metilfolato, tu cuerpo sencillamente no puede metilar. De esta manera, el ácido fólico *bloquea* la metilación.

Es importante entender esto por dos razones. En primer lugar, muchos médicos y otros profesionales de la salud *recetan* ácido fólico, sobre todo a mujeres embarazadas. *No. Detente.* Si necesitas tomar un suplemento más allá de lo que encuentras en tu dieta, toma *folato*. Si dice "ácido fólico", deja el frasco.

En segundo lugar, muchos tipos de alimentos de producción convencional están "mejorados" con ácido fólico. En 1998, en lo que considero una movida ignorante y casi criminal, la Food and Drug Administration (FDA, Administración de Alimentos y Medicamentos) empezó a *exigirles* a los fabricantes estadounidenses que "enriquecieran" de esa manera los siguientes alimentos:

- Arroz
- Harina
- Pan
- Cereal
- Harina de maíz
- Pasta
- Otros granos

Ahora bien, si metilas bien y no comes grandes cantidades de los alimentos arriba mencionados, tu cuerpo puede compensar alguna pequeña interrupción por el ácido fólico. Pero si tienes genes sucios —ya sea que así nacieron o porque así actúan—, probablemente no estés metilando bien, y una gran toma de ácido fólico sólo va a empeorar el asunto. El ácido fólico es una de las peores "vitaminas" bloqueadoras de la metilación que hay.

La cantidad equivocada de ejercicio

Todos sabemos que el ejercicio es benéfico, ¿verdad? Una de las razones es que apoya la metilación.

En un estudio fascinante realizado en el Instituto Karolinska de Estocolmo, un grupo de científicos pidió a hombres y mujeres jóvenes y saludables que pedalearan una bicicleta a un ritmo moderado con una sola pierna mientras la otra no hacía nada. Al cabo de tres meses analizaron el ADN de cada pierna y descubrieron que más de 5000 sitios del genoma de las células del músculo mostraban nuevas tramas de metilación, pero sólo en los músculos de la pierna que se había ejercitado.

Para la metilación es mejor hacer ejercicio que no hacerlo, pero *demasiado* ejercicio tampoco es bueno. ¿Por qué no? Porque cuando te excedes, ya sea porque te ejercitas demasiado tiempo o con demasiada intensidad, estresas demasiado tu cuerpo y, como verás más adelante, el exceso de estrés trastoca una saludable metilación.

Dormir mal

Cuando no duermes bien, no metilas adecuadamente, y cuando no metilas adecuadamente no produces *melatonina*, una sustancia bioquímica natural que te ayuda a quedarte dormido... y seguir dormido. Es un círculo vicioso: para romperlo vas a tener que dormir bien.

Demasiado estrés

Cuando tu cuerpo está sometido a estrés, agota los grupos metilo mucho más rápido que cuando está relajado. Para producir más grupos metilo necesitas más donantes de metilo (se encuentran en los alimentos y vitaminas adecuados) y más energía. Si el estrés se prolonga, es probable que te quedes sin donantes de metilo, sin energía o sin ambos. Ya no metilas adecuadamente y tu salud empieza a resentirlo.

Exposición a sustancias químicas nocivas

Como Keri descubrió en el capítulo 1, la exposición química puede ser abrumadora. Si tu cuerpo se tambalea bajo una enorme carga química, tus genes tratarán desesperadamente de compensar la presión. Por consiguiente, la metilación se verá perjudicada. Y ahora, es triste decirlo, tienes otro círculo vicioso:

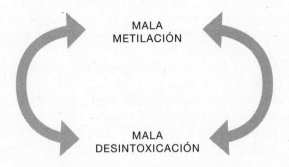

MALA
METILACIÓN

MALA
DESINTOXICACIÓN

OTROS OBSTÁCULOS COMUNES A LA METILACIÓN

- Alcohol
- Antiácidos
- Candidiasis intestinal
- Estrés oxidativo (causado por los radicales libres)
- Infecciones
- Inflamación
- Metales pesados
- Óxido de nitrógeno
- Sobrecrecimiento bacteriano del intestino delgado (SBID) y otras infecciones intestinales

---

Genes limpios y buena metilación

Jessie, la paciente a la que te presenté al principio de este capítulo, estaba encantada de descubrir la manera como sus diferentes genes trabajan todos juntos. Ella ahora se da cuenta de que la metilación es fundamental para conservar la salud genética (y por lo tanto la salud en general) y que una variedad de factores intervienen para ayudar a la metilación, entre ellos la dieta, el ejercicio, el sueño, la protección contra las toxinas y el alivio del estrés.

A ella la convencí, como espero haberte convencido a ti. Tu Protocolo Limpia tus Genes empieza con una fase de remojar y tallar pensada para limpiar todos tus genes. Independientemente de los genes con que hayas nacido, este paso es lo mejor que puedes hacer para ayudar a tu salud.

CÓMO AYUDA A LA METILACIÓN EL PROTOCOLO LIMPIA TUS GENES

- Una dieta rica en donantes de metilo y los nutrientes vitales que necesitan tus genes para completar la metilación, sin los alimentos envasados que contienen ácido fólico
- El tipo y la cantidad de ejercicio apropiados
- Sueño profundo y reparador
- Evitar las sustancias químicas industriales y los metales pesados; apoyo para la desintoxicación
- Reducción y alivio del estrés

3

¿Cuál es tu perfil genético?

Harriet tenía muchísima pila desde que era niña. Si empezaba un proyecto, no soportaba detenerse. Ahora que estaba en la facultad de derecho era común encontrarla hasta altas horas de la madrugada deseosa de leer "sólo un caso más" o terminar "otra página y ya" antes de estar lista para cerrar sus libros finalmente.

Pero ni siquiera después de haber dejado de estudiar se le acababa la cuerda. Podía tomarle dos, tres o hasta cuatro horas desde que dejaba de trabajar hasta que se quedaba dormida.

—Puedo *darme* cuerda, pero nunca consigo bajar las revoluciones —me dijo cuando me consultó sobre sus problemas de sueño—. Siempre he sido así, pero últimamente está empeorando. ¿Qué está pasando?

Eduardo era un tipo encantador… pero cuando se enojaba, ¡cuidado! Era un hombre apasionado de alrededor de 45 años que siempre se había tomado la vida muy en serio: había trabajado arduamente para hacer crecer una pequeña tienda de abarrotes y estaba orgulloso de haber podido cuidar a sus padres ancianos, sus tres hijos y su hermana discapacitada. Creía sinceramente en la familia y en verdad le alegraba poder ofrecer apoyo a tanta gente. Con todo, le perturbaba la manera como su enojo podía, en sus palabras, "pasar de cero a 60 sin previo aviso".

—Siempre he sido de mecha corta —me dijo—, pero últimamente parece como si las cosas más insignificantes me hicieran estallar. Esta mañana uno de mis hijos tiró el jugo. Nada grave: enseguida fue al fregadero por una esponja para limpiar. Pero, cuando quise darme cuenta, estaba gritándole a voz en cuello que debería ser más cuidadoso. No me gusta ser así, pero me da la impresión de no poder parar.

Larissa era gerente de una pequeña compañía; llevaba 20 años en el puesto. Tenía cincuenta y tantos años y disfrutaba su trabajo, su familia, sus aficiones, como la jardinería y salir los fines de semana a hacer excursionismo con su familia. Siempre había sido una persona tranquila, de ésas de las que los demás esperan que les ayuden a ver la verdadera dimensión de las cosas.

—Me cuesta trabajo entusiasmarme con lo que sea —me dijo—. Simplemente no está en mí.

Últimamente, sin embargo, Larissa parecía casi demasiado tranquila, al punto en que le costaba sentirse motivada o mentalizarse para hacer lo que fuera.

—Mi esposo sugirió que saliéramos de viaje con la familia, pero no pude hacer acopio de energía para ayudarle a planearlo. En el trabajo me pasa lo mismo: parece como si no me importara solucionar los problemas de los que es mi función hacerme cargo. Es como si todo se hubiera apagado o aplanado un poco. ¿Por qué me pasa eso?

Harriet, Eduardo y Larissa estaban topándose tanto con el lado positivo como con el lado negativo de sus genes sucios. Harriet nació con un COMT lento, que la llenaba de energía, optimismo y buen humor, pero también hacía que para ella fuera muy difícil relajarse. Cuando el resto de sus genes estuvieron limpios y Harriet le dio a su gen sucio el apoyo que necesitaba, pudo acabar de trabajar e irse a la cama a una hora razonable.*

Pero ahora Harriet estaba sometida a mucho estrés adicional en la facultad de derecho. No estaba llevando una dieta saludable ni haciendo el ejercicio adecuado, así que su cuerpo estaba sufriendo tanto estrés físico como psicológico. Por consiguiente, todos sus genes se habían ensuciado, y su gen sucio estaba actuando aún más sucio de lo normal. Eduardo nació con un MTHFR sucio. Ese perfil genético le proporcionaba una enérgica determinación y toda una carga de motivación, pero cuando su MTHFR llegó a estar demasiado sucio, Eduardo batalló con la irritabilidad y una mecha corta.

Como Harriet, Eduardo últimamente estaba sufriendo algo de estrés adicional. Su hija estaba teniendo un primer año de secundaria incierto y para toda la familia era difícil lidiar con eso. Además, él acababa de estar combatiendo la gripe por una semana, lo que sometió su cuerpo a

---

* En ocasiones un solo gen puede tener dos tipos diferentes de PSN: uno que lo hace andar muy lento y otro que lo hace andar demasiado rápido, cada uno con su propio tipo de problema singular. El COMT y el MAOA son genes de este tipo.

un estrés considerable. Entre su infección física y su estrés psicológico, los genes de Eduardo se estaban ensuciando a cada momento, así que su MTHFR sucio le estaba dando mucho más problemas de lo habitual.

Larissa, en contraste con Harriet, tenía un COMT veloz. En los buenos tiempos, ese perfil genético le surtía toda la calma que pudiera necesitar. Sólo que Larissa había estado pasando por la menopausia, que en su caso fue un enorme estresor físico y emocional. En esas condiciones, sus genes limpios se ensuciaron y su gen sucio se ensució aún más. Por consiguiente, su connatural calma empezó a convertirse en una falta de motivación e impulso.

¿Empiezas a notar una regularidad?

Cuando apoyas tus genes con la dieta adecuada, ejercicio, sueño, protección de sustancias químicas y alivio del estrés, tus genes sucios de nacimiento son mucho más manejables.

Cuando tu cuerpo o tu mente sufren estrés, todos tus genes se ensucian y tus genes sucios de nacimiento empiezan a darte problemas.

La buena noticia es que cuando haces limpieza y sacas la mugre de tu cuerpo, liberas tu potencial genético. Por eso funciona el Protocolo Limpia tus Genes: te permite limpiar todos tus genes sucios y luego limpiar las manchas de los que necesitan apoyo extra. Y si mantienes el protocolo como una estrategia de dieta y estilo de vida permanente, tus genes podrán seguir desempeñándose al máximo.

LOS SÚPER SIETE: UNA INSTANTÁNEA

- MTHFR apoya la *metilación*, un proceso crucial que posibilita más de 200 funciones vitales de tu cuerpo, entre ellas la expresión genética.
- El COMT afecta el metabolismo de la dopamina, la norepinefrina y la epinefrina, con lo que afecta también tu humor, tus niveles de energía, tu capacidad de tranquilizarte, de dormir y de concentrarte; afecta asimismo el *metabolismo de los estrógenos*, que determina los niveles de estrógeno y el equilibrio hormonal de tu cuerpo, lo que afecta tu experiencia del ciclo menstrual y de la menopausia, y aumenta tu vulnerabilidad a los cánceres ginecológicos.
- El DAO afecta la respuesta de tu cuerpo a la *histamina procedente de alimentos y bacterias*, lo que a su vez afecta tu vulnerabilidad a síntomas de alergia e intolerancia alimentaria.
- El MAOA afecta tu relación con la *dopamina*, la *norepinefrina* y la *serotonina*, y determina así tu humor, tus niveles de energía, tu capacidad de conciliar el sueño, así como los antojos de azúcar y carbohidratos.

- El GST / GPX posibilita la *desintoxicación*, la capacidad de tu cuerpo de deshacerse de sustancias químicas perjudiciales recibidas del entorno y expeler sustancias bioquímicas nocivas producidas por tu propio cuerpo.
- El NOS3 afecta la *circulación*, que ayuda a determinar tu salud cardiovascular y tu vulnerabilidad a los infartos, problemas circulatorios y derrames cerebrales.
- El PEMT afecta las *paredes celulares*, el *cerebro* y el *hígado*, determinando así una amplia gama de afecciones, entre ellas problemas durante el embarazo, cálculos biliares, hígado graso, problemas digestivos, SBID, problemas de atención y problemas con la menopausia.

Lo que los genes sucios pueden enseñarte sobre ti

A los tres pacientes mencionados en esta sección les resultó muy emocionante conocer sus perfiles genéticos. En palabras de Harriet: "¡De pronto cobró sentido mi forma de ser!"

En efecto, había sólidas razones bioquímicas por las que a Harriet le costaba relajarse, Eduardo tendía a montar en cólera y a Larissa le faltaba motivación. Estos rasgos eran los puntos débiles que salían a la superficie cuando sus genes sucios no recibían la ayuda necesaria.

Para Harriet, un COMT lento significaba que su cuerpo metabolizaba lentamente el estrógeno y la dopamina. El estrógeno es una hormona femenina presente tanto en mujeres como en hombres. Como con la mayoría de las sustancias bioquímicas, necesitamos la cantidad apropiada: ni demasiada ni muy poca. La dificultad genética de Harriet para la metilación de esta hormona específica provocaba que tendieran a rondar por su cuerpo altos niveles de estrógeno. El lado bueno: piel radiante, buena función sexual (cuando hay poco estrógeno, la vagina puede resecarse o inflamarse) y una suave transición a la menopausia (que puede resultar difícil precisamente debido a los bajos niveles de estrógeno). El lado malo: una tendencia al SPM y vulnerabilidad a cánceres relacionados con el estrógeno, como el de ovarios y algunos tipos de cáncer mamario.

El lento gen COMT de Harriet también era un poco tardado para metilar la dopamina, la sustancia química cerebral asociada con la excitación, el entusiasmo y la energía intensa. Por consiguiente, en el sistema de Harriet permanecía más dopamina y la mantenía con energía y entusiasmo más intensamente y por periodos más largos de lo que sería normal en personas con un gen COMT limpio. Cuando te digo que la dopamina es la sustancia bioquímica que participa en el estremecimiento de una vuelta por la montaña rusa o la emoción de ganar un gran concurso, podrás imaginar esos empujes extra de entusiasmo que el exceso de dopamina le daba a la personalidad de Harriet. Y cuando te digo que la dopamina es también la sustancia química que induce un pasón de cocaína, podrás entender por qué Harriet tenía una reserva natural de energía, pero también le costaba mucho trabajo quedarse sin pila.

Harriet siempre había trabajado en largos arrebatos, pero después se colapsaba, exhausta y agotada. Le dije que hasta cierto punto eso era un ritmo natural que debía aceptar. Mientras se asegurara de que su arduo trabajo se equilibraba con la relajación, podía sacar el máximo provecho de sus dones naturales.

Sin embargo, cabía el riesgo de que pudiera presionarse demasiado. En la facultad de derecho Harriet había estado trabajando casi sin parar, sacrificaba horas de sueño y se permitía muy pocos periodos de descanso. Como siempre, para Harriet la clave era ayudar a todos sus genes, tanto a los que nacieron sucios como a los que nacieron limpios. Todos ellos necesitaban la dieta adecuada, ejercicio, sueño, protección de las toxinas y alivio del estrés. De otro modo, era probable que el COMT sucio de Harriet se desequilibrara aún más, y ella terminaría permanentemente exhausta y agotada (ya no sólo de vez en cuando). Por otro lado, si limpiábamos todos sus genes, se reduciría la carga de su COMT sucio y éste podría convertirse de nuevo en un activo y ya no en un pasivo.

También a Eduardo le gustó descubrir que su concentración, determinación y humor no eran "azarosos", sino parte de su herencia genética. Su gen MTHFR, sucio de nacimiento, le hacía enfrentar dificultades especiales a la hora de metilar. Como la buena metilación depende del folato, Eduardo tenía que incrementar su consumo de alimentos ricos en éste, como vegetales de hoja verde, espárrago, brócoli, frijoles, chícharos, lentejas, semillas, nueces, calabaza. En temporadas de mucho estrés —ya fuera emocional o físico—, Eduardo podría incluso necesitar tomar algo de folato suplementario. De esa manera podría mantener su concentración y determinación sin estar irritable.

Después de que Eduardo me contó que tanto la gripa como los apuros de su hija habían generado un estrés adicional para su cuerpo y su mente, le describí cómo el estrés ponía en jaque su frágil metilación y lo dejaba con menos metilfolato del que necesitaba. Esa falta de metilfolato significaba que ya no podría reducir rápidamente sus niveles de dopamina o norepinefrina. No era de extrañar que con frecuencia perdiera los estribos y su enojo pareciera difícil de controlar.

Como a Harriet, a Eduardo le alegraba entender qué estaba pasando. Le dije que podía buscar nuevas maneras de sobrellevar el estrés, como dormir suficiente, salir a correr, tomarse 15 minutos de tranquilidad para relajarse paulatinamente. El metilfolato suplementario también podía ayudarlo a superar periodos estresantes, al igual que una mayor atención a su dieta. Después de todo, cuando se estresaba su cuerpo, necesitaba todo el apoyo posible para la metilación.

El humor de Eduardo no era lo único que estaba en riesgo. Los PSN en el gen MTHFR hacen que una persona sea más propensa a los dolores de cabeza, las enfermedades autoinmunes y ciertos cánceres. Para Eduardo esto era un riesgo importante, pero ahora tenía las herramientas para administrar su perfil genético.

Larissa tenía un perfil opuesto al de Harriet. Mientras que el COMT sucio de Harriet era *lento*, el COMT sucio de Larissa era *rápido*. El COMT lento de Harriet retenía la dopamina y el estrógeno en su cuerpo más tiempo del habitual. El COMT rápido de Larissa eliminaba la dopamina y el estrógeno más rápido de lo habitual. Por consiguiente, los niveles de dopamina y estrógeno de Harriet eran altos, mientras que los de Larissa eran bajos.

El perfil genético de Larissa le había dado un temperamento tranquilo y pacífico que ella solía disfrutar. Sin embargo, cuando se sentía *demasiado* tranquila, era señal de que algunos de sus genes estaban actuando como genes sucios y que su rápido COMT sucio de nacimiento no estaba recibiendo el apoyo que necesitaba.

A los cincuenta y pocos años, Larissa estaba comenzando la menopausia, una época de cambios hormonales que para muchas mujeres es muy estresante. El estrés provocaba que el rápido COMT sucio de Larissa eliminara el estrógeno y la dopamina de manera más rápida que de la habitual. Debido a sus niveles de estrógeno, inusualmente bajos, Larissa batallaba con los síntomas de la menopausia: bochornos, insomnio, función sexual reducida. Debido a sus niveles de dopamina, extraordinariamente bajos, le faltaban motivación y energía.

Por fortuna, el Protocolo Limpia tus Genes también pudo ayudar a Larissa. Después de que limpiamos todos sus genes y ayudamos a su rápido COMT, pudo superar sus síntomas y recuperar su entusiasmo por las cosas que le importaban.

Limpia todos tus genes, todo el tiempo. Haz de ello un ritual cotidiano.

Descubre cuáles de tus genes sucios de nacimiento podrían necesitar un apoyo extra y dáselos.

Perfiles y personalidades

Cualquier gen en lo individual es un único factor en tu perfil genético, ya no digamos en tu personalidad entera. Pero, para darte una idea de cómo podría tu perfil genético ayudarte a configurar tu temperamento, aquí hay algunos veloces esquemas de personalidad que he observado en conjunción con los siete genes clave cuando están sucios:

MTHFR

Algunos días te sientes triste y deprimido, y otros días estás ansioso. En los días buenos te puedes concentrar muy bien y cumples con tus tareas. En los días malos te entra angustia de que las cosas no te salgan bien, estás irritable, te duele la cabeza o quizá simplemente estás de mal humor. Después de comer una ensalada sueles sentirte de maravilla, pero nunca prestaste atención a eso porque a fin de cuentas no es más que una simple ensalada.

COMT (lento)

¡Estás en llamas! ¿TDAH? De ninguna manera. Estás arrancando varios proyectos y ya estás ansioso por el siguiente o los siguientes cinco. Cuando te metes a la cama sigues en marcha. Después de un rato de dar vueltas finalmente te quedas dormido y sueñas con las tareas del día siguiente. El día siguiente llega. Necesitas café. Otra vez estás acelerado. Te presionas y si no consigues lo que necesitas surge la ansiedad, así que te concentras mejor en hacerlo todo. Y sí, consigues hacerlo todo. Tu colega se ríe de ti por trabajar horas extra en determinado proyecto y tú le contestas con brusquedad. Como de costumbre, te enojas fácilmente. Además, en ocasiones tienes una sensibilidad extrema al dolor y ésta puede venir acrecentada por dolores de cabeza.

COMT *(rápido)*

¡Mira esa luz intermitente! ¿Viste aquel perro? Caramba, me gustaría po-der leer un libro, pero no me puedo concentrar. Siempre estás pasando de una tarea a otra y cuesta mucho avanzar. Algunos amigos han sugerido que quizá tengas TDAH. También te encanta ir de compras. El problema es que te sientes muy bien comprando cosas nuevas, pero al día siguien-te se te pasa el subidón y te das cuenta de que necesitas comprar algo más o empiezas a sentirte triste. Se está volviendo algo costoso y que te quita tiempo. ¡Ah! Y abrazos. Son fantásticos. Mientras más abrazos te dan, mejor te sientes.

DAO

Estás muy cansado de no saber qué puedes comer y qué no. Con una comida estás bien, pero a la siguiente te sientes fatal: tienes un dolor de cabeza punzante, un humor irritable, el cuerpo sudoroso, el corazón acelerado, la piel te pica, te sale sangre de la nariz. Quizá has gastado un montón de dinero en hacerte pruebas de alergia… sin encontrar nada. Qué frustrante. Sigues limitándote los alimentos uno por uno con la esperanza de identificar al culpable, pero es un cuento de nunca acabar.

GST / GSX

Desde que resolviste cuáles son las sustancias químicas y los olores que te marean, estás en una misión de deshacerte de ellos y sacarlos de tu casa. Ese vecino otra vez está usando esas toallitas para secadora perfu-madas. Ésas te provocan un dolor de cabeza en segundos. Tus amigos se preguntan por qué tienes tales manías con la limpieza, pero tú sabes que eres sensible a esas cosas y si les prestas atención, es porque tienes que hacerlo.

MAOA *(rápido)*

Carbohidratos. ¡Carbohidratos! ¡Por favor, denme unos de ésos! A juzgar por tu carrito del súper, parecería que trabajas para la industria del cereal y el chocolate. Te sientes magníficamente cuando comes alimentos cargados de carbohidratos. Sabes que no deberías, pero cuando no los comes te sientes triste. El problema es que comer carbohidratos te levanta sólo por unos momentos; luego te desplomas. ¿Qué haces entonces? Comes más carbohidratos. Lo intentas dieta tras dieta, pero nada más te hacen sentir deprimido. Estás harto de subir de peso, pero te sientes atrapado en ese hábito. No quieres tener que tomar antidepresivos, pero sientes que no puedes seguir así.

MAOA (lento)

Te sobresaltas con facilidad y te irritas o angustias muy rápidamente. Te pones agresivo y luego te sientes mal por tu reacción exagerada, pero no puedes evitarlo. Siempre tienes que estar atento a los dolores de cabeza, sobre todo cuando comes queso o chocolate y bebes vino. Conciliar el sueño por la noche siempre te cuesta, pero cuando lo logras, al menos duermes profundamente la noche entera.

NOS3

Te estás alterando. Tu padre, tu tío, tu abuela y tu abuelo tuvieron problemas cardiacos importantes cuando tenían alrededor de 50 años y ahora tú estás llegando a esa edad. Tus médicos revisan tu corazón y dicen que se ve bien, pero ¿están revisando todo lo que necesitan o algo se les escapa? Tus pies y tus manos están siempre fríos, pero tus médicos te dicen que eso no es motivo de preocupación. Necesitas respuestas, porque esa historia familiar te está pesando.

PEMT

Desde que cambiaste a una dieta vegana o vegetariana no te has sentido muy bien. Tu mente no está tan despierta, estás olvidando cosas y tienes dolores en todo el cuerpo. Cuando eras omnívoro te sentías bien en general, aunque sí tenías algunos dolores. En ese entonces tu hígado se sentía pesado, y todavía se siente así: justo abajo de tu caja torácica del lado izquierdo. La comida grasosa tampoco te sienta muy bien. Ahora tu médico dijo que tienes cálculos biliares y necesitan extirparte la vesícula. ¡No! Tiene que haber un modo de salvarla.

¿Cuál es tu perfil genético?

Si quieres conocer tu perfil genético, he aquí algunas formas de hacerlo.

La forma más costosa es mandarte a hacer pruebas con empresas como 23andMe o Genos Research. Si lo haces, sabrás exactamente dónde están todos tus PSN, pero no necesariamente sabrás qué significan esos resultados.

Otra vía es invertir cuatro semanas en el Protocolo Limpia tus Genes que se presenta en este libro. La mayor parte de la gente a la que conozco, incluso profesionales de la salud, al recibir los resultados de las pruebas genéticas se centra sólo en los genes. El problema es que el informe genético es un pedazo de papel que te muestra tu *propensión* genética, ¡no tu *destino* genético! En otras palabras, tu perfil genético no eres tú.

La mayoría de los que se mandan a hacer pruebas genéticas no es consciente de que un gen limpio de nacimiento puede fácilmente ensuciarse. Cuando leen que su MTHFR es normal, lo festejan en lugar de reparar en que, debido a la dieta y al estilo de vida, de hecho puede estar sucísimo.

Incluso si tu MTHFR es, en efecto, sucio de nacimiento, no debes cometer el error común de pensar que puedes atenderlo con un mágico suplemento de metilfolato y todo estará bien. Mucha de la gente que manda a hacerse un perfil genético termina siguiendo instrucciones simplistas, creando así importantes efectos colaterales y provocando que su salud esté peor que antes.

En resumidas cuentas, la única manera de ayudar verdaderamente a tus genes sucios es no apartarte del Protocolo Limpia tus Genes, una propuesta de dieta y estilo de vida permanente. Así es como yo lo hago, como mi familia lo hace, como los médicos a los que he capacitado alrededor del mundo alientan a sus pacientes a hacerlo. ¿Cuál es el resultado? Vidas más sanas y felices. Te diré lo mismo que les digo a ellos: no hay atajos. La tortuga siempre gana la carrera.

Entonces, lo que necesitas hacer es llenar la primera lista del siguiente capítulo para averiguar cuáles de tus genes necesitan más ayuda. Pasa dos semanas en el proceso de remojo y tallado general. Luego llena la segunda lista para atender otros genes específicos con la limpieza de manchas.

Como tus genes pueden traerte problemas, ya sean sucios de nacimiento, o bien simplemente actúen como tales, quiero que sepas cómo mantener los siete limpios y saludables, y darles toda la ayuda que necesitan. De los aproximadamente 20 000 genes que hay en tu cuerpo, estos siete son fundamentales para una salud óptima todos los días de tu vida.

Cuando digo que vas a tallar tus genes para dejarlos limpios, no estoy diciendo que vayas a tener que cambiar tu personalidad básica o eliminar todos los riesgos médicos. Lo que digo es que aprenderás a trabajar con tus genes y a darles todo el apoyo que necesitan. De esa manera podrás celebrar tu temperamento singular y salvaguardar tu salud.

Todos los vehículos marchan diferente. Entender tu genética te brinda la oportunidad y la capacidad de tomar decisiones que permitirán que el resto de tu vida sea un paseo tranquilo y placentero.

SEGUNDA PARTE

Conoce
tus genes sucios

4

Primera lista de lavado: ¿cuáles de tus genes necesitan limpieza?

Éste es un momento emocionante para ti: estás a punto de repasar tu primera lista de síntomas para que puedas ver cuáles de tus genes podrían estar sucios.

Recuerda que no sabes cuáles genes sucios nacieron así y cuáles simplemente actúan así. Antes de que podamos empezar a culpar a nuestros genes, necesitamos ver si nuestro estilo de vida, dieta, nutrición, modo de pensar y entorno (al aire libre y en interiores) está influyendo sobre su función.

Comencemos.

Primera lista

Nadie mirará tus respuestas más que tú. Sé absolutamente honesto. El propósito de este ejercicio es identificar qué genes están sucios para que puedas hacer cambios significativos y estratégicos para bien.

Si eres como yo, tu primera impresión podría ser: "Ay, soy un desastre", pero haz lo que yo he aprendido: reformula ese pensamiento negativo para hacerlo más positivo y más exacto: "¡Guau, tengo muchísimo potencial del que no sabía que podía sacar provecho!"

Marca cada casilla si has padecido con frecuencia algo de lo siguiente en los últimos seis días o lo padeces gran parte del tiempo:

MTHFR

○ Padezco dolores de cabeza.

○ Sudo fácil y abundantemente cuando hago ejercicio.

○ Tomo suplementos con ácido fólico o consumo alimentos enriquecidos con ácido fólico.

○ Batallo con la depresión.

○ Tengo manos y pies fríos.

DAO

○ Tiendo a padecer uno o más de los siguientes síntomas después de comer sobras, cítricos o pescado: irritabilidad, sudor, sangrado de nariz, moqueo nasal o dolor de cabeza.

○ Soy sensible al vino tinto o al alcohol.

○ Soy sensible a muchos alimentos o padezco del síndrome del intestino permeable.

○ Por lo general me siento mejor dos o tres horas después de una comida en contraste con 20 minutos después de comer.

○ Me sentía mejor durante el embarazo y podía consumir alimentos más variados.

COMT (**lento**)

○ Me dan dolores de cabeza.

○ Conciliar el sueño me cuesta trabajo.

○ Con facilidad me pongo ansioso o irritable.

○ Padezco de SPM.

○ Soy sensible al dolor.

COMT (**rápido**)

○ Lucho con la atención y la concentración.

○ Fácilmente me envicio con sustancias o actividades: compras, juegos de apuestas, tabaco, alcohol, medios de comunicación sociales.

O Soy proclive a sentirme deprimido.
O A menudo me falta motivación.
O Siento un ataque de alegría inicial después de comer muchos carbohidratos o alimentos ricos en almidón, pero la depresión vuelve rapidísimo.

MAOA *(lento)*

O Me estreso, entro en pánico o me pongo ansioso con facilidad.
O Me cuesta trabajo tranquilizarme después de que me estreso o me irrito.
O Disfruto el queso, el vino o el chocolate, pero tiendo a sentirme mal o a estar irritable.
O Me asedian las migrañas o los dolores de cabeza.
O Me cuesta trabajo conciliar el sueño, pero cuando lo hago tiendo a quedarme dormido.

MAOA *(rápido)*

O Me quedo dormido rápidamente, pero me despierto antes de lo que quisiera.
O Soy proclive a la depresión y a la falta de deseo sexual.
O Observo que el chocolate me mejora mucho el humor.
O Tengo tendencia a la adicción al tabaco o al alcohol (o a su consumo excesivo).
O Consigo tener un mejor humor después de comer carbohidratos, pero ese humor mejorado no me ayuda con mi concentración o atención.

GST / GPX

O Respiro aire y bebo agua (sí, leíste bien: hoy día este gen está al menos un poco sucio en todos nosotros).
O Soy sensible a las sustancias químicas.
O Encanecí muy pronto.
O Tengo una afección crónica como asma, enfermedad inflamatoria intestinal, enfermedad autoinmune, diabetes, dermatitis, psoriasis.
O Tengo una afección neurológica que produce síntomas como tics, temblores, convulsiones o problemas al andar.

NOS3

○ Mi presión sanguínea es más alta de lo normal (superior a 120 / 80).
○ Tengo pies y manos fríos.
○ Normalmente cicatrizo lento después de una herida o cirugía.
○ Tengo diabetes tipo 2.
○ Estoy en la etapa posmenopáusica.

PEMT

○ Tiendo a tener dolor muscular generalizado.
○ Me han diagnosticado hígado graso.
○ Soy vegetariano / vegano o no como mucha carne de res, vísceras, caviar o huevo.
○ Tengo cálculos biliares o me quitaron la vesícula.
○ Estoy diagnosticado con sobrecrecimiento bacteriano del intestino delgado (SBID).

Puntuación

Lleva una puntuación separada por cada gen y asigna un punto a cada pregunta:

_____ 0 puntos: ¡excelente! Todo indica que este gen está bastante limpio y funciona bien.

_____ 1 punto: ¡impresionante! Tu gen necesita un poco de atención, pero lo más probable es que se deba a problemas en otros genes y no en éste en particular.

_____ 2 puntos: este gen parece estar un poco sucio. Por suerte el Protocolo Limpia tus Genes será un buen primer paso para sacar la mugre. Limpiar el resto de tus Súper Siete también contribuirá a que este gen funcione mejor.

_____ 3-5 puntos: este gen definitivamente está sucio. Dos semanas del Protocolo Limpia tus Genes serán un gran comienzo. Cuando repases la segunda lista de lavado, verás si este gen necesita alguna atención extra.

Mi puntuación

MTHFR	_____	MAOA (rápido)	_____
DAO	_____	GST / GPX	_____
COMT (lento)	_____	NOS3	_____
COMT (rápido)	_____	PEMT	_____
MAOA (lento)	_____		

Empieza a conocer tus genes

En los siguientes siete capítulos vas a conocer mejor cada uno de los Súper Siete genes clave.

Sea cual sea tu puntuación en la primera lista, te pido encarecidamente que leas todos los capítulos. No te saltes uno sólo porque en tu caso un gen resultó estar limpio.

¿Por qué? Porque, como mencioné antes, tus genes trabajan juntos. Mientras mejor entiendas cada uno de estos siete, en mejores condiciones estarás para apoyar a todo tu cuerpo y tu salud genética.

Además, un gen que ahora está limpio podría ensuciarse después. Quiero que estés en plena forma en lo que respecta a cada uno de estos genes para que rápidamente puedas reconocer cuando alguno de ellos esté teniendo problemas. De esa manera podrás ser proactivo con tu salud y llevarles la delantera.

Una última razón: ¡es interesante! Ya sé que yo soy un obseso de la ciencia, pero no lo puedo evitar: se trata de los componentes básicos de la vida misma. A cada segundo tus genes dan instrucciones que configuran tu salud, tu cuerpo, tu personalidad. Si te pones a ver, tus genes son tú.

Entonces da vuelta a la página y empieza a aprender más sobre ti mismo.

5

MTHFR: el experto en metilación

Mi amiga Yasmin, de cuarenta y tantos años, había batallado con la depresión toda su vida. No era nada clínico, nada que le impidiera cumplir con su trabajo demandante como técnica biomédica o casarse con un tipo fenomenal y criar a dos niños maravillosos. Con todo, cada vez que yo la veía siempre la notaba un poco alicaída, un poco desinflada.

—¿Cómo estás? —preguntaba yo.

—Bien, gracias.

—¿Y cómo va tu día?

—Ahí va.

—¿Y los niños?

—Están bien.

Te haces una idea, ¿verdad?

Yasmin no era mi paciente, pero estaba muy interesada en mi trabajo, sobre todo después de que le hablé de la investigación que estaba haciendo con MTHFR, un gen que tiene un enorme efecto sobre nuestro bienestar físico y mental. Cuando le dije que los PSN del MTHFR son muy comunes y que tanto yo como mis tres hijos los tienen, decidió pedirle a su médico que revisara ese gen en particular. Y, efectivamente, tenía dos PSN.

Como su gen MTHFR estaba sucio, cientos de funciones del cuerpo de Yasmin no estaban recibiendo una metilación apropiada. Como viste en el capítulo 2, la metilación es fundamental para la salud de tu cuerpo y, como verás en este capítulo, el MTHFR es esencial para el *ciclo de metilación*, el proceso por el cual los genes, las enzimas y las sustancias bioquímicas de tu cuerpo reciben los grupos metilo que necesitan para funcionar adecuadamente.

Debido a su importancia para el ciclo de metilación, un MTHFR sucio en poco tiempo te causará problemas como los de Yasmin. Tus niveles de energía disminuyen, tu actitud mental sufre, tu metabolismo queda hecho un desastre, tus hormonas enloquecen, tu corazón batalla.

Entonces, ¿cuál es la solución?

Pues bien, el primer paso, como le dije a Yasmin, es comer muchos vegetales de hoja verde. La función de tu MTHFR es metilar folato / vitamina B_9 y convertirlo en *metilfolato*, la sustancia bioquímica necesaria para echar a andar el ciclo de metilación. Si tu MTHFR está sucio, empero, no puede metilar todo el folato que necesitas, así que el ciclo de metilación no puede funcionar sin complicaciones.

Por suerte tú puedes ayudar a tu MTHFR si consumes alimentos que ya contienen mucho metilfolato y facilitarle así la carga y ayudar a tu ciclo. Los vegetales de hoja verde están llenos de metilfolato, así que le sugerí a Yasmin que comiera más ensaladas y verduras poco cocinadas.

Idealmente, la dieta te da todos los nutrientes que necesitas, pero si tus genes están sucios —y sobre todo si llevan un rato así—, puede ser que necesiten otro impulso. Yasmin llevaba deprimida tanto tiempo que sus niveles de metilfolato probablemente estaban bajísimos. Por esa razón, también le recomendé tomar un suplemento de metilfolato para arrancar su recuperación.

El metilfolato es un suplemento muy potente: no puedes empezar a tomarlo en grandes cantidades, sin más, y pretender que todo marche sobre ruedas. Algunas personas pueden permitírselo, pero otras tendrán síntomas alarmantes, desde una ansiedad persistente hasta intensos sentimientos de rabia y agresión. Como lo hago con mis pacientes, le pedí a Yasmin que empezara despacio.

Empezó con la dosis una semana antes de salir con su familia de vacaciones para pasar unos días con sus padres. Lo siguiente que supe fue que su madre estaba al teléfono, con su padre en la otra extensión.

—¿Qué le hiciste a nuestra hija? —querían saber—. ¡Está feliz! Parece estar disfrutando la vida. Cuando le preguntas cómo está, te cuenta todas las cosas que van bien y con las que está emocionada. Ésa es la persona feliz que siempre deseamos que fuera. ¿Qué pasó?

Cuando Yasmin volvió, también yo pude apreciar la diferencia. Seguía siendo una persona tranquila y amable, pero ahora había una chispa extra. Su afecto ya no era plano sino animado y cálido.

—Me siento como si hubiera vuelto a la vida —me dijo—. ¿Puede ese único suplemento influir tanto en mí?

Le dije que había visto el mismo tipo de respuesta con decenas de pacientes y que los médicos con los que había trabajado tenían cientos de historias parecidas que contar. Le dije que con el tiempo quizá ni siquiera tendría que tomar un suplemento: podría obtener el mismo efecto con pura dieta. Ésa es la fuerza que tiene limpiar tus genes, sobre todo tu MTHFR.

Tu MTHFR en acción

Los genes MTHFR sucios son probablemente el PSN más común de todos. Ya respondiste la primera lista, así que tienes bastante idea de si tu MTHFR está sucio, pero hay algunas otras maneras de detectarlo:

- Tengo hipotiroidismo.
- Mi conteo de glóbulos blancos (CGB) ha estado en el extremo bajo de los valores normales casi toda mi vida.
- El gas hilarante (óxido de nitrógeno) me provoca fuertes efectos secundarios.
- Tuve que someterme a fertilización in vitro o a intervenciones importantes para poder embarazarme y llegar a término.
- Uno o más de mis hijos tiene algún trastorno del espectro autista.
- Uno o más de mis hijos tiene síndrome de Down.
- Mis médicos dicen que no tolero fármacos como el metotrexato, el 5-fluorouracilo o la fenitoína tan bien como otros pacientes.
- Me dan cólicos menstruales y hay coágulos en mi flujo menstrual.
- Mis niveles de homocisteína suelen estar altos: por arriba de 12 micromoles por litro.
- Mis niveles de folato o vitamina B_9 están elevados.
- No tolero bien ninguna clase de alcohol.
- No como vegetales de hoja verde todos los días.
- Me siento perceptiblemente mejor después de comer vegetales de hoja verde.

Conoce tu MTHFR sucio

¡Uf!, éste lo conozco mejor de lo que quisiera. Sé por experiencia personal que quienes tenemos MTHFR sucios podemos estar deprimidos y alicaídos algunos días, y otros días ansiosos. Así es, va alternando, y en

LO BÁSICO SOBRE EL MTHFR

FUNCIÓN PRINCIPAL DEL GEN MTHFR

El gen MTHFR comienza el ciclo de metilación, un proceso que proporciona metilo a por lo menos 200 funciones de tu cuerpo.

EFECTOS DE UN MTHFR SUCIO

Todo tu ciclo de metilación se trastoca y afecta la producción de antioxidantes, la química cerebral, la reparación celular, la desintoxicación, la producción de energía, la expresión genética, la respuesta inmunitaria, la inflamación y muchos otros procesos fundamentales.

SEÑALES DE UN MTHFR SUCIO

Entre las señales comunes están ansiedad, neblina mental, sensibilidad química, depresión, irritabilidad y mecha corta.

POSIBLES PUNTOS FUERTES DE UN MTHFR

Entre los posibles puntos fuertes están una actitud alerta, un menor riesgo de cáncer de colon, magnífica concentración, buena reparación del ADN y productividad.

realidad nunca sabes qué va a ocurrir a continuación o por qué. El MTHFR se hereda, así que si tienes este gen particular sucio, probablemente también tus parientes sean proclives a los cambios de humor. Un MTHFR disfuncional puede acarrear un montón de problemas de salud.

Por suerte tiene un lado positivo. En los días buenos nuestra concentración es grandiosa y podemos hacer las cosas. Podemos avanzar mucho en el trabajo sin perder la concentración en ningún momento. Es una bendición, pero a veces también una maldición porque nos resulta más fácil acelerar que bajarle al ritmo, y a veces nuestras familias desearían que no mostráramos tanta determinación para lo que fuera, desde completar una tarea a terminar una discusión.

Si tu MTHFR está sucio de nacimiento, puede tener más de 100 PSN. Sin embargo, los laboratorios sólo tienen pruebas para los más comunes, así que es probable que tus resultados sólo muestren entre uno y cuatro PSN, que normalmente disminuyen la función a entre 30 y 80% (yo estoy en el extremo bajo, con tan sólo 30% de funcionamiento).

Sin embargo (y quiero que esto quede completamente claro), aun si naciste con un MTHFR de 30%, puede ser que no experimentes ningún síntoma.

¿Por qué no?

A estas alturas probablemente puedes adivinar la respuesta.

Cuando todos tus genes están lo más limpios posibles, tus genes sucios de nacimiento te darán muchos menos problemas, y quizá ninguno.

¿No me crees? La investigación lo demuestra. Entre los italianos hay un alto índice de PSN que reduce la función de su MTHFR a 30%. La mayoría de ellos no consume suplementos de vitamina B, ni siquiera las mujeres cuando están embarazadas. A pesar de eso, los italianos no tienen hijos que nazcan con las malformaciones congénitas típicas de los PSN de MTHFR.

¿Por qué? Porque comen sus vegetales de hoja verde (dieta), interactúan a menudo y de manera íntima con la familia y la comunidad (alivio del estrés), y viven en un clima por lo general muy agradable y soleado (más alivio del estrés). Sus alimentos no provienen de granjas de cría intensiva y sus productos lácteos están libres de hormonas (están protegidos de la exposición tóxica). En otras palabras, su vida sigue los principios subyacentes del Protocolo Limpia tus Genes, principios que ayudan a una sana metilación. Son como el ratón saludable en "Historia de dos ratones", y con la dieta y el estilo de vida anulan cualquier consecuencia negativa de la genética.

AFECCIONES RELACIONADAS CON UN MTHFR SUCIO

A continuación se presentan algunas de las afecciones que los investigadores han asociado con los PSN del MTHFR. No te olvides, sin embargo, de los italianos, que por lo demás tienen buena salud *a pesar* de sus PSN. La genética no es destino, y la dieta y el estilo de vida adecuados contribuyen enormemente a mantenerte del todo sano.

Padecimientos generales

- Asma
- Aterosclerosis
- Autismo
- Cáncer de estómago
- Cáncer de vejiga
- Cáncer mamario

- Cáncer tiroideo
- Carcinoma de células escamosas del esófago
- Coágulos
- Demencia vascular
- Derrame cerebral
- Desorden bipolar
- Embolias pulmonares
- Enfermedad de Alzheimer
- Enfermedad de Parkinson
- Enfermedad neurológica sin causa identificada
- Epilepsia
- Esclerosis múltiple
- Esquizofrenia
- Fibromialgia
- Glaucoma
- Infarto de miocardio
- Infertilidad masculina
- Intoxicación por metotrexato
- Intoxicación por óxidos de nitrógeno
- Leucemia
- Migrañas con aura
- Presión arterial alta
- Sensibilidad química
- Síndrome de Down
- Síndrome de fatiga crónica
- Síndrome del intestino irritable
- Soplos cardiacos

Complicaciones relacionadas con el embarazo y el parto

- Abortos espontáneos
- Abrupción placentaria
- Depresión posparto
- Displasia cervical
- Preeclampsia

Malformaciones congénitas

- Anencefalia
- Anquiloglosia o lengua anclada
- Cardiopatía congénita
- Espina bífida
- Hipospadias
- Paladar hendido

El ciclo de metilación: primera parte

Llamo al MTHFR "el experto en metilación" porque es el gen que inicia tu ciclo de metilación. Como viste en el capítulo 2, más de 200 funciones vitales de tu cuerpo dependen de la metilación: funciones como la restauración de la piel, la digestión y la desintoxicación. En otras palabras, esas funciones necesitan grupos metilo para operar como deben hacerlo. ¿Y dónde obtienen esos grupos metilo? De tu ciclo de metilación. Como se trata de un factor tan importante para mantener en forma tus genes y tu cuerpo, quiero que entiendas cómo funciona.

Imagina que esas 200 funciones, o procesos, son 200 jardines ubicados a lo largo de tu cuerpo. Así como los jardines necesitan agua, esos procesos necesitan grupos metilo. El ciclo de metilación es como un sistema de irrigación que obtiene agua de un lago limpio y cristalino y la distribuye en todos los jardines. Si algo bloquea, perturba o ensucia el sistema de irrigación, algunos de esos 200 jardines no recibirán el agua que necesitan, o también puede ser que ninguno la reciba. Del mismo modo, si algo bloquea, perturba o ensucia tu ciclo de metilación, algunos de los procesos de tu cuerpo no recibirán los grupos metilo que necesitan o no podrán usarlos adecuadamente.

Hay dos asuntos que deberás examinar a la hora de evaluar la efectividad de tu ciclo de metilación:

- ¿Están los grupos metilo distribuidos entre todos los procesos que los necesitan?
- ¿Puede cada proceso, cuando ya cuenta con los grupos metilo que necesita, *usarlos* efectivamente?

¿Qué podría impedir que tu ciclo de metilación empleara los grupos metilo que produce? Hay una larga lista: las sustancias químicas, los genes sucios, la ausencia de nutrientes vitales, un intestino permeable, las infecciones crónicas o el estrés podrían *bloquear* el ciclo de metilación o *ralentizarlo* significativamente. El Protocolo Limpia tus Genes te ayudará a resolver todos esos problemas y justo por eso es tu mejor vía para limpiar tus genes.

El ciclo de metilación: segunda parte

Entonces necesitas que tu ciclo de metilación funcione con eficiencia. ¿Y eso cómo ocurre exactamente?

Como se observó anteriormente, se trata en esencia de que los grupos de metilo pasen a las funciones que los necesitan. Para que el proceso avance, tu MTHFR pasa un grupo metil al folato. Ese metilfolato interactúa entonces con otra sustancia bioquímica —la homocisteína, por ejemplo— y le pasa el grupo metil. Ahora la homocisteína se metila y se convierte en metionina. Este proceso continúa de una sustancia bioquímica a otra en una especie de brigada de cubetas conformada por genes, enzimas y sustancias bioquímicas. Imagina una cubeta llena de grupos metil que se va pasando de mano en mano a través del ciclo de metilación.

Finalmente, la cubeta termina en posesión de una sustancia bioquímica llamada S-adenosil-metionina, o SAMe. Ése es el jugador que en última instancia les pasa aquellos grupos metilo a las 200 funciones o procesos que los necesitan. Cuando los niveles de SAMe están demasiado bajos o demasiado altos, esos procesos cruciales que ocurren en el resto de tu cuerpo se ven muy afectados. Para mantener la cantidad adecuada de SAMe se necesita hacer malabarismos y el MTHFR cumple una función primordial en ese proceso.

Después de que la SAMe ha conseguido pasar sus grupos de metilo se convierte en una distinta sustancia bioquímica, conocida como homocisteína. La homocisteína es el producto final de la metilación, pero también es el principio: cuando tu cuerpo está en buenas condiciones de salud y el ciclo de metilación funciona adecuadamente, la homocisteína se recoge, se metila y al final se convierte en SAMe…, y el ciclo completo empieza de nuevo.

HERMOSA B$_{12}$

Como hemos visto, el folato / B$_9$ y el MTHFR son cruciales para tu ciclo de metilación. Sin embargo, no pueden hacer su trabajo sin ayuda de otra vitamina B, la metilcobalamina (vitamina B$_{12}$ metilada). Tu ciclo de metilación depende del metilfolato y la metilcobalamina. Si alguno de estos nutrientes es insuficiente, tu ciclo de metilación no podrá tener un buen comienzo y esos 200 procesos vitales nunca recibirán los grupos metilo que necesitan.

El ciclo de metilación: tercera parte

¿Qué ocurre después de que la SAMe les pasa los grupos metilo a los diversos procesos que los necesitan?

La unión de un grupo metilo cambia muchos compuestos de tu cuerpo, que entonces adquieren una nueva estructura y una nueva función. A veces la transformación ocurre para que tu cuerpo pueda *usar* estos nuevos compuestos y a veces ocurre para que tu cuerpo pueda *expulsarlos*.

Algunos ejemplos:

Compuestos metilados a usar

- **Fosfatidilcolina.** La colina es una sustancia bioquímica que se encuentra en las proteínas animales. Si se metila, se obtiene fosfatidilcolina, que tu cuerpo usa para hacer paredes celulares y realizar muchas otras funciones.
- **Creatina.** El guanidinoacetato metilado se convierte en creatina, que es absolutamente fundamental para las funciones cerebral y muscular.
- **Melatonina.** La serotonina metilada se convierte en la melatonina que necesitas para conciliar el sueño.

Compuestos metilados para expulsar

- **Arsénico.** Cuando el arsénico se metila, deja de ser activo y tu cuerpo puede sacárselo con ayuda de un superhéroe llamado glutatión.
- **Histamina.** La histamina es un poderoso compuesto del sistema inmunitario que te conviene tener en la medida justa. Si tienes demasiada, provoca síntomas como moqueo o insomnio. Cuando la histamina se metila, tu cuerpo puede expulsarla.
- **Estrógeno.** El estrógeno no metilado es activo, pero el estrógeno metilado es expulsado de tu cuerpo. Es así como la metilación te protege del exceso de estrógeno, que puede causar SPM, problemas menstruales y el riesgo de tener cánceres relacionados con el estrógeno.

Éstas son tan sólo algunas de las reacciones biomédicas críticas que dependen de la SAMe.

ESPECTACULAR

Es posible que hayas visto SAMe en la tienda de suplementos. En Estados Unidos se vende sin receta médica, pero en países europeos, como Italia, España y Alemania, se considera tan potente que allí sí se requiere.

Y no es de extrañarse. Cuando sepas cuántas reacciones químicas dependen de SAMe y la lista de males que ayuda a tratar —estrés, depresión, ansiedad, cardiopatía, cálculos biliares, hepatitis, hígado graso, fibromialgia, dolor crónico, demencia / enfermedad de Alzheimer, síndrome de fatiga crónica, mal de Parkinson, esclerosis múltiple, migrañas y SPM, por mencionar sólo unos cuantos—, entenderás lo generalizados que son sus efectos.

Una advertencia antes de seguir avanzando: no concluyas que necesitas salir corriendo a buscar suplementos de SAMe. ¿Por qué no? Mi objetivo no es llenarte de componentes extra; por el contrario, lo que busco es hacer que tu cuerpo produzca SAMe y *por sí solo* apoye el papel que éste tiene en el ciclo de metilación. Además, quizá SAMe no es adecuado para ti (en capítulos siguientes verás si eres buen candidato para suplementos de SAMe).

La conversión de homocisteína

Cuando SAMe termina de entregar sus grupos metilo, se convierte en una sustancia química completamente nueva que sólo se produce dentro de tu cuerpo: la *homocisteína*.

Imagina un gran trozo de masa para galleta extendido. Ya cortaste decenas de galletas de una variedad de formas, pero, cuando terminas, quedan ahí algunos trocitos de masa. Eso es la homocisteína: los restos que quedan después de que se lleva a cabo toda esa metilación.

Tu cuerpo tiene dos opciones para esa "masa" restante: puede volver a amasarla para una siguiente tanda de galletas o puede usarla para algo completamente diferente.

1. **La opción de "más galletas".** La homocisteína se metila y va de vuelta al ciclo.

2. **"Algo completamente diferente."** La homocisteína se usa para hacer glutatión, un desintoxicante bioquímico fundamental (el glutatión es tan importante que a menudo me refiero a él como un "superhéroe").

Para tus genes la decisión es fácil. Si tu cuerpo está en forma, no demasiado estresado y todo funciona adecuadamente, la homocisteína regresa al ciclo de metilación. ¡Más galletas!

Pero si tienes radicales libres y estrés oxidativo en abundancia —lo que ocurre si te has saltado horas de sueño, te has sentido estresado y has expuesto tu cuerpo a muchas toxinas—, entonces necesitarás más glutatión para hacer limpieza. En ese caso, tu homocisteína se saca de la metilación y se emplea para producir glutatión.

Por eso te conviene tener un cuerpo en buena forma y así maximizar los materiales disponibles para tu ciclo de metilación, en vez de derivarlos a hacer glutatión adicional. El Protocolo Limpia tus Genes te ayudará a eso justamente.

Mitos de mediciones: tus pruebas de homocisteína

Como la homocisteína es un producto del ciclo de metilación, muchos médicos piensan que medir sus niveles es una manera precisa de descubrir si estás metilando apropiadamente.

Lo siento, pero no es tan simple.

En primer lugar, los niveles de homocisteína que la mayoría de los médicos considera "normales" son de hecho demasiado altos. Consideran que 15 micromoles por litro o más es alto, mientras que, para mí, si el conteo supera los 7 micromoles por litro es un nivel alto. Así, si tu médico está midiendo tus niveles de homocisteína, asegúrate de conocer la cantidad real para que puedas juzgar por ti mismo.

En segundo lugar, a veces tus niveles de homocisteína están demasiado bajos. Si están *por debajo* de 7, no tendrás la suficiente para metilar y además hacer glutatión. Sin embargo, los laboratorios no necesariamente te dicen esto: cuando tu número es bajo, se limitan a decirte que tus niveles no están "demasiado altos", lo que hace pensar que están bien.

Por último, podrías tener altos niveles de homocisteína por muchísimas razones, no sólo porque estés metilando más. Y también podrías tener niveles normales de homocisteína y estar metilando mal.

Dicho esto, no te conviene que tus niveles de homocisteína estén por arriba de 7, porque, sin importar cómo llegaron a ese punto los niveles altos *bloquean* tu ciclo de metilación. Mientras más alta esté tu homocisteína, más se bloquea tu ciclo. Los altos niveles de homocisteína se asocian con enfermedades cardiovasculares, trastornos neurológicos, cáncer, depresión, ansiedad, defectos del tubo neural, cardiopatía congénita, paladar hendido, infertilidad y otros problemas, resultantes todos de un ciclo de metilación bloqueado.

¿Recuerdas que dije que a veces el ciclo de metilación de una persona puede verse impedido de *usar* grupos de metilo aun si los hay disponibles? Éste es un ejemplo perfecto. Si tu médico te receta suplementos metilados para reducir tu homocisteína y, sin embargo, tus niveles no disminuyen, es señal de que tu ciclo de metilación está bloqueado y por tanto no puede utilizar los grupos de metilo que se le proporcionan.

Un bloqueo así puede ocurrir por varias razones:

- Otros genes sucios
- Inflamación
- Estrés oxidativo (radicales libres)
- Metales pesados
- Ácido fólico (que bloquea tus receptores de folato)
- Candidiasis
- Sobrecrecimiento bacteriano del intestino delgado
- Infección
- Insuficiencia de nutrientes necesarios

Afortunadamente, el Protocolo Limpia tus Genes retirará estos obstáculos para asegurar que recibas todos los grupos metilo que necesitas y que efectivamente puedas usarlos.

Lo primordial es que si tu médico quiere medir tus niveles de homocisteína para evaluar tu riesgo cardiovascular, está bien, pero si su objetivo es comprobar tu metilación, hay mejores pruebas para eso (véase el apéndice A).

¿QUÉ ENSUCIA AL MTHFR?

- Metilfolato inadecuado (vitamina B_9 metilada), metilcobalamina (vitamina B_{12} metilada) o riboflavina (vitamina B_2)
- Exposición a sustancias químicas industriales
- Estrés psicológico
- Estrés físico
- Hipotiroidismo
- Ácido fólico

RIBOFLAVINA: UN NUTRIENTE FUNDAMENTAL

La riboflavina es crucial para el funcionamiento de tu gen MTHFR. Sin ella, tu MTHFR no puede trabajar adecuadamente. Es más, un MTHFR sucio necesita todavía más riboflavina que uno limpio.

En pocas palabras, asegúrate de incluir en tu dieta suficiente riboflavina con alimentos como las espinacas, las almendras y el hígado. De otro, modo tu MTHFR no podrá iniciar el ciclo de metilación y todo tu cuerpo lo va a padecer.

Nutrientes clave para un MTHFR y un ciclo de metilación sanos

Aquí te presento algunos de los nutrientes clave que tu MTHFR y tu ciclo de metilación necesitan para funcionar adecuadamente:

Riboflavina/B_2: hígado, cordero, champiñones, espinaca, almendras, salmón salvaje, huevo

Folato/B_9: verduras, frijoles, chícharos, lentejas, calabaza

Cobalamina/B_{12}: carne roja, salmón, almejas, mejillones, cangrejo, huevo (los veganos y los vegetarianos tendrán que tomar suplementos)

Proteína: de origen animal, como res, cordero, pescado, aves, huevo y lácteos; de origen vegetal (opción para veganos o vegetarianos): frijoles, chícharos, lentejas, brócoli, nueces, semillas

Magnesio: vegetales de hoja oscura, nueces, semillas, pescado, frijoles, aguacate, cereales integrales

> ## RAZONES POR LAS QUE PODRÍAS TENER COBALAMINA / B$_{12}$ BAJA
>
> * Dieta vegana / vegetariana
> * Dieta omnívora sin suficiente carne, aves, huevo y pescado
> * Mucho estrés
> * Consumo de antiácidos
> * *Helicobacter pylori* (o *H. pylori*), un tipo de bacteria que puede proliferar en el intestino
> * Anemia perniciosa (una enfermedad autoinmune)

Milagros de la metilación

Me encanta leer cuánto pueden cambiar la vida los genes limpios. Por eso siento que todo lo que hago vale la pena. La siguiente carta de Sheryl Grelyak me sirvió de estímulo durante varios días:

Creía que nada podría ayudar a mi hijo con autismo de alto funcionamiento. Tenía una rabia muy fuerte y comportamientos que me hacían temer que si empeoraba pudiera ir a dar a la cárcel. Mientras se acercaba a los 20 años empezó a tener pensamientos suicidas, depresión, y de noche la situación era de espanto: las 10 p.m. era la hora temible.

Cuando su psiquiatra le mandó a hacer una prueba genética, me enteré de que mi hijo tenía PSN del MTHFR. Empecé su protocolo, sobre el que leí en internet, y no puedo explicarle el cambio radical que provocó en mi hijo, y de inmediato. Se ha bañado todos los días ya en dos meses, está menos enojado y ya no tiene problemas de depresión o pensamientos suicidas. Cuando digo "Hora de apagar el Xbox", responde "Está bien, mamá". Está contento, y ahora puedo imaginar que llegue a ser independiente en un futuro. Ya no se enoja al punto de ponerse violento o dar miedo. Es como un milagro.

Debo confesarle que yo no sabía nada, absolutamente nada, de genes y nunca había siquiera oído hablar de los PSN hasta septiembre, así que no soy una fanática. Soy una mamá común y corriente que se tropezó con una ayuda genética para los problemas de mi hijo cuando un médico que no sabe nada del MTHFR le hizo una prueba. Todo lo que hice fue seguir el protocolo de su página web, doctor. Antes de empezarlo, mi hijo había pasado por todas las escuelas de nuestro distrito. Está en una escuela privada como último recurso y el distrito les dijo que llamaran a la policía si había más problemas. Habíamos llegado al límite de nuestras fuerzas. Entonces nos topamos con usted y ¡qué maravilla! Han pasado casi siete meses y mi hijo está increíblemente bien. El cambio ha sido milagroso.

Mi hija, que estudia enfermería, tiene COMT y MAOA sucios. Cuando lo descubrimos, empezamos a darle SAMe y el cambio fue enorme; está como nueva: feliz y llena de vida. Ella misma está sorprendidísima.

Doctor, ha tenido usted un impacto enorme en la vida de mis hijos sin siquiera haberlos conocido. Gracias.

Metilfolato: un suplemento potente

Ya en las páginas anteriores hablé del metilfolato, de lo importante que es ese nutriente y qué alimentos lo contienen. Algunas personas, suponiendo que más es mejor, quieren pasar directamente al *suplemento* de metilfolato.

La idea de que hay que tomar una pastilla para cada mal es muy poderosa, pero, como a estas alturas ya lo sabes, eso no va conmigo. *Podrías* necesitar tomar un suplemento de metilfolato o podrías obtener los mismos resultados con pura dieta y estilo de vida. Incluso si necesitas tomar metilfolato (es decir, si con dieta y estilo de vida tu MTHFR no se limpia), cabe la posibilidad de que el suplemento no tenga ningún efecto o incluso que tenga uno negativo, dependiendo de multitud de factores.

Hablaremos de eso en el capítulo sobre limpieza de manchas y te explicaré todo lo que necesitas saber. Mientras tanto, por favor sigue leyendo, haz tus dos semanas de "remoja y talla" inicial y espera hasta descubrir qué es lo apropiado para tu cuerpo.

El atajo de la colina

Si tu cuerpo no tiene suficiente metilfolato (B_9 metilada) o metilcobalamina (B_{12} metilada) para manejar el ciclo de metilación completo, reconoce el problema y toma lo que llamo *el atajo de la colina*. Es un atajo muy común en gente con un MTHFR sucio, pues casi toda tiene insuficiencia de metilfolato.

Este atajo, como el ciclo de metilfolato, metila homocisteína, pero, en lugar de usar vitaminas B para esa tarea, recurre al nutriente *colina*, que se encuentra en el huevo, la carne roja, las aves, el pescado, el caviar y el hígado y otras vísceras.

Aunque es posible obtener colina de algunos vegetales, como la espinaca y el betabel, la mayoría de los veganos y vegetarianos carece de ella, así como suele tener insuficiencia de B_{12}. Los veganos y los vegetarianos sí necesitan ingerir suplementos de colina y B_{12}, independientemente de si tienen el MTHFR sucio o no.

Ahora bien, el atajo de la colina puede funcionar durante un breve periodo, pero no puede depenerse de él de manera permanente. Es un atajo de emergencia que tu cuerpo toma para proteger tu hígado y tus riñones. Por contraste, tu ciclo de metilación primario apoya a *todos* tus órganos y tejidos: el cerebro, los ojos, el útero (y la placenta), los testículos, la piel y los intestinos, por mencionar sólo algunos. A ellos el atajo no les basta.

Es importante tener una dieta con suficiente colina, pero ante todo hay que apoyar tu ciclo de metilación.

Saca el máximo provecho del MTHFR

Cuando exponga el Protocolo Limpia tus Genes vas a aprender todo lo que necesitas saber sobre cómo apoyar a tu gen MTHFR, tanto si es sucio de nacimiento como si sólo actúa así. Por suerte tengo una experiencia personal de varios años ayudando a este gen: por mí, por mis tres hijos y, desde luego, por muchos de mis pacientes. Con gusto te haré partícipe de nuestras claves para el equilibrio.

Mientras tanto, si crees que tienes un MTHFR sucio de nacimiento, aquí hay algunas sugerencias con las que puedes empezar. Puedes seguir estas instrucciones en el momento que quieras, incluso antes de empezar con la fase de remojar y tallar:

- Es normal que tengas cambios de humor; no vayas a desconcertarte por eso. Reconocer tu naturaleza variada te ayudará a aceptar que un día puedes sentirte triste, y al día siguiente, más bien angustiado. Nuestro objetivo es conseguir que tengas más días de concentración y productividad…, y sí podemos.
- El ácido fólico es tu enemigo y está en todas partes: suplementos, barritas energéticas, comida, bebidas. Elimínalo de tu vida de inmediato.
- Filtra el agua que bebes. Si le quitas el arsénico, el cloro y otras sustancias químicas indeseadas, reducirás la carga de trabajo de tu

MTHFR sucio. Los vegetales de hoja verde son fundamentales para ti. Cómelos con frecuencia.

■ Asegúrate de consumir suficiente vitamina B_{12}. Come suficiente carne de res (exclusivamente de la alimentada con pasto), cordero, huevo, cangrejo, almeja y pescado de carne oscura. Los vegetarianos y veganos tendrán que buscar en el Protocolo Limpia tus Genes las instrucciones para asegurarse de que su dieta incluya una cantidad suficiente de colina o de B_{12} metilada.

■ En muchos casos convendrá evitar por completo la leche de vaca y sus derivados. Las alergias y la sensibilidad a los lácteos producen anticuerpos que pueden obstruir tus receptores de folato. Los productos de leche de cabra y de oveja por lo general están bien, a menos que tengas una enfermedad autoinmune, y los productos de leche de vaca *pueden* estar bien cuando hayas limpiado tu dieta y sanado tu intestino.

EL PROBLEMA CON LAS PRUEBAS DE FOLATO EN SUERO

Tu médico podría solicitar una prueba de folato en suero que supuestamente mide tus niveles de folato, pero "folato" es un término resbaloso, como vimos antes. En una prueba de folato en suero, el laboratorio de hecho mide tanto el ácido fólico artificial (de suplementos y de alimentos "enriquecidos") como los folatos naturales (de alimentos no procesados). Los resultados del laboratorio no te dicen cuál es cuál.

¿Moraleja? No hagas caso de ninguna interpretación estándar de laboratorio del "folato en suero" si estás tomando algún tipo de suplemento de ácido fólico —ya sea por separado o como parte de tu suplemento multivitamínico— o si estás consumiendo cantidades significativas de ácido fólico en los alimentos (véase el capítulo 2 para una lista de alimentos "enriquecidos" con ácido fólico). Estas interpretaciones del laboratorio son significativas sólo si no estás consumiendo ácido fólico (doy más información sobre las pruebas de folato en el apéndice A).

CÓMO AYUDA A TU MTHFR Y TU CICLO DE METILACIÓN EL PROTOCOLO LIMPIA TUS GENES

DIETA

Al aumentar tu consumo de vegetales de hoja verde compensas el metilfolato que un MTHFR no puede producir por sí solo. Al evitar el ácido fólico te aseguras de que tus receptores de folato siguen abiertos al metilfolato y mantienen tu MTHFR lo más limpio posible. Al ingerir otros nutrientes varios —sobre todo vitaminas B, proteína y magnesio— garantizas que tu ciclo de metilación tenga todos los nutrientes que necesita, algo crucial tanto para la función de tu MTHFR como para tu salud en general.

SUSTANCIAS QUÍMICAS

Cuando evitas la exposición a las sustancias químicas industriales y a los metales pesados mantienes tu MTHFR lo más limpio posible y al mismo tiempo reduces significativamente la carga de tu ciclo de metilación; además, para bien de tu salud en su conjunto, sin esas sustancias químicas tu cuerpo puede metilar más homocisteína porque se necesita menos para el glutatión. Al reducir o evitar el consumo de alcohol y al evitar el óxido nítrico también mantienes tu MTHFR lo más limpio posible y al mismo tiempo le quitas un poco de carga a tu ciclo de metilación.

ESTRÉS

Aquí tu mejor amigo es un sueño profundo y restaurador: es el mejor reductor de estrés que conozco. Junto con otros tipos de alivio del estrés del Protocolo Limpia tus Genes, el sueño aligerará la carga de tu MTHFR y también la de tu ciclo de metilación.

6

COMT: concentración y optimismo o sosiego y tranquilidad

Cuando Margo y yo nos conocimos, su personalidad eufórica parecía llenar la habitación. Me sonrió con cierto entusiasmo, pero se veía cansada y demacrada, aunque no tenía más de 35 o 36 años. Cuando empezó a recitar su larga lista de síntomas, entendí por qué. Tenía problemas de sueño. La cafeína la ponía más irritable y ansiosa, aunque no la necesitaba para que la embargaran esos estados de ánimo. Cada mes, el día anterior al inicio de la regla tenía fuertes dolores de cabeza. Su trabajo de administradora de una preparatoria, aunque le encantaba, era muy demandante y la dejaba sintiéndose completamente exhausta al final de cada semana. En sus palabras: "Si no tuviera los sábados y domingos para recuperarme, no creo que pudiera empezar una nueva semana. Adoro mis fines de semana".

La evaluación de la personalidad y la salud de Margo encajaba en el perfil de PSN de COMT lento a la perfección, así que no me sorprendí cuando llegaron los resultados de sus pruebas. Le expliqué que, en su caso particular, haber heredado un gen sucio tenía varios pros y varios contras:

Puntos fuertes

- Entusiasmo y euforia naturales
- Altruismo y generosidad
- Energía y productividad
- Capacidad de concentrarse por largos periodos

Puntos débiles

- Le cuesta trabajo desacelerar
- Trastornos de sueño
- Adicción al trabajo
- Problemas para metabolizar el estrógeno (lo que puede traer consigo problemas menstruales, fibromas y cánceres ginecológicos)

En la hora siguiente conocí a Blake y me impresionó cómo parecía casi un reflejo de Margo. Hombre joven —de poco menos de 30 años— y despreocupado, Blake era la tranquilidad en persona. Dormía profundamente, pero después de una noche de dormir sus horas rara vez se sentía cargado de energía. Le encantaba el café y lo tomaba varias veces al día para cargar la pila. Tenía muchos intereses —música tradicional, literatura japonesa, reptiles exóticos, montar a caballo—, pero le costaba trabajo concentrarse exclusivamente en una actividad por mucho tiempo. Aunque estaba muy comprometido con sus amigos y con su novia, me dijo que le costaba presentarse a tiempo a sus citas y que en ocasiones incluso olvidaba los planes por completo.

—Sale alguna otra cosa y simplemente me involucro en ella —explicó encogiéndose de hombros.

Si Margo encajaba en el perfil del COMT lento, Blake era la encarnación del COMT rápido. Como con Margo, el gen sucio de Blake tenía tanto puntos fuertes como débiles:

Puntos fuertes

- Tranquilidad y capacidad de relajarse innatas; alta tolerancia al estrés
- Naturaleza poco demandante y resignada
- Muchas inquietudes y una amplia variedad de intereses
- Capacidad de dormir bien

Puntos débiles

- Problemas para ponerse en marcha
- Dificultad para mantener la concentración, facilidad para distraerse

- Mala memoria
- Tendencia a la depresión

Tanto Margo como Blake tenían genes COMT sucios, pero si el de Margo era demasiado lento, el de Blake era demasiado rápido. Cada uno respondía de diferentes maneras a las sustancias bioquímicas de su cuerpo.

Tu COMT en acción

El gen COMT determina tu capacidad de procesar catecoles, estrógeno y algunos importantes neurotransmisores: dopamina, norepinefrina (noradrenalina) y epinefrina (adrenalina). Los *catecoles* son compuestos que se encuentran en el té verde y negro, el café, el chocolate y algunas yerbas, como la menta, el perejil y el tomillo, así como en los suplementos de EGCG, el extracto de granos de café verde y quercetina. Los *neurotransmisores* son las sustancias bioquímicas del cerebro que nos permiten procesar el pensamiento y las emociones. Detengámonos en tres neurotransmisores clave:

Dopamina

La dopamina es un neurotransmisor que participa en la excitación, los estremecimientos y la incertidumbre. Una ráfaga de dopamina es una gran recompensa: te hace sentir maravillosamente. Si te digo que el enamoramiento viene acompañado de una enorme avalancha de dopamina, te quedará claro lo bien que te hace sentir. La dopamina también está presente en altos niveles cuando apuestas, das una vuelta en la montaña rusa o te preparas a hacer frente a una gran empresa: cualquier actividad en la que haya mucho en juego y el resultado sea incierto.

La dopamina también interviene en las adicciones. La avalancha de dopamina que sigue al consumo de ciertas drogas es tan placentera que sientes que harías lo que fuera para repetirla. La cocaína, por ejemplo, detona la dopamina, pero también lo hace una primera cita emocionante, una película de terror o el paracaidismo. El nombre técnico para esta detonación de dopamina y nuestro impulso de repetirla es "sistema de recompensas". La dopamina es la máxima recompensa de tu cuerpo: eso que se siente tan bien que harías casi cualquier cosa por sentirlo de nuevo.

Norepinefrina y epinefrina

La norepinefrina y la epinefrina son tus dos neurotransmisores fundamentales relacionados con el estrés. Te ayudan a revolucionarte para enfrentar grandes dificultades: cualquier cosa que requiera un esfuerzo físico o emocional extra. Si eres médico, enfermero o camillero en una sala de urgencias, por ejemplo, puede ser que necesites repetidos golpes de norepinefrina y epinefrina durante todo el turno para seguir estando listo y entrar inmediatamente en acción cada vez que pasa por la puerta una camilla con un nuevo paciente.

Como viste en el capítulo 2, tu cuerpo tiene tanto una *respuesta de estrés* para enfrentar nuevas dificultades como una *respuesta de relajación* para descansar, sanar y recuperarse. Idealmente, los dos se equilibran, así que te revolucionas rápidamente para hacer frente a una importante dificultad, la superas y luego restableces tu energía con una cena tranquila y un sueño reparador. Cuán fácilmente te revoluciones depende, al menos en parte, de cuán rápidamente pueda tu cuerpo bombear epinefrina a tu organismo. Cuán efectivamente te vayas apagando depende, al menos en parte, de cuán rápidamente puedas sacar esas sustancias bioquímicas de tu organismo para poder relajarte y revitalizarte.

El COMT lento de Margo era lento en la eliminación de catecoles, estrógeno, dopamina, norepinefrina y epinefrina. Por consiguiente, sus niveles de estos compuestos tendían a estar altos. El estrógeno extra le daba a Margo una piel radiante y buena función sexual, pero también causaba un SPM de miedo y la exponía al cáncer mamario y ovárico. Los neurotransmisores extra le daban una energía, entusiasmo y empuje en abundancia, y la llenaban de confianza en sí misma y optimismo, pero también hacían que para ella fuera difícil desacelerarse, parar para descansar y tener un sueño reparador. También provocaban que le costara mucho tranquilizarse después de consumir cafeína: su COMT sucio se las veía duras eliminando ese estimulante de su organismo.

Un día le dije a Margo, medio en serio, medio en broma:

—La mayor parte del tiempo eres la súper mujer. Tienes montones de energía, dinamismo y concentración...

Margo completó la frase riéndose:

—Pero en ese momento del mes, ¡cuidado!

En efecto, Margo a menudo se ponía irritable e irascible como resultado de todo el estrógeno y los neurotransmisores de más.

El COMT sucio de Blake —reflejo del de Margo, como observé antes— era rápido. Metabolizaba los catecoles, el estrógeno y los neurotransmisores relacionados con el estrés tan rápidamente que los niveles de Blake eran por lo general bajos. Las mujeres con este gen batallan con el estrógeno bajo, lo que trae consigo síntomas como resequedad vaginal, función sexual reducida y, a los cincuenta y tantos años, problemas con la menopausia, cuando los niveles de estrógeno de todas formas están disminuyendo. También están en riesgo de cardiopatía.

Mientras tanto, los bajos niveles de neurotransmisores del estrés le daban una envidiable calma y serenidad: una admirable capacidad de sacudirse de encima los pequeños fastidios de la vida que a los demás nos molestan tan a menudo. De verdad, la mayoría de las cosas no le molestaban a Blake; estaba programado para la aceptación, los ajustes, las soluciones aceptables para todas las partes.

El lado negativo era que solía faltarle la capacidad de concentrarse, pujar y terminar de hacer las cosas. No le importaba si llegabas una hora tarde a una cita, pero tampoco necesariamente le importaba si él llegaba una hora tarde. Y como sus niveles de dopamina tendían a estar bajos, a menudo le faltaban energía y confianza.

—Doy lo mejor de mí —me dijo—, pero no espero que de eso salga gran cosa. La cafeína y el chocolate son mis estimulantes más socorridos. Ayudan, pero el empuje no dura mucho.

Como puedes ver, ambos tipos de COMT sucio tienen sus puntos fuertes y sus puntos débiles, y ambos representan obstáculos específicos para tu salud. Nuestro objetivo, como siempre, es ayudar a los puntos fuertes y a la vez minimizar los débiles.

LO BÁSICO SOBRE EL COMT

FUNCIÓN PRINCIPAL DEL GEN COMT

El gen COMT afecta la manera como metabolizas el estrógeno, los catecoles de los alimentos y bebidas, y los neurotransmisores del estrés: dopamina, norepinefrina y epinefrina.

EFECTOS DE UN COMT SUCIO

COMT *lento*. Es posible que no puedas eliminar los catecoles, el estrógeno, la dopamina, la norepinefrina y la epinefrina. Por consiguiente, se quedan en tu organismo más tiempo del que deberían, lo que conlleva una serie de efectos físicos y psicológicos.

COMT rápido. Eliminas los catecoles, el estrógeno, la dopamina, la norepinefrina y la epinefrina con demasiada eficiencia. Por consiguiente, se van de tu organismo más pronto de lo que deberían, lo que conlleva una serie de efectos físicos y psicológicos.

SEÑALES DE UN COMT SUCIO

COMT lento. Entre las señales comunes están optimismo, confianza en uno mismo, energía, entusiasmo, fuerte función sexual, problemas relacionados con el estrógeno (SPM, problemas menstruales, fibromas, riesgo de cánceres ginecológicos), irritabilidad, intolerancia al dolor, dificultades del sueño, problemas para relajarse o desacelerar, adicción al trabajo y sensibilidad a la cafeína, el chocolate y el té verde.

COMT rápido. Entre las señales comunes están una sensación excesiva de tranquilidad, buen humor, ausencia de dificultades del sueño, respuesta efectiva al estrés, tolerancia al dolor, dificultad para completar tareas, dificultad para concentrarse, mala memoria, falta de confianza u optimismo, baja energía, dificultades con la menopausia y la perimenopausia, y dependencia de la cafeína, el chocolate y el té verde.

POSIBLES PUNTOS FUERTES DE UN COMT SUCIO

COMT lento. Entre los posibles puntos fuertes están el altruismo, la energía, el entusiasmo, la euforia, la concentración, la generosidad y la productividad.

COMT rápido. Entre los posibles puntos fuertes están la capacidad de relajarse, la aceptación de los demás, una amplia concentración, tranquilidad, alta tolerancia al estrés, sueño reparador y una amplia gama de intereses.

Conoce tu COMT sucio

Ya repasaste la primera lista de lavado, así que ya tienes idea de si tienes un COMT sucio. Sólo para ayudarte a hacer un autorretrato más completo, te presento a continuación algunas otras características asociadas con los COMT lento y rápido. ¿Te reconoces en alguna de las dos categorías?

COMT lento

O Siempre he podido concentrarme y estudiar largas horas.
O Disfruto viajar y explorar.

○ Tiendo a ser un adicto al trabajo.

○ Cuando me estreso me toma mucho tiempo tranquilizarme.

○ Tiendo a trabajar arduamente varias semanas, luego me desplomo y necesito una larga vacación para recargar la pila.

○ Me angustio y dejo llevar por el pánico con facilidad.

○ Me doy cuenta de que la cafeína a menudo aumenta mi estrés.

○ Me irrito con facilidad. Con frecuencia me levanto con el pie izquierdo.

○ Tengo huesos fuertes.

○ Me toma mucho tiempo quedarme dormido.

○ Tengo una piel radiante y la gente la alaba.

○ Tuve una menarquia temprana.

○ Habitualmente tengo SPM.

○ Experimento un abundante flujo menstrual (menorragia).

○ Tengo o he tenido fibromas uterinos.

○ Soy sensible al dolor en comparación con otras personas.

○ Llevar una dieta hiperproteica (como la del síndrome del intestino y la psicología [GAPS, por sus siglas en inglés] o la paleolítica) me hace sentir más irritable.

○ Me va mal con medicamentos estimulantes del sistema nervioso central (SNC), como Ritalin, Adderall, Vyvanse y Focalin.

○ Me va bien con sedantes del SNC como el Intuniv.

COMT rápido

○ Me cuesta mucho trabajo poner atención. Soy un caso de manual de TDAH.

○ Tiendo a dejarme llevar por la corriente.

○ No soy adicto al trabajo.

○ Cuando me estreso, me recupero muy rápido y sigo adelante.

○ Me quedo dormido rápidamente.

○ ¿Y mi café? ¡Lo necesito!

○ Llevar una dieta hiperproteica (como la GAPS o la paleolítica) me hace sentir muy bien.

○ Tiendo más a estar deprimido que entusiasta, y así ha sido por años.

○ Las cosas simplemente no me emocionan tanto.

○ Tuve una menarquia tardía.

O No sufro de SPM.

O Tengo (o tenía) una menstruación ligera.

O Tengo huesos débiles.

O Soy muy tolerante al dolor en comparación con otras personas.

O Me va bien con medicamentos estimulantes del SNC, como Ritalin, Adderall, Vyvanse y Focalin.

O Me va mal con sedantes del SNC como Intuniv.

AFECCIONES RELACIONADAS CON UN COMT SUCIO

Sin importar si tu COMT es sucio de nacimiento o sólo está actuando así, puede crearte problemas si no lo limpias. A continuación hay algunas de las afecciones que los investigadores han asociado con un COMT sucio.

COMT LENTO

* Ansiedad
* Cáncer mamario
* Cáncer uterino
* Desorden bipolar, sobre todo manía
* Enfermedad de Parkinson
* Esquizofrenia
* Fibromas
* Fibromialgia
* Hipertensión relacionada con el estrés
* Miocardiopatía por estrés
* Preeclampsia
* Síndrome coronario agudo
* SPM
* TDA con hiperactividad
* Trastorno de pánico (sobre todo en mujeres)

COMT RÁPIDO

* TDAH: falta de atención, multitareas, incapacidad de concentrarse
* Enfermedades adictivas, ya sea a las drogas, al alcohol, a las apuestas, a las compras o a los videojuegos
* Depresión
* Trastorno del aprendizaje

El ciclo de metilación y el COMT

Ya tienes una idea bastante completa de lo importante que es el ciclo de metilación. Como viste en el capítulo 5, la parte de SAMe de ese ciclo entrega grupos metilo para facilitar cerca de 200 procesos diferentes.

Uno de esos grupos metilo va a una enzima producida por tu gen COMT, la enzima COMT. Cuando eso pasa, deben llevarse a cabo dos procesos:

1. Se metila el estrógeno y se expulsa de tu cuerpo.

Necesitas algo de estrógeno, desde luego. Aunque hombres y mujeres lo necesitan en diferentes cantidades, ambos lo necesitan. Si lo echas demasiado rápido, esa eficiencia excesiva provoca que tus niveles de estrógeno caigan demasiado bajo. Eso es lo que puede pasar con un COMT rápido.

Por otro lado, tampoco te conviene que el estrógeno se quede ahí y tus niveles estén muy altos, lo que pasa con un COMT lento. Tu objetivo es encontrar la "velocidad Ricitos de Oro" para la eliminación del estrógeno: no demasiado rápido, no demasiado lento, sino a la velocidad justa.

2. Se metilan tus neurotransmisores del estrés.

- La dopamina metilada se convierte en norepinefrina.
- La norepinefrina metilada se convierte en epinefrina.
- La epinefrina metilada está lista para que otro conjunto de enzimas la expulse de tu cuerpo.

Como hemos visto, la dopamina, la norepinefrina y la epinefrina son neurotransmisores del estrés. Su misión es tenerte alerta, concentrado y listo para entrar en acción. La respuesta del estrés hace que respires más rápido, que tus músculos se tensen y tu mente se agudice. También hace que para ti sea más difícil digerir los alimentos, tener relaciones sexuales, concebir un hijo o quedarte dormido.

Por el otro lado, la respuesta de relajación tendría que contrarrestar esos efectos. Tu respiración vuelve a la normalidad, tus músculos se aflojan, tu mente se relaja y tú quedas listo para digerir, tener relaciones sexuales, concebir y dormir. En resumen, tras la respuesta de lucha o huida viene la de descanso y digestión.

Entonces, una vez más, tu cuerpo busca ese justo medio. Cuando los niveles de tus neurotransmisores del estrés son demasiado altos, entras en pánico, te angustias y no puedes apaciguarte. Cuando son demasiado bajos, te falta motivación, te muestras apático y no consigues concentrarte.

Además te conviene que esas sustancias bioquímicas estén altas durante el día, cuando estás trabajando, concentrado y haciendo frente a los apremios, y que declinen ya por la noche, cuando te relajas y mientras duermes. Idealmente, tus neurotransmisores del estrés deben desacelerar con cada comida para que puedas digerirla adecuadamente.

Si tu COMT es demasiado lento, tus neurotransmisores del estrés tienden a quedarse en tu cuerpo y provocan que estés nervioso gran parte del tiempo. Si, por el contrario, tu COMT es demasiado rápido, tus neurotransmisores del estrés abandonan tu cuerpo con demasiada rapidez y te cuesta trabajo reunir suficiente "estrés" para mantenerte concentrado, motivado y preparado.

Combinemos lo aprendido en el capítulo anterior con esta nueva información. ¿Qué pasa si tu cuerpo no recorre eficientemente el ciclo de metilación? Pues bien, como podrás recordar, o andarás escaso de SAMe o no lo podrás utilizar bien. En cualquiera de esos casos, tu COMT no va a funcionar de manera óptima:

■ Si tienes un COMT lento, se mueve aún más lento, de modo que todavía más estrógeno y neurotransmisores del estrés permanecen en tu organismo más tiempo del que deberían. Aumentan los puntos débiles de tu gen sucio y sus puntos fuertes declinan.

■ Si tienes un COMT rápido, estar bajo de SAMe al principio *optimizará* tu humor y tu concentración. Pensarás: "¡Qué bien!, yo solía distraerme y ahora consigo avanzar mucho en el trabajo", Pero si tu ciclo de metilación se ve trastocado demasiado tiempo, tu COMT rápido podría empezar a actuar como COMT lento. Los neurotransmisores del estrés que solían salir volando de tu organismo ahora se quedan mucho más tiempo del que deberían y te sientes nervioso, irritable y abrumado por el estrés.

Como puedes ver, tu COMT necesita hacer malabarismos. Sin importar con qué tipo de COMT hayas nacido, te conviene metilarlo a la manera de Ricitos de Oro: ni muy rápido ni muy lento, sino a la velocidad justa.

¡NO TE AUTOMEDIQUES CON SAMe!

Sé que internet está lleno de historias de éxito con la SAMe, y parecería que se trata del suplemento más milagroso de todos los tiempos. No estoy diciendo que nunca debas medicarte con SAMe. Si aprendes cómo te afecta a ti y cuándo es seguro tomarla, y si de verdad tienes un déficit, puede ser una maravilla de suplemento. Sin embargo, si no ves el panorama completo, la SAMe en verdad puede estropearte.

Una de mis pacientes, una exitosa pianista concertista, solía tomar SAMe antes de irse a la cama para que la ayudara a conciliar el sueño. Como tenía un COMT lento, un poco de metilación extra le ayudaba a sacar de su organismo los neurotransmisores del estrés. Pero si tomaba SAMe en días en que no estaba estresada, se sentía cansada, deprimida y lloraba todo el tiempo. Esos días, acelerar su metilación sacaba de su organismo *demasiados* neurotransmisores.

Tuve otra paciente que le daba algo de SAMe a su hijo con "problemas de comportamiento" y sus problemas empeoraron. Cuando lo hizo llevar el Protocolo Limpia tus Genes, se tranquilizó y se volvió más cooperativo, sencillamente porque ahora comía y dormía bien, y hacía la cantidad de ejercicio que su cuerpo reclamaba, al mismo tiempo que se mantenía lejos de los videojuegos, dulces y sustancias químicas que ensuciaban sus genes. Ella encontró una manera permanente de abordar la dieta y el estilo de vida que hacía salir lo mejor de su hijo.

Entonces ya entiendes lo que quiero decir. Por favor no salgas corriendo a la tienda a comprar suplementos sin más. Devuelve las llaves del coche a su lugar y espérate a completar la fase de remojar y tallar. Si en efecto necesitas suplementos, lo descubrirás cuando pases a la limpieza de manchas.

¿QUÉ ENSUCIA AL COMT?

COMT LENTO

- Insuficiencia de SAMe
- Bajos niveles de homocisteína
- Té, café o chocolate en exceso
- Demasiado estrés, que causa una acumulación de neurotransmisores del estrés
- Sobrepeso o una dieta rica en grasas animales, que causa una acumulación de estrógeno
- Sobreexposición a los xenoestrógenos de los plásticos, los productos de cuidado personal o para casa y jardín, lo que causa, también aquí, una acumulación de estrógeno

COMT RÁPIDO

* Demasiada SAMe

AMBOS TIPOS DE COMT

* Niveles elevados de homocisteína
* Insuficiencia de nutrientes vitales, en particular folato / B$_9$, cobalamina / B$_{12}$ y magnesio, cruciales tanto para la metilación como para el COMT
* Un MTHFR limpio de nacimiento que esté haciendo las veces de MTHFR sucio y no esté recibiendo suficiente apoyo

Peligros de la dopamina

Una de las principales funciones de tu COMT es metilar dopamina para convertirla en norepinefrina. Si tu COMT está sucio, bien de nacimiento, bien esté fungiendo como tal, podrías terminar con una forma de dopamina conocida como *quinona de la dopamina*, que es muy dañina para el cerebro. La quinona de la dopamina se ha asociado con medicamentos empleados para tratar la enfermedad de Parkinson y el TDAH, además de que contribuye a esas mismas enfermedades, así que te conviene analizar cuidadosamente tus opciones.

Incluso cuando tu dopamina está en la forma que te conviene, debes evitar que llegue a niveles muy altos. El exceso de dopamina puede ponerte en estado de agitación o irritación, y puede causar una mala respuesta al estrés. La cantidad justa de dopamina te da una sacudida extra que sea exactamente lo que necesitas para desempeñarte en plena forma, pero demasiada puede provocar que te paralices, entres en pánico y olvides todo lo que alguna vez aprendiste.

Conozco a actores y actrices, por ejemplo, que son buenísimos frente a la cámara, y en esas condiciones sus niveles moderados de dopamina los estimulan y consiguen que tengan una maravillosa actuación, pero frente al público el estrés es insoportable: sus niveles de dopamina llegan al cielo. A consecuencia de ese flujo bioquímico, les entra el pánico escénico y se paralizan, el estrés los agobia y olvidan su parlamento. Es la diferencia entre dar una divertida vuelta por la montaña rusa y una auténticamente aterradora bajada por la montaña en un carro sin frenos.

Cada uno de nosotros es singular y tiene sus propios y personales niveles ideales de dopamina. Si yo tratara de funcionar con los niveles de dopamina de Margo, probablemente acabaría agotado. Si ella tratara de funcionar con los míos, se aburriría mortalmente. Pero incluso a Margo puede pasársele la mano. Por lo tanto, una de sus tareas, como "persona de COMT lento", es aprender a tomar pausas suficientes y practicar el alivio del estrés para mantener su dopamina en niveles manejables.

Del mismo modo, la manera tranquila como Blake se toma la vida es un verdadero punto fuerte y se lo debe a los niveles de dopamina, naturalmente bajos, creados por su COMT rápido. Pero si sus niveles de dopamina bajan *demasiado*, empieza a distraerse con facilidad, a estar desmotivado y olvidadizo, y luego necesita encontrar el modo de revolucionarse.

Tanto Blake como Margo necesitan descubrir el equilibrio justo de estimulación y relajación que embona con su perfil genético, su personalidad y su salud. Tú también necesitas hacerlo; todos, de hecho. El equilibrio justo puede ser distinto para cada uno, así que todos tenemos que encontrar el nuestro.

Levodopa

La Levodopa es un medicamento para estimular la dopamina, el cual suele dársele a gente con el mal de Parkinson. Esto en principio podría tener sentido, pues el mal de Parkinson se asocia con bajos niveles de dopamina.

Como ya comentamos antes, hacer remiendos a una parte de tu organismo puede, sin embargo, causar problemas generales. Cuando la Levodopa eleva los niveles de dopamina, somete a una sobrecarga al gen COMT y de ese modo aumenta la quinona de la dopamina, que a la vez empeora el Parkinson. Para los pacientes de Parkinson sería mucho más conveniente vivir de acuerdo con los principios del protocolo Limpia tus Genes y encontrar maneras más suaves y naturales de incrementar los niveles de dopamina, y mejorar así sus funciones mediante sus genes y neurotransmisores. He tenido algunos buenos resultados tratando de este modo a los pacientes, sin el riesgo de medicamentos como la Levodopa.

Ritalin y Adderall

Si tu hijo o hija tiene problemas de TDAH, es posible que le receten metilfedinato (que se comercializa con el nombre de Ritalin y otros), que aumenta la dopamina. Como ahora sabes, un COMT rápido puede provocar bajos niveles de dopamina, que a menudo son responsables de una mala concentración y falta de motivación. Entonces, sí, a veces aumentar la dopamina puede ayudar. Como podrás suponer a estas alturas, sin embargo, la mejor manera de hacerlo es iniciar el Protocolo Limpia tus Genes, que ha ayudado a muchos niños alrededor del mundo, y adherirse a él de manera permanente.

Además ciertos medicamentos pueden provocarle problemas adicionales a un niño con un COMT rápido. El metilfedinato, por ejemplo, puede convertir un COMT rápido en lento, y entonces tu hijo batallará con esos otros síntomas. Para empeorar las cosas, el metilfedinato puede incrementar no sólo la dopamina, sino la quinona de la dopamina, que, como acabamos de ver, es tóxica para el cerebro y puede provocar mal de Parkinson y otros trastornos neurológicos. Sencillamente no valen la pena los riesgos.

Ahora bien, ¿y si eres un adulto que piensa que el Adderall (llamado el Ritalin para adultos) podría ayudarte a concentrarte y esforzarte?

Bueno, el Adderall es básicamente una anfetamina y su propósito es que la dopamina y la norepinefrina estén más disponibles para tu cerebro. El problema es que si lo tomas muy a menudo, tiene un efecto de rebote: los niveles de dopamina de tu cerebro disminuyen en espera del siguiente golpe de Adderall que los aumente. El efecto general de la anfetamina es una reducción de la dopamina y muerte celular. Y sí, el Adderall también puede generar quinona de la dopamina.

Moraleja: el uso ocasional de Adderall efectivamente estimulará tus niveles de dopamina, y si lo usas una vez cada dos o tres meses no observarás ningún efecto duradero. Sin embargo, si lo haces con más frecuencia, corres el riesgo de que la quinona de la dopamina te provoque un daño a largo plazo, sobre todo si tienes un gen GST/GPX sucio o si tu cuerpo está lidiando con una sobrecarga de metales pesados. Hay mejores maneras de estimular la producción de dopamina si de verdad la necesitas: en especial el Protocolo Limpia tus Genes.

TDAH sin Ritalin: cómo ayudar a un niño con un COMT rápido

¿Algo de esto suena conocido?

- "¡¿Puedes hacer el favor de dejarte de mover mientras hablamos?!"
- "Te pedí que sacaras la basura. Hay que sacarla todos los martes por la noche, ¿por qué cada semana tengo que recordártelo?"
- "Si no tuvieras la cabeza pegada a los hombros, la dejarías olvidada, te lo juro."
- "Papá, se me olvidó traer la camiseta. ¿Me la puedes traer? ¡El juego empieza en 10 minutos!"

Ésos somos mi hijo mayor, Tasman, y yo. Lo adoro, y a mis otros hijos igual, pero a veces sí ponen a prueba mi paciencia.

Tasman es un chico fantástico. Muy buen estudiante, de casi puros dieces, respetuoso (por lo general) y un gran atleta. Si lo vieras en la escuela o vinieras a casa a cenar, nunca adivinarías que tiene TDAH.

Pero sí. Tiene un COMT rápido y un ciclo de metilación sano, así que se agota su dopamina y su norepinefrina a diestra y siniestra. Para colmo, es un chico. Es un niño alto y desgarbado en crecimiento que no come, ni de lejos, toda la proteína que necesita para jugar futbol como lo hace y para todos los neurotransmisores que consume. Entonces yo todo el tiempo le digo: "¿Puedes por favor comer más proteína para que puedas pensar con claridad y embarnecer?". Me la paso diciéndole que ir al gimnasio para ganar músculo es una completa pérdida de tiempo si no come las proteínas adecuadas. Caramba. Pero los papás no saben nada, ¿verdad?

Entonces, ¿cómo se las arregla para sobresalir en la escuela? ¿Para ser un muchacho activo y social, y no aburrido y deprimido? Algo sé de bioquímica, al igual que tú ahora. Sabes que la función del COMT es consumir varias sustancias bioquímicas, entre ellas la dopamina. Así, la clave es ayudar a Tasman a producir más dopamina con su COMT rápido. Y resulta que la dopamina se forma de la proteína: específicamente del aminoácido conocido como tirosina, que se encuentra en formas de proteína tanto animales como vegetales.

¿Adivinas qué le doy a Tasman para ayudar a su dopamina? Así es: suplemento de tirosina. Tiene una botella en su baño y todas las mañanas toma una cápsula. Ya ni siquiera tengo que recordárselo. Ya me ha dicho: "Papá, me siento mucho mejor cuando tomo tirosina, por eso nunca tienes que pedirme que lo haga". Desde que sus niveles de dopamina empezaron a elevarse naturalmente, con proteína y tirosina, es otro chico.

El sistema, sin embargo, no es infalible. Hace poco, durante aproximadamente tres semanas, Tasman estaba muy irritable y peleonero. Al principio yo me enojaba. Luego dejé de ser papá por un momento y me puse la gorra de doctor.

—Tasman, ¿cuántas cápsulas de tirosina estás tomando?

—No sé…, dos, tres o cuatro, dependiendo del día —respondió bruscamente.

¡Eso era! Como una cápsula lo hacía sentir bien, supuso que muchas cápsulas lo harían sentir mejor. Eso es para mí un recordatorio —que le transmití a él con severidad— de que las dosis sí importan.

Le dije que dejara de tomar tirosina hasta nuevo aviso y en un día y medio tuve a mi hijo de vuelta. Entonces empezó otra vez con los olvidos y a dormir demasiado. Le ordené que tomara una cápsula de tirosina al día, pero sólo cuando sintiera que la necesitaba. En días en que tiene mucho que hacer, sobre todo si en la escuela le están dejando mucha tarea o si necesita mucha concentración mental, toma una cápsula. En las vacaciones no tanto. Y en ésas estamos ahora mismo.

"Sintoniza con tu cuerpo —le digo a Tasman—, entiende su bioquímica y observa cómo te sientes." Conforme vaya madurando y empiece a aumentar su ingesta de proteínas, probablemente le reduciré más la tirosina, sobre todo cuando se vuelva más consciente de sí mismo y esté en mejores condiciones de valorar lo que su cuerpo le está diciendo. Aun cuando te automediques sólo con "medios naturales" —por ejemplo, el suplemento de tirosina cien por ciento natural—, para limpiar tus genes tienes que hacer malabarismos y estar constantemente consciente de lo que necesitas.

Escucha a tu cuerpo y ayúdales a tus hijos a aprender a escuchar el suyo. Lo que tú escuches será siempre mejor que lo que cualquier doctor pueda jamás decirte. Después de todo, tu médico es sólo un entrenador. Tú o tu hijo son el atleta. De ti depende conseguir un entrenador formidable, pero, sobre todo, de ti depende hacer el trabajo: tanto en la cancha como fuera de ella.

Nutrientes clave para un COMT sano

Como viste en el capítulo 5, el ciclo de metilación depende de una serie de nutrientes: riboflavina / B_2, folato / B_9, cobalamina / B_{12}, proteína y magnesio. Como tu COMT depende del ciclo de metilación, también depende de esos nutrientes.

Ese nutriente final, el magnesio, es especialmente importante para que tu COMT funcione adecuadamente. Así, si tu dieta no incluye suficiente magnesio —igual que la de 50% de los habitantes de Estados Unidos—, tu COMT se va a ensuciar.

Magnesio: vegetales de hoja verde oscura, nueces, semillas, pescado, frijoles, aguacate, cereales integrales

Además de su falta en la dieta, la insuficiencia de magnesio se debe a dos razones comunes: el consumo de cafeína y el uso prolongado de un grupo de antiácidos llamados inhibidores de la bomba de protones (IBP). Cuando lleguemos a los detalles del Protocolo Limpia tus Genes, te ayudaré a dejar de consumir café y antiácidos, y te presentaré algunas opciones para fomentar una mejor digestión y un estado de alerta. Yo no bebo cafeína ni tomo ningún tipo de medicamento. Ninguno. Tú tampoco lo necesitarás.

NADA DE QUE "UNA PASTILLA PARA CADA MAL"

Recuerda: no quiero que salgas corriendo a la tienda de vitaminas a comprar magnesio ni ningún otro suplemento, no hasta que hayas completado las dos primeras semanas de tu Protocolo Limpia tus Genes. Tienes aproximadamente 20 000 genes en el cuerpo. No empecemos a medicarlos o darles suplementos a cada uno en lo individual sino hasta que veamos qué pasa cuando los hayamos limpiado a todos por completo. Si primero pruebas el camino del suplemento, terminarás frustrado, así que no lo hagas.

Para sacar el máximo provecho del COMT

Nunca olvidaré las últimas conversaciones que tuve con Margo y Blake. Aun cuando el COMT de Margo era lento y el de Blake rápido —como el de Tasman—, ambos dijeron algo parecido. Margo dijo:

—Tengo la impresión de que conocer esta bioquímica me ha ayudado a entenderme a mí misma como nunca antes. Siempre me sentía mal por estar tensa y nerviosa y llena de energía, como si no poder ser como otras personas fuera de alguna manera culpa mía. Ahora veo que simplemente tengo mucha dopamina de más. Esto está bien, ¡muy bien!, pero no puedo permitir que se me vaya de las manos.

Blake dijo:

—Yo siempre sentí que era más bien flojo y un poco lento, pero no era eso: tenía bajos niveles de dopamina, ¡eso es todo! Me gusta cómo soy, la verdad, pero me alegra poder hacer algo con las partes de mi bioquímica que no siempre funcionan tan bien.

Tanto para Margo como para Blake la clave estaba en la conciencia de sí mismos. Margo tenía que observar cuándo empezaban a subirle los niveles de dopamina: cuando empezaba a ponerse tensa o nerviosa, o demasiado absorta en el trabajo. Necesitaba hacer un esfuerzo consciente por tomar descansos, para aminorar el paso periódicamente, para equilibrar su acción de alta intensidad con un relajamiento a fondo. No necesitaba "tranquilizarse" ni "tomarse la vida con calma": lo que necesitaba resolver era cómo hacer que funcionara mejor su estilo de alta intensidad.

Blake tenía que observar cuándo estaba distraído, olvidadizo o falto de concentración. Tenía que hacer un esfuerzo consciente por apoyar su COMT rápido con una dieta rica en proteínas y quizá darse de vez en cuando un complemento de tirosina. No tenía que presionarse más; más bien tenía que aprender cómo trabajar "más hábilmente", es decir, cómo darle a su cerebro lo que necesitaba para llevar a término las tareas que decidía emprender.

Como se observó antes, la clave para apoyar tu COMT sucio —ya sea rápido o lento— es ser consciente. No puedes tomar las medidas pertinentes hasta que sepas cuál es el problema. Haber nacido con un COMT lento o con un COMT rápido tiene tanto ventajas como desventajas, como hemos visto, pero no puedes maximizar las ventajas a menos que tengas conciencia de ti mismo. Ahora que leíste una breve lección de bioquímica en este capítulo tienes las herramientas para entenderte mejor.

Entonces quiero pedirte que hagas algo ahora mismo. Sí, ahora mismo, literalmente. Sincronízate. Presta atención a tu mente y a tu cuerpo. Deja de leer por un momento y plantéate esta pregunta: ¿cómo te sientes en este momento? ¿Estás aturdido? ¿Emocionado? ¿Irritado?

¿Aburrido? ¿Sin poder concentrarte? ¿Deprimido? ¿Con dolor de cabeza? ¿Qué palabra o frase te describe en este momento? Con esa información, ¿cómo crees que está actuando tu COMT, lento o rápido? ¿Crees que tu COMT es sucio de nacimiento o nada más actúa así? Ese sentimiento que acabas de identificar en ti, ¿va y viene (lo que indicaría que tu COMT hace las veces de gen sucio) o ha estado contigo desde que tienes memoria (y entonces indicaría que es sucio de nacimiento)?

A mí me toca darte las herramientas para entender de qué manera contribuyen tus genes a tu humor y tu salud general. A ti te toca darte la atención que mereces y actuar en consonancia con lo que esa atención te revele. Y te lo aseguro: tu humor nunca habrá experimentado tanta dicha constante como lo hará tras cuatro semanas de seguir el Protocolo Limpia tus Genes.

Mientras tanto, aquí hay algunas sugerencias para que saques todo el provecho de tu COMT. Puedes empezar de inmediato, incluso antes de iniciar el Protocolo Limpia tus Genes:

Para COMT tanto lento como rápido

- Mantén tu peso ideal, porque la grasa corporal crea estrógeno y le dificulta a tu COMT regular los niveles de estrógeno.
- Evita en lo posible todo contacto entre la comida y el plástico. Los plásticos son xenoestrógenos, lo que significa que pueden imitar los efectos del estrógeno en el cuerpo. Tu COMT ya está batallando para optimizar tus niveles de estrógeno, ¿para qué meter un montón de estrógeno extra en tu organismo?
- También el subgrupo de plásticos con BPA son xenoestrógenos, así que también evítalos, aunque no entren en contacto con la comida. El BPA se encuentra en una cantidad desoladora de lugares —en todas partes, desde el interior de las latas hasta el exterior de los recibos de caja registradora—, pero haz lo que puedas para mantenerte lejos.
- Medita todos los días, por lo menos unos cuantos minutos. Si andas con la pila muy alta, la meditación te tranquilizará. Si andas con la pila muy baja, te ayudará a concentrarte.
- Vete a la cama y levántate según una rutina fija para ayudar a tu cuerpo a tener el sueño más reparador posible. Si estás nervioso, tener una hora para ir a la cama ayuda a tu cuerpo a prepararse

para el sueño. Si eres disperso y te cuesta concentrarte, dormirte siempre a la misma hora crea una rutina que favorece la concentración. Una app de sueño como Sleep Cycle puede ayudar (véase la sección Recursos).

- Evita el herbicida Roundup, pues afecta la actividad de la aromatasa (la aromatasa es una enzima que convierte otras sustancias bioquímicas en estrógenos). Evita también toda la soya no orgánica y los productos de soya, que probablemente se cultivaron con Roundup. Más en general, limita tu exposición a todos los herbicidas, pesticidas y otras sustancias químicas que puedan perturbar el sistema endócrino en la casa, en el jardín y en los productos de cuidado personal, como los cosméticos. Son especialmente dañinos el glifosato, los ftalatos y las dioxinas.

- Come alimentos lo menos contaminados posible. Compra productos orgánicos, al menos para los alimentos con más probabilidades de haber estado expuestos a sustancias químicas industriales. El Grupo de Trabajo Ambiental (www.ewg.org) tiene una lista de alimentos —los principales culpables cuando se trata de toxinas— que mejor deberías comprar orgánicos y una lista de alimentos que puedes comprar de cultivo convencional.

- Para equilibrar tus niveles de estrógeno, come más betabel, zanahorias, cebollas, alcachofas y crucíferas (brócoli, coliflor, col rizada, colecitas de Bruselas y col). Los vegetales amargos como las hojas de diente de león y los rábanos ayudan al hígado, que metaboliza tu estrógeno, así que también introdúcelos en tu dieta.

- Asegúrate de comer máximo tres veces al día (comidas balanceadas que contengan cada una algo de proteína, algo de carbohidratos y algunas grasas). De esta manera tu glucosa estará equilibrada, y también tu humor.

- Deshazte de lo que no necesites en tu casa, oficina, garaje, patio y coche. Mientras más "ruido" tengas alrededor, más "ruido" habrá en tu cabeza, y es lo último que necesitas. Mantén el mínimo de cosas y organizadas; no descartes el feng shui para ordenar tu entorno.

Para COMT lento

- Vigila tus niveles de estrés a lo largo del día. Observa cuando estés más acelerado o tenso de lo que te gusta. Encuentra maneras de aflojar el paso aunque sea por uno o dos minutos: haz algunas respiraciones lentas y profundas, oye música, detente antes de cada comida para apreciar el aspecto y los olores de la comida, para que cuando empieces a comer estés relajado y no estresado.

■ Asegúrate de que tienes todas las pausas, días libres y vacaciones que necesitas. Quizá te sientes como superhéroe, y la mayor parte del tiempo puedes incluso actuar como tal, pero el esfuerzo excesivo es tu criptonita. Escucha a tu cuerpo y descansa todo lo que haga falta.

■ Quémalo. Hacer ejercicio o practicar deportes de cualquier tipo es una gran manera de consumir los neurotransmisores del estrés que tengas de más.

■ Sé consciente de cómo te sientes en respuesta a la cafeína, el chocolate y el té. Si te sientes irritable o angustiado, reduce su consumo.

Para COMT rápido

■ La proteína es tu amiga; el azúcar y la harina refinada son tus enemigos. Asegúrate de ingerir en cada comida proteína de alta calidad, es decir, proteína orgánica que no esté frita en abundante aceite ni enterrada en un sándwich de pan blanco. Si empiezas el día con un desayuno a base de almidones y con poca proteína, te estarás provocando un día de baja dopamina y tu concentración, tu motivación y tus niveles de energía lo padecerán.

■ También el sueño es tu amigo. Durante el sueño tu cuerpo genera más de todo aquello que tienes en escasez: en el contexto del COMT, tienes que darle a tu cuerpo ese tiempo para que fabrique más dopamina. Cada quien necesita distintas cantidades de sueño para funcionar bien. Averigua cuánto necesitas tú y asegúrate de darte esa ventaja cada día.

■ Participa en actividades que mantengan ocupado el cerebro, como el baile, la ejecución de un instrumento, el deporte, los juegos de mesa rápidos (no los lentos y aburridos) y, sí, incluso algunos videojuegos (pero con estos últimos no te pases de la raya: pueden ser adictivos y en ocasiones *demasiado* estimulantes).

■ ¡Abrazos! Los abrazos elevan la dopamina.

■ Si bien la cafeína y el chocolate pueden ayudarte, no dependas de ellos en demasía y mejor intenta con las recomendaciones que acabo de darte. Si duermes bien, comes bien, participas en actividades interesantes y recibes abrazos, tu necesidad de obtener los estimulantes de los alimentos y las bebidas se reducirá muchísimo.

CÓMO AYUDA A TU COMT EL PROTOCOLO LIMPIA TUS GENES

DIETA

Las comidas balanceadas hasta tres veces al día ayudarán a tu glucosa y le quitarán alguna presión a tu COMT (en cambio, los constantes tentempiés estresan tu COMT y lo ensucian aún más). Comer sólo hasta estar 80% lleno también ayuda a tu COMT; comer hasta estar saciado, no se diga harto, estresa todos tus genes. Con el Protocolo Limpia tus Genes también obtendrás todos los nutrientes que necesitas para ayudar a tu ciclo de metilación y a tu COMT, porque tu dieta incluirá mucha vitamina B y magnesio, además de la cantidad adecuada de proteína: ni demasiada ni muy poca.

SUSTANCIAS QUÍMICAS

Evitar las sustancias químicas industriales aligerará la carga de tu hígado, donde el estrógeno se metaboliza. Añadirle a eso sauna, yoga caliente, baño en sales de Epsom o cualquier forma de sudar es una manera fantástica de ayudar a tu hígado y sacar toxinas de tu cuerpo. Todos las tenemos, así que todos necesitamos desintoxicarnos.

ESTRÉS

El alivio del estrés es un importantísimo componente del Protocolo Limpia tus Genes. Aprenderás a identificar tus estresantes (las noticias, las redes sociales, los amigos problemáticos, el trabajo de oficina los fines de semana, la televisión cargada de anuncios, las películas deprimentes) y trabajarás para eliminarlos. También te animo a identificar tus aficiones, como actividades que hace tiempo no practicas pero que te encantaban de joven. Reavívalas y disfruta. Tu COMT te lo agradecerá. Por ejemplo, acabo de terminar de escribir este capítulo, así que me voy a hacer kayak con mi esposa. Sigue mi ejemplo y recompénsate.

7

DAO: hipersensibilidad a los alimentos

Hunter era un hombre alto y callado de cuarenta y tantos años. Me dijo que no le gustaba quejarse. Cuando lo alenté para que me explicara por qué había buscado mi ayuda, comenzó lentamente. En su tono detectaba su dolor y frustración.

—Estoy muy cansado de no saber qué puedo o qué no puedo comer —dijo al fin—. Una comida me sienta bien, pero con la siguiente me siento fatal. Me duele la cabeza, estoy irritable todo el tiempo. Si como algo equivocado, empiezo a sudar y se me acelera el corazón. Me pica la piel, a menudo me sale sangre de la nariz. ¿De qué se trata?

Le pregunté a Hunter qué le habían dicho sus médicos anteriores y sacudió la cabeza.

—Mi esposa finalmente me convenció de gastar un montón de dinero en unas pruebas de alergia a los alimentos, ¡y no mostró nada! Tenemos una vecina con alergias que me dijo que siga limitando mis alimentos uno por uno hasta encontrar al culpable. Pero no lo sé; es el cuento de nunca acabar.

Cuando confirmé que Hunter tenía varios PSN en el DAO, entendí el problema... y la solución. El problema era una hipersensibilidad a la *histamina*, una sustancia bioquímica que afecta la respuesta inmunitaria y la función intestinal. La histamina es también un neurotransmisor que afecta el pensamiento y las emociones.

Algunas personas adquieren respuestas inmunitarias específicas, ya sean alergias o intolerancias, a tipos de comida específicos. Para esa gente es posible hacer una prueba de sangre y descubrir anticuerpos que sean la respuesta a esos alimentos específicos. Otro enfoque que a algunas personas les funciona es hacer una prueba por eliminación: eliminar de tu dieta todos los alimentos excepto unos cuantos "seguros" y luego añadir alimentos uno por uno. Cuando tienes una respuesta desfavorable, como más picazón, dolor de cabeza o mayor cantidad de pulsaciones, sabes que ese alimento particular es una amenaza para ti.

Sin embargo, ninguna de estas estrategias le funcionó a Hunter, porque su problema no era por alimentos específicos. Su problema era resultado de varios factores juntos:

- **Un DAO sucio.** Hunter nació con una capacidad de procesar la histamina menor de lo normal. Por esa razón, para él probablemente —pero no necesariamente— sería difícil lidiar con alimentos que contengan mucha histamina.
- **Un ciclo de metilación comprometido.** Si el DAO se ve abrumado, otro gen lo releva. Ese segundo gen de refuerzo depende de los grupos metilo de la SAMe. Si el ciclo de metilación no está funcionando adecuadamente, esos grupos metilo no estarán disponibles.
- **Patógenos.** Todo patógeno extraño provoca una liberación de histamina. Algunos patógenos simplemente causan la liberación de histamina mientras que otros la crean. Identificar y eliminar patógenos del intestino resulta fundamental para superar un DAO sucio.
- **Alergias alimentarias.** Si la gente ingiere un alimento al que es alérgico, éste desencadena una liberación de histamina y arrolla al DAO. Frecuentemente, las alergias alimentarias son causadas por otros problemas, como mala digestión o intestino permeable.
- **Intestino permeable.** El intestino permeable es un problema del revestimiento intestinal que permite que materia parcialmente digerida se introduzca en el torrente sanguíneo, donde desencadena una respuesta inmunitaria (hablaremos más de esto en este mismo capítulo). Cuando las paredes del intestino de Hunter estaban fuertes e íntegras, podían manejar bastante bien los alimentos altos en histamina. Cuando su intestino estaba permeable —algo que en su caso era intermitente—, los alimentos con histamina se volvieron más complicados. Así, un alimento que Hunter comía, por ejemplo, en marzo, podría darle problemas, mientras que si comía ese mismo alimento en junio, digamos, no habría ningún problema.
- **Mala digestión.** Aquí también, una mala digestión exacerba el problema de un DAO sucio, mientras que una buena digestión lo

minimiza. La mala digestión está definida por los bajos niveles de jugos gástricos, enzimas pancreáticas o bilis. Cuando cualquiera de éstos está bajo, es más fácil para los patógenos invadir el tracto digestivo y establecerse ahí. Esto provoca niveles de histamina más altos, pues los patógenos desencadenan respuestas inmunitarias que a su vez disparan la histamina, si no es que ellos mismos la liberan.

Le planteé a Hunter nuestro plan maestro; le dije que íbamos a fortalecer sus intestinos, mejorar su digestión y reponer su *microbioma*, la comunidad de bacterias intestinales que son fundamentales para la digestión y para muchas otras funciones. En la fase inicial, mientras mejoraba su sistema digestivo, debía evitar las sobras —cuya histamina aumenta con el tiempo (debido a la histamina productora de bacterias, cosa que ocurre incluso con la refrigeración; congelar, sin embargo, impide que esto pase)—, así como otros alimentos altos en histamina, como carne curada, alimentos amargos, fruta seca, cítricos, queso añejo (incluso queso de cabra), muchas clases de nueces, pescado ahumado y ciertas especies de pescado fresco. Hunter podía disfrutar algunos de esos alimentos —y escucharlo le dio alivio—, pero le dije que buscaríamos su punto óptimo. Cuando su intestino se curara y su microbioma se volviera más fuerte, probablemente podría incrementar la cantidad y variedad de alimentos que contengan histamina.

—Está bien —dijo Hunter cuando habíamos dado los primeros pasos—, no me importa decirte que me siento aliviado. Parece que, sí, hay esperanza —dijo y tras una pausa añadió—. Eso sí, desearía no haber nacido así, es decir, con un problema como éste. Al parecer, otras personas comen lo que quieren; también me gustaría poder —reconoció.

—Yo lo veo al revés —le dije—. Otras personas pueden comer toda clase de alimentos que para ellos no son sanos y pasan años sin darse cuenta de que tienen un problema. A lo mejor andan un poco bajos de energía o de vez en cuando les duele la cabeza, les sale un poco de acné o les da indigestión, pero todo parecen cosas menores y simplemente las hacen a un lado.

Hunter asintió con la cabeza.

—Y luego, cuando cumplan 40, 50 o 60, de repente tienen problemas serios… que llevan años acumulándose y ellos ni enterados. Sus problemas los invadieron sigilosamente, mientras que los tuyos están gritando a voz en cuello, tratando de que les prestes atención. Te sientes tan mal cuando tomas una decisión mala para tu salud que te sientes realmente motivado para limpiar tu dieta, dormir lo que necesitas y hacer todos los otros cambios que tu cuerpo está pidiendo.

Hunter se me quedó viendo unos momentos y dijo:

—Nunca lo había visto así.

Tu DAO en acción

Triste pero cierto: el dolor y la incomodidad impulsan el cambio, mientras que la comodidad impulsa la rutina. Digo eso como alguien que ha estado luchando con síntomas y afecciones creados por sus propios genes sucios, entre ellos un MTHFR que funciona sólo a 30% y un DAO que funciona bastante mal. Toda mi infancia sufrí de fuertes dolores estomacales. La mayor parte de mi vida he luchado contra la depresión, la irritabilidad, la sensibilidad a las sustancias químicas y un montón de otros síntomas. En la universidad no podía siquiera disfrutar un par de cervezas con mis compañeros del equipo de remo. A ellos una fiesta en el campus ni los despeinaba y a mí me dejaba abatido y crudo al día siguiente (más adelante supe que el ejercicio vigoroso en el equipo de remo ponía a prueba mi ciclo de metilación, o sea que metilar alcohol era una dificultad adicional que no podía manejar).

Pero, ¿cuál ha sido el resultado de todos esos problemas de salud? Ahora entiendo exactamente qué necesita mi cuerpo y qué decisiones me permiten sentirme bien. Tengo una vida activa, trabajo duro y juego mucho: hago kayak con mis hijos, doy caminatas por los bosques cercanos, cuido nuestro gran jardín, por no mencionar que administro mi negocio, hago investigación y ahora estoy escribiendo este libro. No estoy seguro de que estuviera en tan buenas condiciones si mis genes sucios no me hubieran obligado a estudiar con mucha atención lo que mi cuerpo realmente necesitaba.

Así, si tú, como Hunter y como yo, naciste con un DAO sucio, anímate. Tus amigos y seres queridos con genes DAO limpios de nacimiento podrán resistir más tiempo mientras dañan sus intestinos y su microbioma, pero a nosotros nuestros cuerpos nos están obligando a hacer cambios. A la larga, creo que los suertudos seremos nosotros.

LO BÁSICO SOBRE EL DAO

FUNCIÓN PRINCIPAL DEL GEN DAO

El gen DAO produce la enzima DAO, que se encuentra en la mayoría de los órganos, pero es especialmente abundante en tu intestino delgado, próstata, colon, riñón y placenta (cuando tienes una). La enzima DAO ayuda a procesar una sustancia bioquímica fundamental llamada *histamina.*

La reserva de histamina de tu cuerpo está en dos lugares: dentro de tus células y fuera de tus células. Tu gen DAO se concentra en expulsar la histamina que vive fuera de tus células, principalmente en tu intestino.

* Una parte de esa histamina es producida por las bacterias que viven en ciertos alimentos, como la comida fermentada, la carne curada y el queso añejo.
* Ciertos probióticos, como muchas especies de lactobacilos, producen histamina.
* Ciertas bacterias intestinales producen grandes cantidades de histamina.
* Tu propio sistema inmunitario produce algo de histamina en respuesta al estrés y a los peligros potenciales de los alimentos que consumes.

La cantidad justa de histamina ayuda a mantenerte sano, pero demasiada puede estimular de más tu sistema inmunitario y provocar una reacción exagerada a ciertos alimentos e incluso a tus propios tejidos.

EFECTOS DE UN DAO SUCIO

Tiendes a reaccionar exageradamente a la histamina de tu intestino. Por consiguiente, es más probable que desarrolles sensibilidades alimentarias y reacciones alérgicas.

También es posible que *absorbas* la histamina de tu intestino, lo que significa que se introduce en tu sangre y luego en tus células. Cuando tu histamina celular es demasiado alta, eres vulnerable a trastornos neurológicos como la enfermedad de Parkinson.

SEÑALES DE UN DAO SUCIO

Algunas de las señales comunes son reacciones alérgicas (como urticaria, moqueo y picazón) y sensibilidades alimentarias, mareos por andar en auto o en barco, intestino permeable, migraña, náusea / indigestión, complicaciones en el embarazo y SBID.

POSIBLES PUNTOS FUERTES DE UN DAO SUCIO

Ser consciente de los alergenos y de los alimentos que te provocan reacciones antes de que puedan enfermarte es una ventaja

---

Conoce tu DAO sucio

Sé de primera mano que un DAO sucio no es ninguna broma. Desde que tengo memoria he batallado con síntomas retardados tras la comida: síntomas que no se manifestaban más que entre 20 minutos y dos horas después de comer. Ese desfase dificultaba asociar los síntomas con mis elecciones alimentarias, sobre todo porque los síntomas eran muy variados. Quizá mi pulso empezaba a acelerarse. En ocasiones me ponía irritable, o me acaloraba o me empezaban a sudar los pies (¡qué cosa!). Podían salirme eczemas en el cuello o me empezaba a sangrar la nariz. Podía incluso tener insomnio y no podía conciliar el sueño ni tenía idea de qué me mantenía despierto.

Como podrás imaginar, me sentía frustrado y abatido. Conseguí ubicar algunos alimentos problemáticos —cítricos, trigo— y eso ayudó un poco, pero no suficiente.

Años después, cuando supe de la existencia de los genes sucios, no me sorprendió descubrir que tengo un DAO sucio. Puedo disfrutar *algunos* alimentos que contienen histamina, pero no puedo excederme. Y ahora sé que, si aparecen esos molestos síntomas, probablemente son resultado de algo que comí en las dos horas anteriores a su aparición.

Ya llenaste la primera lista de lavado, así que probablemente ahora sabes si tienes un DAO sucio, pero hay algunas otras maneras de rastrearlo:

O A menudo, después de comer estoy irritable o ansioso.
O No tolero los cítricos, el pescado, el vino o el queso.
O Si me rasco, la piel me queda roja por varios minutos.
O No tolero el yogurt, el chucrut o los búlgaros.
O No tolero los mariscos.
O No tolero el alcohol, en particular el vino tinto.
O No tolero el chocolate.
O Me sudan los pies.
O Con frecuencia siento comezón.
O Suelo tener acidez y con frecuencia necesito antiácidos.

○ Seguido me pican los ojos.
○ Tengo problemas dermatológicos, como eczema o urticaria.
○ Con frecuencia me sale sangre de la nariz.
○ Padezco de asma o tengo dificultades para respirar.
○ A menudo me dan migrañas o dolores de cabeza.
○ Me mareo cuando voy en coche o en barco, o en general me dan mareos.
○ A veces me zumban los oídos, sobre todo después de comer.
○ Parece que tengo reacciones a muchos alimentos.
○ Me han dicho que tengo síndrome del intestino permeable.
○ A veces me da diarrea sin que pueda identificar la causa.
○ Lucho contra la colitis ulcerosa.
○ Frecuentemente tengo que tomar antihistamínicos.
○ Frecuentemente moqueo o me congestiono.
○ Me cuesta trabajo conciliar el sueño o permanecer dormido.
○ Mi presión arterial es más baja que 100/60.
○ Sufro de asma, de asma causada por el ejercicio o de silbidos al respirar.
○ A menudo me duelen las articulaciones.
○ Tengo arritmia.
○ Cuando estaba embarazada, podía comer más alimentos de lo normal sin que hubiera síntomas.
○ Tengo efectos secundarios con la morfina, la metformina, los antiinflamatorios no esteroideos (medicamentos como la aspirina y el ibuprofeno), los antiácidos, la clonidina, la isoniazida, la pentamidina o la amilorida.

AFECCIONES RELACIONADAS CON UN DAO SUCIO

Como hemos visto, los genes sucios pueden causar problemas de salud, no importa si son sucios de nacimiento o si sólo actúan como tales. Te presento algunos de los desórdenes que grupos de investigadores han asociado con un DAO sucio:

* Acidez estomacal
* Anafilaxis
* Arritmia
* Asma/asma causada por el ejercicio
* Complicaciones relacionadas con el embarazo

- Conjuntivitis o queratoconjuntivitis
- Desórdenes del intestino irritable, como adenomas de colon, enferme-dad de Crohn y colitis ulcerosa
- Dolor articular
- Eczema
- Insomnio
- Irritabilidad
- Mal de Parkinson
- Náusea
- Psoriasis
- Úlcera duodenal
- Vértigo

Conoce a la histamina, tu aliada problemática

Como muchas sustancias bioquímicas, la histamina es un arma de doble filo. Dependemos de ella, pero puede ocasionar una multitud de proble-mas de salud. Todo depende de la cantidad, el lugar donde se ubique y la manera como el resto de tu cuerpo se esté comportando.

Una función clave de la histamina es combatir los patógenos de tu intestino. Después de todo, nunca sabes qué puedan tener tu comida o tu agua. Si hay ahí alguna bacteria peligrosa o una sustancia tóxica ace-chando, la histamina entra al rescate. Estimula tu sistema inmunitario para liberar sustancias químicas asesinas que atacan al peligroso invasor y mantienen tu cuerpo sano.

La histamina también cumple una función en la *motilidad* intestinal, es decir, la capacidad de tus intestinos para desplazar primero la comida y luego los excrementos. No es conveniente que ni la una ni los otros perduren en tu interior. La materia en putrefacción libera grandes can-tidades de toxinas que es preferible que estén fuera de tu cuerpo, no adentro. Hay que agradecerle a la histamina por hacer que las cosas se muevan.

Por último, la histamina ayuda a que tu estómago secrete los ácidos que necesita para digerir la proteína. Cuando tragas un bocado, va a dar a tu estómago, donde se separan sus distintos componentes. La carne ani-mal, en particular, necesita ácido para descomponerse por completo y la histamina ayuda a que tu estómago libere el ácido suficiente para la tarea.

Entonces es importante que haya histamina en tu tracto digesti-vo, pero no demasiada. Un exceso de histamina puede engañar a tu sistema inmunitario y hacerlo liberar sustancias químicas asesinas, lo que provoca inflamaciones. Sin embargo, como es una falsa alarma y en realidad no hay un enemigo al cual matar, tu sistema inmunitario se sobreestimula por nada y termina dañándote a ti, justo la persona a la que está tratando de proteger.

Entra en acción DAO, cuya función es ayudar a tu cuerpo a desechar la histamina no deseada. Pero, si hay demasiada histamina, tu DAO está saturado de trabajo y no puede cumplir bien su papel. Y si tu DAO no sólo está saturado de trabajo sino también sucio, no funciona bien ni siquiera con cantidades normales de histamina.

¿Y de dónde viene toda esa histamina?

Cuando comes proteínas, ingieres un compuesto llamado *histidina*. Luego, en el proceso de digestión, ciertas bacterias convierten esa histidina en histamina.

Además, mucha histamina proviene de alimentos ricos en ella, que *contienen* bacterias vivas (alimentos fermentados, como yogurt, chucrut crudo, kimchi y pepinillos), y alimentos que *fueron creados por* bacterias vivas (queseo añejo, carnes curadas). El jugo de fruta, el alcohol y la kombucha son fuentes adicionales de histamina. El caldo de huesos, tan de moda ahora mismo, es toda una bomba de histamina.

Moraleja: agregar la histamina de estos alimentos a la histamina que ya está en tu intestino puede ser demasiado, sobre todo si tienes un DAO sucio.

ALIMENTOS Y BEBIDAS RICOS EN HISTAMINA

Algunos importantes portadores de histamina:

- Alcohol, de todo tipo, pero sobre todo la champaña y el vino tinto
- Alimentos amargos, por ejemplo, comida marinada en limón o jugo de naranja
- Alimentos fermentados, como yogurt, crema agria, yogurt búlgaro, chucrut crudo, kimchi, pepinillos y vegetales fermentados
- Caldo de huesos
- Carnes curadas, como salami, algunos tipos de salchicha, carne en conserva, pastrami
- Chocolate
- Cítricos y jugos (excepto el limón, que casi todos toleran bien)
- Espinaca

- Fruta seca
- Jitomate crudo (si está cocido, normalmente no hay problema)
- Jugos de fruta
- Pescado, sobre todo el ahumado o el enlatado, y ciertos tipos de pescado fresco, en particular si está crudo (como en el sushi)
- Quesos curados
- Vinagres (aunque a algunas personas les viene bien el vinagre de sidra de manzana orgánica sin filtrar)

Tu maravilloso microbioma

Hace apenas unos años casi nadie había oído hablar del microbioma y sin embargo es una de las partes más importantes de tu anatomía.

Bueno, no es exactamente *tu* anatomía. Tu microbioma está compuesto de billones de bacterias que viven en tu intestino y otras partes de tu cuerpo, con células que superan en número a tus células humanas por un factor de 10 a 1, y genes que superan en número a tus genes humanos por un factor de 150 a 1. El microbioma evolucionó junto con nosotros; entonces hay en nuestro cuerpo muchas funciones que dependen de la ayuda de esa comunidad microbiana.

Por ejemplo, la digestión. Nosotros no digerimos la fibra, lo hacen las bacterias de nuestro intestino. La fermentan al alimentarse de ella y así producen ácidos y otras sustancias bioquímicas fundamentales para una serie de funciones humanas, desde la digestión hasta la regulación del humor y el pensamiento.

Te conviene tener un microbioma fuerte, diverso y robusto que incluya una variedad de bacterias intestinales en las proporciones adecuadas, porque cuando se desequilibran y tienes demasiadas de algunos tipos e insuficientes de otros, estás en problemas. Los antibióticos, que matan a bacterias peligrosas pero también destruyen varias franjas de microbioma, pueden contribuir a ese desequilibrio. Lo mismo el estrés, una enfermedad o infección duradera, una mala dieta, la exposición a sustancias tóxicas y problemas digestivos como el síndrome del intestino permeable.

Si tu equilibrio bacteriano se ve afectado por cualquiera de estos factores, puedes terminar con exceso de histamina en el intestino. Por consiguiente, tu sistema inmunitario producirá demasiadas sustancias químicas asesinas y un montón de síntomas desagradables.

Ahora bien, podrías intentar restaurar tu equilibrio bacteriano tomando probióticos: polvos, pastillas o cápsulas que contengan bacterias vivas. Comer alimentos fermentados —que, como vimos antes, también contienen bacterias vivas— es otra gran manera de restaurar el equilibrio microbiano. Éste suele ser un método recomendado, sobre todo si estás tomando antibióticos o lo hiciste recientemente.

Pero ésta es la cuestión: los alimentos fermentados, al igual que algunos probióticos, aumentan la histamina. Por otro lado, algunos probióticos ayudan a tu cuerpo a descomponer la histamina. Así, en un mundo perfecto, te conviene un equilibrio: alimentos fermentados y probióticos para apoyar tu microbioma, pero, en términos generales, un nivel saludable, y no excesivo, de histamina en tus intestinos. Este equilibrio es más difícil de conseguir, pero mucho más importante, si tienes un DAO sucio.

Tu principal defensor

Desde la boca hasta el ano hay un tubo largo y continuo. Tu boca, garganta, esófago, estómago, intestino delgado, intestino grueso, recto y ano están conectados, y entre cada porción de ese tracto digestivo hay pequeñas válvulas que se abren o cierran según haga falta.

¿Qué pasa cuando comes y bebes? El proceso digestivo empieza con tu saliva, que permite que la comida y la bebida resbalen por tu garganta, luego tu esófago y hasta tu estómago, donde los jugos gástricos las procesan. En el intestino delgado las enzimas digestivas y la bilis siguen procesando los alimentos y las bebidas. En el intestino grueso, las bacterias beneficiosas continúan ese trabajo. Lo que pueda quedar sale de tu cuerpo en forma de heces.

Este tubo largo y continuo no sólo te ayuda a digerir los alimentos, sino que también te protege de bacterias, parásitos, virus y sustancias químicas dañinos en lo que comes y bebes. Esta protección la realizan las defensas integradas: tus jugos gástricos, las enzimas digestivas, la bilis y el microbioma. Cuando alguna parte de esta protección falla, es probable que tu DAO se abrume.

Hola, intestino permeable

Asombrosamente, el revestimiento de tus paredes intestinales tiene el espesor de tan sólo una célula. Todas esas células se ajustan entre sí,

¿QUÉ ENSUCIA AL DAO?

- Demasiados alimentos que contengan histamina
- Demasiados líquidos que contengan histamina
- Microbioma desequilibrado
- Sobrecrecimiento bacteriano del intestino delgado (SBID)
- Enfermedad o infección intestinal causada por bacterias dañinas, levaduras (diversas especies de *Candida*), parásitos, colitis ulcerosa, etcétera
- Ciertos medicamentos: antiácidos, antibióticos, metformina e inhibidores de la monoamina oxidasa
- Una dieta ácida
- Una dieta rica en proteínas
- Gluten
- Sensibilidades alimentarias
- Estrés emocional / mental
- Quimioterapia

sostenidas por las llamadas *uniones estrechas* (las barreras entre células que impiden el paso de líquidos, sólidos o sustancias químicas que se encuentren en tu intestino). Dentro de esta pared —dentro de tu intestino— la comida se separa en sus componentes más básicos: moléculas de proteína llamadas aminoácidos; carbohidratos, como la glucosa; grasas, como el colesterol; vitaminas y minerales. Entonces los nutrientes adquieren un tamaño lo bastante pequeño para poder pasar entre esas uniones estrechas. Todo lo demás se queda dentro de tu tracto digestivo.

Del otro lado de tu intestino, tu sistema inmunitario monta guardia en muchos lugares, como tu torrente sanguíneo, tu hígado y tu bazo. Esto tiene sentido: si algo se escabulle de tu tracto digestivo y llega al resto de tu cuerpo, tu sistema inmunitario está en estado de alerta, listo para atacar cuando se necesite.

Ahora bien, ¿qué pasa si esas uniones estrechas se relajan? Esta enfermedad se conoce como *intestino permeable*. A través de estas aberturas más grandes pasan bocados de comida sólo parcialmente digerida, una forma que tu sistema inmunitario no está preparado para reconocer.

Al principio estos alimentos parcialmente digeridos pasan sin ser atacados. Pero si demasiados "invasores" atraviesan tus paredes intestinales, tu sistema inmunitario se enciende y empieza a catalogar estos alimentos como invasores peligrosos; es una respuesta común a la leche de vaca y sus derivados, al gluten (que también promueve la apertura de las uniones estrechas) y varios otros alimentos.

Básicamente, cualquier cosa que comas con frecuencia puede desencadenar una reacción inmunitaria cuando tienes el síndrome del intestino permeable. Por eso a menudo la gente empieza a tener problemas con alimentos que antes sí podía comer. Eliminan esos alimentos problemáticos, introducen otros nuevos y un mes después ya están reaccionando también a estos últimos. ¿Te suena conocido?

Tu sistema inmunitario crea anticuerpos encaminados a reconocer cualquier alimento que se escape. Después de haber sido creados, los anticuerpos, cada vez que comes aunque sea una mordidita del alimento problemático, le dan el pie a tu sistema inmunitario para mandar a las sustancias químicas asesinas. Mientras más frecuentemente comas estos alimentos, más difícil será para tu sistema inmunitario lidiar con la guerra que creaste. Te duelen las articulaciones, se instala la neblina mental y te sientes cansado.

Esta respuesta inmunitaria también se conoce como *inflamación*. Como hemos visto, la *inflamación crónica* —la clase de inflamación que nunca se va porque constantemente se detona y vuelve a detonar por la dieta, el estrés y otros factores crónicos— es mala para tu salud.

¿Y qué más está pasando mientras los alimentos permean tu intestino? Adivinaste: tu cuerpo genera histamina extra. La histamina tiene la función de calmar el proceso inflamatorio, pero, si hay demasiada, se crea un círculo vicioso: vuelve a dispararse el sistema inmunitario y provoca la liberación de todavía más histamina. Todo esto hace que para tu intestino permeable sea difícil sanar, además de que ensucia tu DAO. Así, ahora ya tienes por lo menos tres círculos viciosos (intestino, sistema inmunitario, histamina), cada uno de los cuales está empeorando a los otros dos y cargando todavía más a tu DAO.

Para empeorar las cosas aún más, la enzima DAO —cuyo trabajo, como observamos, es procesar histamina— vive en las células de tus paredes intestinales. Así, si éstas están en apuros, con menos células y menos integridad, tú vas a tener menos de esa enzima DAO y por lo tanto menos recursos para procesar la histamina. Por eso curar un intestino permeable puede aumentar enormemente tu tolerancia a ciertos alimentos. Al fin, con las uniones estrechas, tienes la enzima DAO para procesar esos alimentos.

Por suerte, si pones atención a tu dieta, al ejercicio, al sueño, a la exposición tóxica y al estrés, puedes reponer tu microbioma, sanar tu intestino permeable y reducir tus niveles de histamina. Todos esos pasos aligeran la carga de tu DAO, reponen tu enzima DAO y garantizan que tengas suficientes grupos metilo para mantener tu gen de histamina de refuerzo bien metilado.

¿Y los antihistamínicos?

Mucha gente me pregunta si los antihistamínicos funcionan para los problemas abordados en este capítulo. Es una pregunta lógica. Si tu DAO está abrumado por un exceso de histamina, podría pensarse que una manera de ayudarlo es tomar un *antihistamínico* (un compuesto que bloquea la respuesta del cuerpo a la histamina).

Hay dos maneras de responder esta pregunta. Una es: "Puede ser. Según qué antihistamínico tomes, tus síntomas podrían reducirse o desaparecer por completo".

Zyrtec, por ejemplo, un antihistamínico popular empleado para alergias estacionales, influye en la manera como la histamina se une a los receptores de histamina, mitigando así los síntomas.

Del mismo modo, Benadryl bloquea los receptores de histamina para que la histamina no pueda unirse a ellos. Como la manía y el insomnio están asociados con altos niveles de histamina, algunos doctores incluso recetan Benadryl para esas afecciones. Y, en efecto, los síntomas se reducen.

Observa, sin embargo, que no dije que Zyrtec o Benadryl *reduzcan* tus niveles de histamina. Sigues teniéndola en gran cantidad. Simplemente no se está enganchando a los receptores que normalmente la reciben. En el instante en que dejes de tomar los medicamentos, tus niveles de histamina se unen adonde normalmente lo hacen y tus síntomas vuelven con ganas. Este efecto yoyo crea cierta dependencia de los antihistamínicos.

Entonces mi segunda respuesta, la que prefiero, es: "¿Quieres tomar antihistamínicos de por vida o quieres resolver el problema de raíz?". Porque la manera de resolver la causa fundamental de tu problema es…, ya lo sabes: limpiar tus genes. No siempre es fácil, pero sí es simple.

La conexión del antiácido

Otro problema cuando hay demasiada histamina en tu intestino es que causa reflujo gastroesofágico y acidez estomacal. De hecho, la clase de antiácidos conocidos como inhibidores de la bomba de protones (IBP) se comportan como antihistamínicos y bloquean tus receptores de histamina.

Sin embargo, como los antihistamínicos, los antiácidos no reducen tus niveles de histamina, solamente cambian la respuesta de tu cuerpo a la histamina. Yo preferiría, con mucho, que dejaras de comer alimentos ricos en histamina y limpiaras tu DAO y otros genes sucios. Es mucho mejor solución a largo plazo que quedarse enganchado de por vida a Prilosec o Zantac.

Nutrientes clave para un DAO sano

Los dos principales nutrientes que necesita tu gen DAO para funcionar adecuadamente son el calcio y el cobre:

- **Calcio:** col rizada, brócoli, berro, germinados de cereales y legumbres, queso bajo en histamina (de cabra u oveja), bok choy, quingombó, almendras
- **Cobre:** hígado de res, semillas de girasol, lentejas, almendras, melaza, espárragos, hojas de nabo

También necesitas nutrir tu cuerpo con alimentos que equilibren los alimentos ricos en ácido o generadores de ácido:

Aceite de aguacate	Bok choy
Aceite de coco	Brócoli
Ajo	Calabacitas
Alcachofas	Cebolla
Algas kelp	Chícharos
Apio	Coco
Arúgula	Col
Berros	Col rizada
Betabel	Colecitas de Bruselas

Coliflor
Ejote
Endivias
Espárragos
Germinados de toda clase
Hojas de mostaza
Jengibre
Leche de almendra
Leche de cabra
Lentejas
Linaza
Poro

Quingombó
Quinoa
Ruibarbo
Sal del Himalaya
Semillas de chía
Trigo sarraceno
Vegetales marinos
Yerbas como germen de trigo, pasto de cebada, alfalfa y hierba de avena
Zanahorias

Para sacar el máximo provecho del DAO

Hunter y yo hablamos unas semanas después de nuestra primera reunión y estaba sintiéndose mucho mejor. Ya había empezado a averiguar cuáles de los alimentos que contienen histamina eran los más problemáticos para él (chucrut, pepinillos, salami y vino tinto) y cuáles podía en ocasiones controlar en pequeñas cantidades (queso añejo de leche de cabra o de oveja, yogurt y búlgaros). Además estaba haciendo buen uso de un suplemento probiótico que ayuda a procesar la histamina.

También se dio cuenta de que necesitaba limitar las sobras y comer sólo comida recién hecha (recuerda que mientras más viejo sea un alimento, más bacterias productoras de histamina tendrá).

—Sí es un poco molesto —me dijo Hunter a su calmada manera—, pero vale la pena, porque todos esos síntomas desaparecieron y hacía años que no tenía tanta energía.

Aunque Hunter había eliminado de su dieta los vegetales fermentados y el chucrut crudo, esos alimentos tienen enormes beneficios para el microbioma. Lo tranquilicé diciéndole que, cuando su organismo se fortaleciera, podría volver a agregar a su dieta algo de eso.

He aquí algunas otras recomendaciones para ayudar a tu DAO. Puedes empezar de inmediato, sin esperar a que hayas iniciado el remojo y tallado completo:

■ Deja de tomar probióticos que contengan *Lactobacillus casei* y *Lactobacillus bulgaricus* (tienes que leer con atención las etiquetas para descubrir los ingredientes específicos). En el capítulo 15 te doy algunos consejos sobre los probióticos que sí puedes tomar.

- *Para mujeres:* revisa tus niveles de estrógeno, sobre todo si tus síntomas relacionados con la histamina empeoran en torno a la ovulación: de 10 a 14 días después de que termine tu periodo. Los altos niveles de estrógeno pueden provocar que tu cuerpo libere más histamina. Pero asegúrate de seguir las sugerencias para equilibrar el estrógeno que doy en el capítulo 6: evita los plásticos; mantén tu peso ideal; come más betabel, zanahoria, cebolla, alcachofa, hojas de diente de león, rábanos y crucíferas (brócoli, coliflor, col rizada, colecitas de Bruselas y col).

- Ayuda a tu digestión para que tengas la cantidad adecuada de jugos gástricos, enzimas digestivas y flujo biliar, que son esenciales para mantener fuera los patógenos y tener un microbioma sano (abundaré sobre cómo hacer esto cuando me detenga en el Protocolo Limpia tus Genes).

- Contrarresta los alimentos que *generan* ácidos con alimentos que ayuden a *reducir* los ácidos. Asegúrate de que tus comidas estén balanceadas. Por ejemplo, si comes mucha proteína, acompáñala de muchas verduras al vapor. Usa los alimentos de la lista de las páginas 136 y 137 para balancear los alimentos de la lista de las páginas 130 y 131.

- Optimiza el sueño y reduce los estresores, pues los neurotransmisores del estrés aumentan la liberación de histamina. Algunos apoyos para el sueño efectivo son la meditación, los filtros de luz azul en las computadoras y otras pantallas, evitar ver pantallas una hora antes de irse a la cama, dormir en un cuarto oscuro o con un buen antifaz, y vigilar tu sueño con apps como Sleep Cycle u ŌURA.

CÓMO AYUDA A TU DAO EL PROTOCOLO LIMPIA TUS GENES

DIETA

Nos aseguraremos de que reduzcas tu consumo de alimentos y bebidas altos en histamina. Le daremos cobre y calcio a tu enzima DAO para cerciorarnos de que funcione óptimamente. También tendrás que balancear tus comidas para que los niveles de ácido de tu cuerpo estén lo suficientemente bajos para que tu enzima DAO pueda funcionar.

SUSTANCIAS QUÍMICAS

Apoyaremos completamente tu digestión de diversas maneras para evitar que las bacterias patógenas entren y se extiendan por tu intestino. Para esto es fundamental tener las cantidades adecuadas de jugos gástricos, enzimas pancreáticas y bilis, y la dieta y los suplementos del Protocolo Limpia tus Genes garantizan que así sea.

ESTRÉS

Los neurotransmisores del estrés limitan tu capacidad de liberar jugos gástricos, enzimas digestivas y bilis. Con el Protocolo Limpia tus Genes reducirás y aliviarás el estrés, y te tranquilizarás para que tu cuerpo pueda digerir los alimentos y mantener fuera las bacterias perjudiciales.

8

MAOA: cambios de humor y antojos de carbohidratos

Así como hay dos perfiles de COMT (rápido y lento), hay también dos perfiles de MAOA, también rápido y lento.

Keisha tenía un MAOA rápido. Le entraban unos antojos irresistibles de carbohidratos y chocolate. En nuestra primera sesión estaba casi 30 kilogramos por encima de su peso ideal y sumamente frustrada con lo que consideraba una falta de carácter.

—Aunque sabía que no debía, simplemente no podía evitarlo —me dijo—. Es como si no tuviera fuerza de voluntad. Lleno el refrigerador de verduras y preparo una rica y saludable cena con pollo a la parrilla y verduras, quizá una ensalada, pero después de una o dos horas me quiebro y tengo que comer carbohidratos. Si no salgo corriendo a la tienda de la esquina y me compro un caramelo y unos pastelitos, siento como si cayera en un hoyo negro. Algunas noches me resisto y otras no, pero de todas formas esto me está volviendo loca. Me siento como la persona más débil del mundo y ya estoy empezando a odiarme por eso.

—Yo lo veo de manera completamente diferente —le dije—. No eres una persona débil, en lo absoluto. Estás luchando arduamente para escuchar a tu cuerpo y darle lo que necesita. El problema es que no tienes las herramientas adecuadas... todavía. Pero hoy vamos a arreglar eso.

Keisha me había mandado los resultados de sus pruebas genéticas, así que yo ya sabía que tenía un MAOA rápido. De todas formas, aun sin los resultados habría estado casi seguro, pues encajaba perfecto con el perfil. Le dije:

—¿Puedo hacerte una pregunta? ¿Cómo te sientes *antes* de comer los carbohidratos o el chocolate?

Frunció el ceño y me respondió:

—Antes, es como ir cayendo cada vez más profundo en un hoyo negro. Sé que me sentiré mejor después de comer los carbohidratos, pero también sé que no debería hacerlo. Todo el tiempo hay un sentimiento de culpa, pero la depresión es más de lo que puedo manejar, así que siempre me quiebro.

—¿Y después? —le pregunté asintiendo.

—Después sí me siento mejor —respondió sacudiendo la cabeza—. Me siento más esperanzada, más en paz —se rio—. Pero durante una hora, máximo. Y luego vuelvo a quebrarme. El ciclo se sigue repitiendo, y yo ya me cansé. Por eso estoy hablando contigo. Tiene que parar.

Le expliqué que su gen MAOA sucio provocaba que su cuerpo procesara muy rápido la serotonina, un neurotransmisor que nos ayuda a sentir en paz, optimistas, confiados. Cuando nuestros niveles de serotonina están bajos, nos sentimos deprimidos, desalentados, desamparados, sin confianza en nosotros mismos o nuestras capacidades.

Gracias a su gen MAOA rápido, los niveles de serotonina de Keisha bajaban a gran velocidad. Sólo conocía una manera de subirlos de nuevo: con alimentos dulces y ricos en almidón que sí ofrecen una inyección temporal de serotonina, quizá la más veloz disponible. Así que, sí, el organismo de Keisha funcionaba rápido y sin duda alguna era efectivo.

Pero eso tenía partes negativas que conocía bien: montañas rusas emocionales y aumento de peso.

—De hecho vas por el camino correcto —le dije a Keisha—, sólo que te está fallando un poco la puntería. Esto no se trata de fuerza de voluntad, glotonería o ninguna de las otras palabras vergonzantes que nos gusta usar. Bórralas de tu mente ahora mismo, porque no estamos hablando de fuerza de voluntad; estamos hablando de biología básica: el cuerpo humano con el que naciste.

Le hice una pregunta más, una que sabía que le sorprendería.

—Y dime, ¿te pasa seguido que te despiertas a media noche con la necesidad de comer algo ligero para poder dormirte otra vez?

—¡Sí!, ¿cómo lo sabes? —respondió dando un manotazo al escritorio.

Le expliqué que una de las cosas para las que se necesita la serotonina es para hacer melatonina, una hormona clave para dormir bien. Como ella agotaba la serotonina tan rápido, sus niveles de melatonina eran bajos. De inmediato me preguntó cuánta melatonina suplementaria debía tomar.

—Empecemos con los cimientos —le dije—. El secreto no es tomar otra pastilla, sino comunicarle claramente a tu cuerpo que tiene comida suficiente. Hay investigaciones que demuestran que si consumes una cantidad moderada de proteína a lo largo del día, tus neurotransmisores estarán más estables. Esto reducirá tus antojos, tus cambios de humor y tu tendencia a atiborrarte de comida, y también te ayudará a dormir toda la noche.

Keisha reconoció que era más probable que eligiera una dona y un café que unos huevos u otra proteína. Le emocionó imaginar que cambiar su rutina matutina pudiera romper el ciclo.

Ahora bien, hay otro factor a considerar: los nutrientes. Tu gen MAOA necesita un suministro constante de riboflavina / vitamina B$_2$ para poder hacer eso que hace tan bien. También necesita un nutriente llamado *triptófano*, que se encuentra en los carbohidratos. El MAOA rápido de Keisha agotaba ambos a gran velocidad, así que naturalmente le entraban ansias de ingerir los alimentos que rápidamente podían reponerlos, a saber, los carbohidratos. Te dije que la puntería sólo estaba fallándole un poco. El único problema era que elegía los carbohidratos equivocados y no los equilibraba con los otros alimentos correctos. Necesitaba elegir carbohidratos que afectaran su cuerpo más lentamente (carbohidratos complejos que incluyeran fibra en abundancia) y balancearlos con proteína y grasas saludables. Esa dieta haría que su MAOA rápido disminuyera la velocidad a una normal. Ya no más antojos, ya no más vueltas en la montaña rusa... y ya no más subir de peso.

Finalmente hablé con Keisha sobre diferentes maneras de controlar el estrés. La gente luego piensa que el alivio del estrés consiste en hacer algo extra más bien emocional, separado del trabajo duro de la ciencia y la bioquímica.

Y no. El estrés es una de las experiencias bioquímicas más poderosas que tu cuerpo conozca, y el manejo del estrés es una de las mejores cosas que puedes hacer por tus genes, por tu salud en general y por ti mismo. Cuando estás tranquilo, tus genes funcionan de cierta manera y, cuando estás estresado, funcionan de otra manera. Por eso la reducción del estrés debe ser tu absoluta prioridad.

Cuando terminó la cita de Keisha vi a Marcus, cuyo perfil indicaba que también él había nacido con un MAOA sucio, uno demasiado lento. Por esa razón, a menudo batallaba con su mecha corta y pasaba de estar relativamente tranquilo a estar como loco en cuestión de segundos. Con frecuencia estaba nervioso y ansioso, y se sobresaltaba con facilidad.

Desde el punto de vista de Marcus, ponerse como loco no era el problema.

—Mira, si tú fueras yo y te pasaran estas cosas, también tú te enojarías —dijo con franqueza.

Lo que le preocupaba era que cuando se enojaba pasaban horas antes de que se calmara. A veces simplemente no podía tranquilizarse y se le arruinaba el día entero.

Además del enojo mismo, a Marcus no le gustaba sentirse fuera de control.

—No me gusta ser así —me dijo—, y ya me está pasando factura.

Como con Keisha, el problema no estaba en la fuerza de voluntad o el control mental de Marcus: estaba en sus genes. Su MAOA lento y sucio sacaba de su cuerpo a los neurotransmisores del estrés más lentamente de lo normal. Si algo lo alteraba, sentía un pico de dopamina y norepinefrina, como todo mundo. Pero un gen MAOA limpio ayuda a sacar rápidamente de nuestro cuerpo esos neurotransmisores del estrés: nos enojamos, estresamos, emocionamos… y se nos pasa. El MAOA lento de Marcus estaba sacando esos neurotransmisores de su cuerpo con demasiada lentitud. Por esa razón le costaba mucho trabajo tranquilizarse, igual que a Margo, de quien hablamos en el capítulo 6, a quien con su COMT lento le costaba mucho apagarse después de un día agotador en el trabajo.

Tener un MAOA lento tiene algunos lados positivos. Por los altos niveles de dopamina y norepinefrina en su cerebro, Marcus siempre estaba listo para asumir cualquier dificultad que se le presentara. Sin embargo, esos mismos altos niveles lo tenían malhumorado e irritable, y por lo general no podía controlar su genio. Su bioquímica no le permitía tranquilizarse.

Cuando le expliqué todo esto, pude ver las oleadas de alivio que le provocaba.

—Por fin. ¡Lo sabía! Eso es exactamente lo que se siente: como que algo *no me permite* tranquilizarme. No sabes lo que esto significa para mí, doctor. Ahora, ¿qué podemos hacer al respecto?

Le dije que todavía no acababa. Le expliqué que, para empeorar su situación, su MAOA estaba procesando la serotonina demasiado despacio.

A primera vista pensarías que eso es algo bueno, ¿verdad? Podrías imaginar que los niveles de serotonina de Marcus siempre estaban altos, así que se sentía optimista, tranquilo y confiado todo el tiempo.

Lamento decirte que no es así como funciona. Sí, la serotonina baja te hace sentir desolado e inseguro, como le pasaba a Keisha tan a menudo, pero una serotonina *alta* te hace sentir ansioso e irritable. Así como el MAOA rápido de Keisha dejaba demasiado poca serotonina en su organismo, el MAOA lento de Marcus dejaba demasiada en el suyo.

Como en el caso de Keisha, la dieta era el primer paso. También Marcus necesitaba un desayuno consistente lleno de proteína balanceada, y tenía que limitar los carbohidratos y azúcares a lo largo del día. Estos alimentos "altamente energéticos" tienden a provocar picos en los niveles de energía y luego colapsos. Los neurotransmisores del estrés hacen lo mismo y da inicio la vuelta por la montaña rusa. Como los neurotransmisores del estrés de Marcus ya salían de su cuerpo con demasiada lentitud, no necesitaba un subidón de azúcar o carbohidratos para exacerbar el problema.

Comer tentempiés —algo que Marcus confesaba hacer— también tendería a desequilibrar su glucosa y por lo tanto sus neurotransmisores del estrés. Le recomendé que dejara de comer entre horas y que mejor consumiera todos su alimentos saludables en el desayuno, la comida y la cena.

También quería que Marcus trabajara en el alivio del estrés para reducir la cantidad de trabajo que tenía que hacer su MAOA. Después de todo, mientras más estresado estás, más dopamina y norepinefrina libera tu cerebro.

Por último le dije a Marcus que, cuando estaba estresado, dormir bien era un requisito aún más importante. Sin sueño estamos emocionalmente más reactivos. Quería que a las 11 p.m. ya estuviera dormido y que limitara los aparatos electrónicos antes de irse a la cama. Esas pantallas luminosas afectan la producción de melatonina del cuerpo: la luz azul engaña al cerebro y le hace creer que es de día. Y el MAOA lento de Marcus significaba que abundantes neurotransmisores del estrés ya lo mantenían despierto Si tan sólo pudiéramos ayudarlo a tranquilizarse y conciliar el sueño sería maravilloso para él, pues esa serotonina en exceso se convertiría en melatonina, que lo mantendría dormido.

Tu MAOA en acción

Llegó la hora de las confesiones. Yo tengo el MAOA sucio, ¡y vaya que se nota! Los carbohidratos son mi debilidad, sobre todo el azúcar. Antes podía comerme dos litros de helado de una sentada. No puedo creer que acabe de admitir eso, pero es la verdad.

Entonces ¿qué clase de MAOA sucio crees que tengo, rápido o lento?

Me entran antojos de carbohidratos, ésa es tu pista. Mi MAOA es rápido, como el de Keisha, lo que me predispone a atiborrarme de carbohidratos.

Gracias a esa historia personal sé que Keisha —y tú— puede superar los efectos de un MAOA sucio, y el remedio no tiene nada que ver con la fuerza de voluntad. Todo es cuestión de equilibrio. Cuando revolucioné mi manera de comer y empezaba el día con un desayuno rico en proteínas y me aseguraba de recibir la cantidad adecuada de proteínas a lo largo del día, mis antojos se me empezaron a pasar. Me di cuenta de que tenía que cortar el azúcar por completo porque de otro modo mis antojos volverían, pero comer las proteínas indicadas me facilitó mucho esa transición.

Cuando me estreso, sí vuelvo a sentir esos antojos, pero ahora tengo las herramientas para manejarlos. De mí depende reconocer lo que está pasando y dejar de presionarme tanto, o encontrar una manera de reducir mis niveles de estrés, por ejemplo, saliendo a dar un paseo o meditando. Cuando lo hago, mis antojos vuelven a irse.

Para la gente con un MAOA lento la historia es parecida. Come la cantidad adecuada de proteínas, reduce la ingesta de azúcar y vigila tus niveles de estrés. Es increíble el enorme efecto que pueden tener esos tres pasos. Además, quienes tienen un MAOA lento pueden necesitar una cena más ligera por la noche para no irse a dormir con muchos neurotransmisores del estrés en su organismo.

LO BÁSICO SOBRE EL MAOA

FUNCIÓN PRINCIPAL DEL GEN MAOA

El gen MAOA produce la enzima MAOA, que te ayuda a procesar dos neurotransmisores del estrés fundamentales, la dopamina y la norepinefrina, que te permiten acelerar tu cuerpo para la respuesta del estrés. El MAOA también te ayuda a producir *serotonina*, un neurotransmisor que te permite sentirte tranquilo y optimista.

EFECTOS DE UN MAOA SUCIO

Un MAOA sucio te somete a unos cambios de humor tremendos, sobre todo si además naciste con un MTHFR o un COMT sucio. La combinación de estos tres genes sucios de nacimiento puede darte una tremenda energía y concentración, pero también puede hacer que te cueste controlar tu temperamento o sobreponerte a situaciones irritantes.

MAOA *lento*. Un MAOA lento elimina la norepinefrina, la dopamina y la serotonina más lentamente de lo habitual, que puede exponerte a un exceso de estos neurotransmisores.

MAOA rápido. Un MAOA rápido elimina la norepinefrina, la dopamina y la serotonina *demasiado* rápido, lo que puede exponerte a una escasez de estos neurotransmisores vitales.

SEÑALES DE UN MAOA SUCIO

MAOA *lento*. Entre las señales comunes están dificultad para conciliar el sueño, exagerado reflejo de sobresalto, dolores de cabeza, irritabilidad, cambios de humor, angustia prolongada, furia o comportamiento agresivo y dificultad para relajarse o apagarse.

MAOA rápido. Entre las señales comunes están el alcoholismo y otras adicciones, el TDAH, antojos de carbohidratos y azúcar, depresión, dificultad para dormir de corrido, fatiga y embotamiento afectivo.

POSIBLES PUNTOS FUERTES DE UN MAOA SUCIO

MAOA *lento*. Cuando no estás estresado, puedes estar más alerta, atento, alegre, concentrado, productivo y tener más energía y confianza en ti mismo.

MAOA rápido. Cuando estás estresado, tienes una mayor capacidad de tranquilizarte. Por lo general estás más relajado y te tomas las cosas con calma.

Conoce tu MAOA sucio

Haber llenado la primera lista de lavado te ha dado una idea más o menos clara de si tienes un MAOA sucio, pero si quieres preguntas más específicas para redondear el retrato, aquí las tienes:

- O Me han diagnosticado TDAH.
- O La depresión profunda es común en mi familia.
- O El alcoholismo está presente en mi familia.
- O Siento que soy adicto a los carbohidratos.
- O Funciono mejor cuando como más proteína.
- O Me doy cuenta de que respiro más rápido cuando estoy estresado.
- O Tiendo a ponerme agresivo más a menudo de lo que quisiera.
- O Suele tomarme un buen rato desacelerar.
- O Puedo estar concentrado largo tiempo.

AFECCIONES RELACIONADAS CON UN MAOA SUCIO

Sin importar si tu MAOA es sucio de nacimiento o sólo está actuando así, puede provocarte una serie de problemas de salud. Observa cuántas afecciones de la siguiente lista son neurológicas o trastornos del estado de ánimo. Eso es porque tu MAOA ayuda a procesar *neurotransmisores*, las sustancias bioquímicas que permiten la comunicación dentro de tu cerebro y desde él.

* Adicciones, como al alcohol o a la nicotina
* Ansiedad
* Autismo
* Depresión
* Desorden bipolar
* Desorden obsesivo-compulsivo
* Enfermedad de Alzheimer
* Esquizofrenia
* Fibromialgia
* Mal de Parkinson
* Migraña
* Síndrome del intestino irritable
* TDAH
* Trastorno afectivo estacional
* Trastorno antisocial de la personalidad
* Trastorno de pánico

Encanecer: parte 1

¿Alguna vez has visto a una persona sometida a un enorme estrés cuyo pelo se volvió gris o blanco en cuestión de días? Eso pasa de verdad y lo causa el peróxido de hidrógeno: no aplicado desde fuera, sino producido desde dentro.

En tiempos de estrés tu cuerpo produce mucha norepinefrina y dopamina, como hemos visto. Tu MAOA necesita eliminarlos de tu organismo y un derivado natural de ese proceso es el peróxido de hidrógeno. Ese derivado lo elimina a su vez el glutatión, el principal compuesto desintoxicante de tu cuerpo.

Si el estrés extremo continúa, el MAOA sigue eliminando los neurotransmisores del estrés excedentes tan rápido como puede —trabaja triple jornada si hace falta— y todo ese tiempo produce demasiado peróxido de hidrógeno. El glutatión trata de seguir el ritmo, pero no puede; no es un compuesto fácil de hacer y a tu cuerpo termina por agotársele. Al final, el peróxido de hidrógeno en exceso gana y te decolora el pelo, volviéndolo gris o, si el estrés intenso persiste, a la larga blanco.

Ojalá esto fuera tan sólo un asunto cosmético, pero no. Demasiado peróxido de hidrógeno afecta algo más que el color del pelo: también es perjudicial para tu cerebro y comúnmente se traduce en problemas de comportamiento: humor errático, problemas de memoria, irritabilidad y agresión. Puede incluso llevar a problemas neurológicos como la esclerosis lateral amiotrófica (ELA), mal de Parkinson o enfermedad de Alzheimer.

En otras palabras, el estrés es cosa seria. Resolver cómo reducirlo y aliviarlo es tan importante para tu salud como tomar todas tus vitaminas o reducir tu exposición a las toxinas, *sobre todo* si tienes un MAOA sucio.

El robo de triptófano

¿A qué se debe que cuando estás estresado te entren antojos de carbohidratos y azúcar? Hay varias razones, pero concentrémonos en la que se relaciona con el MAOA.

Como comentamos antes, tu enzima MAOA produce serotonina. Para hacerlo necesita triptófano, que proviene en su mayor parte de los carbohidratos. Sí, también hay un poco en las proteínas, pero ese triptófano no atraviesa fácilmente hasta el cerebro. La gente suele culpar al triptófano del pavo de Navidad por el letargo que siente después de cenar, pero eso es un mito. La mayor parte de tu triptófano decembrino proviene, de hecho, de los carbohidratos que ingieres —como el camote y el relleno—, y sí, sí hace que te dé sueño.

Te explico lo que hace tan complicado al triptófano: puede ir a dos lugares. Mientras más tranquilo estés y menos sufra tu cuerpo de inflamación, más triptófano irá a la producción de serotonina. Mientras más estresado o inflamado estés, más triptófano irá a la producción de ácido quinolínico, una sustancia nociva para tu cerebro. En otras palabras, el estrés se roba tu triptófano.

Por eso, cuando estás sometido a mucho estrés, estás lidiando con inflamación crónica o tienes una enfermedad crónica —que por definición es estresante e inflamatoria—, te entran antojos de carbohidratos.

Te están robando tan rápido tu triptófano que tu MAOA se comporta como si fuera sucio, aunque no lo sea de nacimiento.

Recuerda, no es nada más el triptófano. Conforme los niveles de triptófano disminuyen, también los de serotonina. De pronto estás deprimido y te atiborras de chocolate y carbohidratos, igual que Keisha. Es más, al caerse tus niveles de serotonina no tienes la suficiente para hacer melatonina, así que ahora no puedes dormir. ¿Te suena conocido?

La clave para impedir que te roben el triptófano es identificar tus estresores y reducir la inflamación que acompaña la enfermedad crónica.

¿QUÉ ENSUCIA AL MAOA?

MAOA LENTO

- Demasiado triptófano
- Muy poca riboflavina / vitamina B$_2$

MAOA RÁPIDO

- Muy poco triptófano
- Demasiada riboflavina / vitamina B$_2$

AMBOS TIPOS DE MAOA

- Muy poco glutatión
- Estrés crónico
  - Estrés físico, como un desequilibrio de la glucosa, infección, candidiasis, SBID, intestino permeable o cualquier otra cosa que someta tu cuerpo a una tensión física constante, sin descartar una mala respiración (por ejemplo, contener la respiración cuando estás concentrado o respirar superficialmente, desde el pecho, y no profundamente, desde el abdomen)
  - Estrés emocional, como exigencias en la casa, el trabajo o en tu vida personal que crean una continua tensión emocional

INFLAMACIÓN CRÓNICA

- Por tu dieta: comer en exceso o comer alimentos a los que reaccionas con alergias o intolerancia
- Por estrés físico o emocional crónico
- Por afecciones crónicas como la obesidad o el sobrepeso, enfermedades cardiovasculares, diabetes, enfermedades autoinmunes y cáncer: estos dos últimos provocan inflamación y con ella empeoran

---

Inhibidores de MAOA: simples curitas

Millones de personas en Estados Unidos están deprimidas. Cada año se gastan miles de millones de dólares para tratar de encontrar un fármaco que pueda dar marcha atrás a la depresión. Te lo digo de una vez: la depresión es un trastorno complejo y si bien las investigaciones han implicado a un desequilibrio de los transmisores, la culpa no la tiene un neurotransmisor por sí solo. Compañías farmacéuticas han investigado la enzima MAOA millones de veces. Han hecho medicamentos que reducen la velocidad de este gen para mantener la serotonina más tiempo en el cerebro, con el objetivo de ayudar a la gente a recuperarse de la depresión.

¿Y qué tal está funcionando todo eso? Para la mayor parte de la gente simplemente no funciona. Los verdaderos problemas detrás de la depresión son la inflamación y el estrés. La depresión no es una insuficiencia de serotonina, sino una deficiencia de salud. La enfermedad crónica empuja la depresión.

Con el Protocolo Limpia tus Genes reduciremos significativamente tu estrés y tu inflamación. Al cabo de cuatro semanas tu estado de ánimo se moverá en la dirección que quieras, y en la dirección que mereces.

Por supuesto, no dejes de tomar un inhibidor de MAOA o cualquier otro tipo de antidepresivo o ansiolítico sin la supervisión de tu médico. Podrías provocarte problemas graves si pararas en seco o redujeras la dosis por tu cuenta.

Nutrientes clave para un MAOA sano

Para que tu MAOA funcione adecuadamente necesitas dos compuestos: riboflavina y triptófano.

- **Riboflavina/B$_2$:** hígado, cordero, champiñones, espinaca, almendras, salmón salvaje, huevo
- **Triptófano:** espinaca, algas marinas, champiñones, pepitas de calabaza, hojas de nabo, lechuga roja, espárragos

Una vez más sugiero que cargues tu dieta de estos alimentos en vez de tomar suplementos. Tu cuerpo siempre está más contento con alimentos frescos no procesados que con cualquier otra forma de nutrición.

Recuerda:
si bien el triptófano se encuentra en la proteína, éste no se absorbe tan bien como el que obtienes de los carbohidratos.

Para sacar el máximo provecho del MAOA

¿Recuerdas que en el capítulo 6 Margo y Blake se dieron cuenta de que la conciencia de sí mismos era su clave para manejar un COMT sucio?

Pues bien, esa misma conciencia de ti mismo es tu clave para manejar un MAOA sucio. Ya sea rápido o lento, tienes que notar ciertas señales de alarma, que son la manera como tu gen te pide que aminores el paso y le des algo más de apoyo.

Cada uno de nosotros tiene sus propias señales de advertencia, aunque podría costarnos un poco de trabajo reconocerlas. Les pedí a Keisha y a Marcus que identificaran sus señales de advertencia, y aquí están sus listas. ¿Se parecen en algo a las tuyas o tú harías una lista diferente?

Señales de advertencia de Keisha (MAOA rápido)

- ¡Tengo que comerme ese chocolate!
- Estoy soñando con ese azúcar.
- Otra vez empiezo a sentirme triste.
- Volví a despertarme a medianoche y necesité un tentempié para volver a quedarme dormida. Estoy cansada de esto. Yo sólo quiero quedarme dormida, ¡y seguir dormida!

Señales de advertencia de Marcus (MAOA lento)

- Nuevamente estoy viendo fijamente el techo sin poder dormir.
- Estoy irritable por cualquier cosa: los niños echando relajo, mi esposa en el teléfono cuando llego a la casa, cosas sin importancia. Si empiezo a molestarme con nada, es mala señal.
- No puedo tranquilizarme. Eso me dice que he dejado que las cosas lleguen demasiado lejos y de alguna manera lo arruiné por no comer bien, no dormir suficiente o dejar que se acumulara el estrés.

- Otra vez tengo dolor de cabeza y ya lleva un buen rato. Quiero reconocer las señales de advertencia *antes* del dolor de cabeza.
- Frecuentemente contengo la respiración, como cuando me meto de lleno para concentrarme o trabajar arduamente, o respiro más superficialmente.

Conforme vayas creando conciencia de ti mismo empezarás a descubrir cosas que puedes hacer para interrumpir una pauta de estrés y detener tus antojos.

A Keisha le ayudaba comer proteínas en cada comida y tener algunos refrigerios ricos en proteínas en el refrigerador de la oficina: pepitas de calabaza, una o dos rebanadas de pavo, algo de hummus y zanahorias. No quería que comiera tentempiés muy a menudo, pero, si iba a hacerlo, la proteína era mejor que algo dulce o a base de almidones. Aprendió a cenar alimentos ricos en triptófano que le proporcionaran la serotonina y la melatonina que tanto necesitaba.

Al ir limpiando sus genes, Keisha también empezó a bajar de peso, incluso sin siquiera intentarlo, por primera vez en la vida. Hasta que no siguió el Protocolo Limpia tus Genes, para Keisha adelgazar siempre había representado un enorme esfuerzo que requería grandes cantidades de fuerza de voluntad…, sólo para fracasar cuando un mes después cedía.

—Desde que empecé a adoptar estos cambios mis antojos han disminuido muchísimo, pero al principio no lo noté: simplemente pasó y ya. Luego una amiga del trabajo me dijo: "Te ves mucho más optimista… y, oye, también has adelgazado un poco". Eso fue una sorpresa agradable.

¿Eso cómo pasó? Al principio Keisha estaba ingiriendo proteínas con cada comida y no esperaba a sentir que moría de hambre para comer. Eso hizo que dejara de tener antojos de carbohidratos y azúcar, lo que significaba que su glucosa estaba estable y su metabolismo trabajaba con eficiencia; esto también mejoró su humor. Finalmente, sus células estaban recibiendo lo que necesitaban para quemar combustible y eso también mejoró su metabolismo. A Keisha le encantaba sentirse llena y satisfecha sin comer de más, y le encantó ver cómo llegaba a su peso a ideal sin haber tenido que dar pelea.

Al enterarse del robo de triptófano, Keisha se convenció de poner en práctica algunas técnicas de alivio del estrés, como respirar hondo, escuchar música y abandonar la escena (decir "Disculpa, tengo que ir al baño" cuando las cosas se ponen duras sirve para romper el estrés).

Marcus también recurría a abandonar la escena cuando observó que estaba saliéndose de quicio, sobre todo en casa. Ahora que sabía que por genética era susceptible a seguir irritado, sabía que tenía que manejar el enojo. Salía a dar una caminata de cinco minutos a paso ligero o se iba a otra habitación para ver por la ventana, y eso le ayudaba a recargar la pila y restablecerse. También se detenía para prestar atención a su humor, su respiración y su cuerpo.

—He descubierto que, cuando estoy estresado en el trabajo, tengo que ser especialmente cuidadoso con mi dieta y mi respiración —me dijo—. Si estoy de vacaciones, me siento mucho más relajado, así que puedo suavizar un poco la dieta y sigo bien.

CÓMO AYUDA A TU MAOA EL PROTOCOLO LIMPIA TUS GENES

DIETA

Las comidas balanceadas ayudan a tener en equilibrio tus neurotransmisores. Es fundamental que te asegures de que *cada vez que comas* haya proteína y carbohidratos y grasas saludables. No digas: "Hubo muchas proteínas en mi comida, así que puedo cenar un poco de arroz integral y ya". Tienes que balancear todas las comidas. Eso no significa, sin embargo, que las proporciones siempre tengan que ser idénticas. Por ejemplo, en una comida puedes ingerir más proteína, menos carbohidratos y un toque de grasa, mientras que en la siguiente puede haber menos proteína y menos carbohidratos con un poco más de grasa. Es indispensable limitar el azúcar y los alimentos procesados, y asegurarte de no comer de más; de otro modo haces un lío con tu glucosa y desencadenas irregularidades en el estado de ánimo.

SUSTANCIAS QUÍMICAS

Como hemos visto, tu MAOA produce un montón de peróxido de hidrógeno cuando estás estresado. Esto merma tu glutatión, lo que implica que tienes mucho menos protegiéndote de los metales pesados y las sustancias químicas. Con el Protocolo Limpia tus Genes te ayudaremos a evitar el estrés para que puedas conservar tu glutatión.

ESTRÉS

El robo de triptófano no es ninguna broma. No seas víctima de eso. Al poner en práctica las técnicas reductoras del estrés podrás convertir tu triptófano en serotonina que te haga sentir bien y melatonina que te ayude a dormir bien, en vez de mandarlo a producir ácido quinolínico dañino para el cerebro. Tienes que resolver qué técnicas de reducción del estrés te funcionan a ti. En cuanto a mí, ahora que termine este capítulo me voy al bosque de excursión con mi esposa e hijos.

9

GST / GPX: los dilemas de la desintoxicación

Cuando Megan tuvo su primera cita conmigo, había llegado al límite.

—Todo el mundo en mi familia cree que soy demasiado sensible —me dijo—. Mis hijos se burlan de mí todo el tiempo y mi esposo pone los ojos en blanco. Es porque al parecer las cosas más nimias me dan náuseas. Cuando mi ropa regresa de la tintorería, huelo las sustancias químicas que se usaron para lavarla. De hecho he dejado de comprar ropa que necesite tintorería, porque la semana pasada mi esposo mandó a lavar su traje antes de que fuéramos juntos a una boda y por ir con él en el coche estuve a punto de vomitar. Era como si los gases hubieran llenado el carro.

Le pregunté a Megan qué otras cosas provocaban una reacción fuerte e hizo una mueca.

—¿Cuánto tiempo tienes? —preguntó antes de lanzarse a recitar una larga lista que incluía ambientadores, toallitas para secadora, limpiadores con atomizador, perfumes, champús, jabones, pinturas, pesticidas, tubos de escape de automóviles, nuevos asfaltados, herbicidas.

—No importa adónde vaya, no puedo escapar del ataque de las sustancias químicas —se lamentó— y la menor exposición a una nueva es un detonante. Mi pobre esposo no puede ponerse loción después de rasurarse, mucho menos colonia. Compro champús y jabones sin olor para nosotros, hasta para los niños, y mi hija mayor aún no me lo perdona. Y si vamos a visitar a mi mamá o a mi tía y tienen encendida una vela aromática, ¡cuidado!

De repente los ojos de Megan se llenaron de lágrimas.

—Soy un peso para ellos —dijo sombríamente—. No sólo están cansados de que yo controle los olores, sino que piensan que todo me lo invento. Pero yo sé que algo pasa, llevo mucho tiempo viendo la regularidad. Tengo una piel áspera, enrojecida y con prurito, y sé que empeora cuando me llega algún olor fuerte. Me dan dolores de cabeza, me siento desmayar, constantemente me falta el aliento. Y no sé si esto tenga alguna relación, pero cuando creo que finalmente voy a poder adelgazar, no lo consigo.

Y con aire resuelto añadió:

—Aire fresco y limpio, es todo lo que pido. ¡¿Para qué necesitamos todas estas sustancias químicas?!

GST Y GPX: PAREJA DESINTOXICANTE

Estos dos genes desintoxicantes, GST y GPX, se ensucian de maneras parecidas y se mantienen limpios de modo similar. Los dos son absolutamente fundamentales para desalojar de tu organismo compuestos problemáticos. Como no podía hablar de uno sin traer a colación el otro, este capítulo los aborda juntos.

Tu GST / GPX en acción

Si te acuerdas de Keri, a quien conociste en el capítulo 1 —la paciente a la que todo el tiempo le lloraban los ojos y le moqueaba la nariz—, ya viste un ejemplo de lo que un GST o un GPX sucios pueden hacer. Megan, con su sentido del olfato hipersensible y sus intensas reacciones a los gases químicos, es otro ejemplo. Un GST o GPX sucio —lo sea de nacimiento o no— no es ninguna broma. Si sientes que este perfil te describe, permíteme decirlo con claridad: ¡no estás inventando cosas! Estás batallando con un gen que o bien nació sucio o bien actúa como gen sucio, y es uno de los genes que ayudan a tu cuerpo a manejar el glutatión, una sustancia poderosa con la que ya nos encontramos en capítulos anteriores.

Cuando tienes los niveles adecuados de glutatión, sales al mundo protegido. Tu sistema inmunitario tiene a su lado un fuerte defensor, una sustancia bioquímica que evita que las toxinas y las sustancias químicas industriales detonen una reacción inmunitaria. En la cantidad correcta, el glutatión ayuda a tu cuerpo a lidiar con un mundo que parece estarse hundiendo cada vez más en las sustancias químicas industriales.

Todos los días sin excepción entras en contacto con sustancias químicas industriales y metales pesados: en el aire de interiores, el de exteriores, tus alimentos, tu agua y la inmensa mayoría de productos de casa y oficina: muebles, tóner de la fotocopiadora, alfombra, colchones, utensilios de cocina, productos de limpieza, productos de cuidado personal (entre ellos champús, lociones, cosméticos) y sobre todo plástico, plástico, plástico, plástico. Los plásticos recubren las latas en las que se conserva la comida; cubren los recibos de la caja registradora; se usan para guardar y cocinar tu comida; contienen tu agua de diseñador "pura" y "filtrada". Es casi imposible evitar los plásticos y cada vez que entras en contacto con ellos experimentas una exposición tóxica más.

Mi personalidad de MTHFR significa que tiendo a pasar de cero a 60 a la velocidad del rayo, así que trato de no ceder a mi enojo, pero cuando pienso en la sobrecarga de sustancias químicas que se vierten a nuestro entorno, no puedo evitarlo: me enojo. Pero con ganas.

Mira, los polimorfismos genéticos —PSN— llevan mucho tiempo circulando. Se adaptaron por la selección natural, porque ayudaron a nuestros ancestros a hacer frente a diversos aspectos de nuestro entorno.

Pero ponte a pensar: ¿cuánto tiempo hemos tenido sustancias químicas, alimentos procesados, medicamentos dañinos, trabajos estresantes, tráfico en horas pico y bacterias transgénicas?

¿Cien años? ¿Tal vez 150?

Pero los PSN han estado aquí mucho más tiempo; muy probablemente la mayor parte del tiempo que los humanos hemos estado sobre este planeta.

Entonces, ¿qué cambió? ¿Por qué la gente está más enferma? Nuestros genes no han cambiado tanto, así que debe ser nuestro entorno, nuestras elecciones de estilo de vida y los alimentos.

Ahora bien, no te confundas: las sustancias químicas ambientales dañan a todo el mundo. Si estás expuesto a las sustancias químicas industriales y a los metales pasados por cierto tiempo o en ciertas cantidades, aumentas enormemente tu riesgo de una enfermedad crónica grave.

Pero si naciste con PSN en el gen GST o GPX, más pronto sentirás los efectos de estas sustancias químicas: mucho antes de que tengas oportunidad de enfermarte. Esto te da una ventaja para la limpieza de tu entorno y la protección de tu salud. Y si tu GST / GPX limpio de nacimiento está actuando como gen sucio, ésa es otra información importante para moverte a la acción, porque lo que hoy día pueden parecer síntomas menores se pueden convertir en síntomas graves mañana. Y eso no tiene nada de chistoso.

LO BÁSICO SOBRE EL GST / GPX

FUNCIÓN PRINCIPAL DEL GEN GST

El gen GST produce la enzima GST, cuya función principal es ayudar a tu cuerpo a transferir el *glutatión* —el principal agente desintoxicante de tu cuerpo— a los xenobióticos (compuestos ambientales dañinos como pesticidas, herbicidas y metales pesados) que se han infiltrado en tu cuerpo, para permitirte sacarlos con la orina. Si no se eliminan, estas sustancias químicas dañan tu ADN, las membranas, la mitocondria, las enzimas y las proteínas de las células.

EFECTOS DE UN GST SUCIO

Con un GST sucio tu cuerpo no puede unir el glutatión a los xenobióticos, problema especialmente serio si te enfrentas a mucha exposición química.

SEÑALES DE UN GST SUCIO

Entre las señales comunes están una hipersensibilidad a las sustancias químicas (que puede crear respuestas como congestión, moqueo, ojos llorosos, tos, estornudos, fatiga, migraña, sarpullido, urticaria, problemas digestivos, ansiedad, depresión y neblina mental), aumento de la inflamación, presión alta y sobrepeso u obesidad.

POSIBLES PUNTOS FUERTES DE UN GST SUCIO

Aunque todo el mundo es vulnerable a las sustancias químicas industriales, tu mayor vulnerabilidad te hace consciente del problema más pronto y te da motivación para proteger tu salud. También tienes una mejor respuesta a la quimioterapia, pues tu GST no puede sacar fácilmente estas sustancias químicas de tu organismo.

FUNCIÓN PRINCIPAL DEL GEN GPX

El gen GPX produce la enzima GPX, que ayuda a juntar el glutatión con el peróxido de hidrógeno (que se produce en tu cuerpo como derivado de la respuesta del estrés) y a convertirlo, así, en agua que luego puedes orinar.

EFECTOS DE UN GPX SUCIO

Con un GPX sucio no puedes usar el glutatión con eficiencia para convertir el peróxido de hidrógeno en agua. El peróxido de hidrógeno en exceso trastoca tu ciclo de metilación

---

SEÑALES DE UN GPX SUCIO

Algunas de las señales comunes son un pelo canoso prematuro, humor errático, fatiga crónica, problemas de memoria, irritabilidad y agresión.

POSIBLES PUNTOS FUERTES DE UN GPX SUCIO

Tu mayor vulnerabilidad al exceso de peróxido de hidrógeno te hace consciente del problema más pronto y te motiva más a hacer algo al respecto.

Encanecer: parte 2

Como vimos en el capítulo anterior, tu cuerpo produce peróxido de hidrógeno cuando tu MAOA saca de tu cuerpo los neurotransmisores del estrés. Mientras más estrés tengas, más peróxido de hidrógeno producirá tu cuerpo. El peróxido de hidrógeno en exceso puede decolorar y dañar tu pelo.

Por suerte tienes al GPX para posibilitar que el glutatión convierta el peróxido de hidrógeno en agua inofensiva. Si no tienes el suficiente glutatión, te enfrentas a toda clase de peligros potenciales: no sólo tu pelo, sino especialmente tu cerebro.

Por esa razón no te conviene que tu GPX se sobrecargue y por consiguiente se ensucie. Por eso es tan importante el alivio del estrés. Cuando estamos estresados, la mayoría de nosotros tiende a atiborrarnos de carbohidratos, alimentos ricos en grasa y azúcares, todos los cuales reducen aún más el glutatión.

¿Qué te parece ese círculo vicioso? El estrés aumenta el peróxido de hidrógeno y luego te entran antojos de carbohidratos que lo aumentan aún más. El estrés y los carbohidratos consumen peligrosamente tu glutatión. Por desgracia no son las únicas amenazas.

El problema se vuelve aún más apremiante cuando tienes algún tipo de infección, el que sea: viral, bacteriana, por moho, por levaduras (candidiasis) o parasitaria. En esos momentos tu sistema inmunitario está peleando arduamente por ti, y una de sus armas para combatir las infecciones es el peróxido de hidrógeno. Eso significa que cada vez que te enfermas o tienes una infección crónica agotas tu glutatión, lo que deja a tu cuerpo, y a ti, susceptible al daño.

Conoce tu GST/GPX sucio

Si ya completaste la primera lista de lavado, ya tienes bastante idea de si tu gen GST o GPX está sucio, pero aquí hay algunas otras preguntas para ayudarte a averiguarlo:

○ Soy (o he sido) infértil.
○ Soy sensible a las sustancias químicas y los olores.
○ Me siento mejor después de un sauna o de hacer mucho ejercicio.
○ Subo de peso fácilmente, a pesar de que como lo que debo.
○ Hay casos de cáncer en mi familia.

Sí: cáncer. No quiero asustarte. De hecho quiero que te alegres tanto como yo por todo lo que puedes hacer para limpiar un GST / GPX sucio. Pero, si no lo limpias, el cáncer es un resultado posible. Hagamos todo lo que esté en nuestras manos para evitarlo.

AFECCIONES RELACIONADAS CON UN GST/GPX SUCIO

La lista de afecciones que algunos investigadores han asociado con un GST/ GPX sucio es abrumadora.

* Ansiedad
* Autismo
* Cáncer
* Cardiopatía
* Colitis ulcerosa
* Complicaciones en el embarazo
* Convulsiones
* Depresión
* Derrame cerebral
* Diabetes, tipos 1 y 2
* Eczema
* Enfermedades mentales, entre ellas el trastorno depresivo mayor, el desorden bipolar, la esquizofrenia y el trastorno obsesivo-compulsivo
* Enfermedad de Alzheimer
* Enfermedad de Crohn
* Enfermedad de Keshan (un tipo de problema cardiaco)
* Enfermedades autoinmunes, como la enfermedad de Graves, la tiroiditis de Hashimoto, la esclerosis múltiple, la artritis reumatoide

---

- Esclerosis lateral amiotrófica (ELA)
- Exceso de homocisteína
- Fatiga
- Fibromialgia
- Hipertensión
- Infecciones crónicas como hepatitis, alergia al moho, Epstein-Barr, *Helicobacter pylori* y enfermedad de Lyme
- Infertilidad
- Mal de Parkinson
- Migraña
- Obesidad
- Pérdida de audición
- Pérdida progresiva de la visión
- Psoriasis
- Sensibilidad química

GST y tu microbioma

Hay muchos tipos del gen GST, cada uno con su propio trabajo particular. Radican principalmente en los intestinos y el hígado, pero tu microbioma también tiene sus propias enzimas GST. De hecho, tu microbioma es un jugador clave en el esfuerzo de tu cuerpo por deshacerse de los xenobióticos para protegerte del estrés químico y oxidativo. Piensa en tu microbioma como el refuerzo principal de tu GST y cerciórate de protegerlo.

¿QUÉ ENSUCIA AL GST / GPX?

- **Exposición a gran cantidad de sustancias químicas industriales, metales pesados, toxinas bacterianas y plásticos.** Mientras más aligeres la carga química de tu GST/GPX, más oportunidad le darás a este gen de funcionar al máximo.
- **Estrés.** Cuando estás sometido a estrés físico y mental, tu ciclo de metilación consume más ingredientes de los debidos y, sin embargo, no funciona tan bien como debería, lo que significa que a tu cuerpo le falta la materia prima que necesita para producir glutatión. El estrés ensucia todos tus genes, entre ellos el GST / GPX, a una velocidad asombrosa.
- **Un ciclo de metilación deteriorado.** Cada vez que tu ciclo de metilación batalla, te cuesta trabajo producir todo el glutatión que tu cuerpo necesita. Esto somete a tu GST / GPX a una gran tensión.

- **Insuficiencia de riboflavina/vitamina B$_2$.** Tu cuerpo usa riboflavina para regenerar el glutatión deteriorado y disfuncional, y convertirlo nuevamente en un glutatión funcional. Si no estás consumiendo suficientes alimentos ricos en riboflavina, tu suministro de glutatión no puede seguir el ritmo. Sin un glutatión saludable y funcional no puedes eliminar de tu cuerpo sustancias químicas industriales o peróxido de hidrógeno, y tu GST / GPX tiene que trabajar más arduamente para combatir la arremetida química.
- **Insuficiencia de selenio.** Para que tu glutatión convierta el peróxido de hidrógeno en agua necesita selenio. Sin el selenio tu enzima GPX no puede desechar el peróxido de hidrógeno.
- **Insuficiencia de cisteína.** La cisteína, que se encuentra en muchos alimentos nutritivos y es producida a partir de tu homocisteína, es el ingrediente clave del glutatión. Y, como ya sabes a estas alturas, si tu gen GST / GPX no tiene suficiente glutatión disponible, sencillamente no puede funcionar.

El glutatión como protector principal

Probablemente has oído hablar mucho de los beneficios de los antioxidantes y quizá has observado que en un capítulo anterior me referí al glutatión como antioxidante. De hecho estoy aquí para decirte que el glutatión es tu antioxidante *principal*. Pero, ¿qué significa *antioxidante* y por qué la oxidación es algo malo?

Buena pregunta. Antes que nada, una respuesta en una sola oración. Nuestros cuerpos queman oxígeno para obtener combustible y esto es algo bueno, pero ese proceso produce diversas sustancias químicas nocivas (una de ellas es el peróxido de hidrógeno, que, como hemos visto, se vuelve inocuo gracias a la acción del glutatión).

Ahora una respuesta más detallada: tu cuerpo quema oxígeno dentro de tus *mitocondrias*, que son las centrales eléctricas de las células de tu cuerpo. Con ayuda de este proceso tus mitocondrias producen el más importante transportador de energía de tu cuerpo, el *trifosfato de adenosina* (TFA). Sin embargo, a la hora de quemar oxígeno se producen muchos derivados, como los radicales libres. Para protegerse de esos derivados —la fuente de lo que llamamos *estrés oxidativo*—, tus mitocondrias necesitan mucho glutatión; de otro modo se dañan y no pueden producir suficiente TFA. Cuando eso pasa, tus células no reciben la energía que necesitas y terminas con infinidad de afecciones (véase la lista anterior). En pocas palabras, el glutatión es fundamental para tu funcionamiento general.

Adivina qué otra cosa causa un daño que le impide al glutatión hacer limpieza: alimentos inflamatorios —en especial azúcares y grasas malas para la salud— y tan sólo comer demasiado, de lo que sea. Comer en exceso produce un compuesto inflamatorio llamado *metilglioxal*, que por lo general está elevado en los diabéticos, en gente con dietas altas en proteína y gente que sigue una dieta cetogénica. El glutatión te protege convirtiendo el metilglioxal en inocuo ácido láctico.

El glutatión y tu peso

Mientras más sustancias químicas industriales, estrés oxidativo y toxinas haya en tu organismo, más sobrepeso será probable que tengas. Por esa razón, es probable que limpiar tu cuerpo de su carga tóxica te haga más esbelto. He tenido pacientes que bajan hasta cinco kilos sólo por reducir su exposición química. La bioquímica es intrincada, pero la conclusión es sencilla: cuando no estás sobrecargando tus genes o agotando tus reservas de glutatión, será mucho más fácil que llegues a tu peso ideal.

¿Cómo es posible? Piensa en la comida como lo hacen tus células y genes: no como un buen sabor o una sensación de estar lleno, sino como combustible y herramienta. Llegas a un peso ideal cuando tus mitocondrias pueden quemar las calorías que ingieres como si fueran combustible. Si tienes bajos niveles de glutatión, tus mitocondrias no pueden trabajar muy bien que digamos. ¿Y adónde va el combustible que no se gastó? A tu cintura. Dales a tus mitocondrias el glutatión que necesitas y podrás mantener un peso óptimo. Es una asociación de por vida.

El glutatión y la vitamina B_{12}

La vitamina B_{12} es fundamental para prevenir la anemia, para darles oxígeno a tus células y evitar el daño nervioso.

Pero no basta con tan sólo *consumir* B_{12}. Necesitas proteínas que la transporten a tus células, y el glutatión es el pegamento que ayuda a la B_{12} a adherirse a esas células transportadoras. Entonces, si estás bajo de glutatión puedes tomar todos los suplementos de B_{12} que quieras y no llegará a los lugares donde tu cuerpo lo necesita, de modo que tu insuficiencia de B_{12} no se resolverá. Una vez más, el glutatión es la clave.

El glutatión y tu ciclo de metilación

Como vimos en el capítulo 5, tu ciclo de metilación depende del glutatión. En el momento que los niveles de peróxido de hidrógeno aumentan y se acumulan los metales pesados, tu ciclo de metilación se detiene. Si tu gen GST / GPS está sucio, tu ciclo de metilación estará sucio también. El glutatión es la clave para una metilación saludable.

El glutatión y tu cerebro

Para que tu cerebro pueda producir dopamina y serotonina necesitas que haya glutatión a bordo. En el momento en que disminuyen tus niveles de glutatión, tu capacidad de producir esos neurotransmisores vitales también disminuye. No es de extrañar que los bajos niveles de glutatión estén asociados con tantas enfermedades mentales y neurológicas, como ELA, trastorno depresivo mayor, desorden bipolar, drogodependencia, trastorno obsesivo-compulsivo, autismo, esquizofrenia y enfermedad de Alzheimer.

El glutatión y tu corazón

Un compuesto fundamental para un corazón y unos vasos sanguíneos sanos es el óxido de nitrógeno. Cuando los niveles de glutatión caen, tu capacidad de producir óxido nítrico disminuye y, por consiguiente, tu corazón y tus vasos sanguíneos no funcionan tan bien como necesitan hacerlo. Así, el glutatión es básico para tu salud cardiaca.

El glutatión y tu sistema inmunitario

El glutatión ayuda a tu sistema inmunitario a combatir efectivamente las infecciones. Cuando bajan los niveles de glutatión, normalmente la gente experimenta la autoinmunidad, es decir, su cuerpo, en vez de combatir la infección, lucha contra sí mismo. El resultado es la inflamación. Dicho brevemente, sin glutatión tu sistema inmunitario no es efectivo para eliminar las infecciones y tienes mucha inflamación.

Además, tu sistema inmunitario, como tu corazón, necesita óxido de nitrógeno; usa ese compuesto para combatir las infecciones. Cuando el glutatión está bajo, la capacidad de tu cuerpo para generar óxido nítrico para combatir las infecciones disminuye y permite que las infecciones persistan.

Nutrientes clave para un GST / GPX sano

Como hemos visto, el trabajo del gen GST / GPX supone transferir el glutatión antioxidante a las sustancias químicas y compuestos que necesitan eliminarse del cuerpo. Para producir ese antioxidante, tu cuerpo requiere *cisteína*, un aminoácido azufrado que mucha gente tiene en cantidades insuficientes:

- **Cisteína:** carne roja, semillas de girasol, pollo, pavo, huevo, brócoli, col, coliflor, espárrago, alcachofa, cebolla

También necesitas riboflavina para que el glutatión dañado se transforme nuevamente en un antioxidante listo para usarse. De otro modo, el glutatión dañado sigue dañado y contribuye a un daño aún mayor en tus células.

- **Riboflavina / B$_2$:** hígado, cordero, champiñones, espinaca, almendras, salmón salvaje, huevo

Por último, tu GPX necesita *selenio*, un oligoelemento que mucha gente tiene en cantidades insuficientes:

- **Selenio:** nuez amazónica, atún, fletán, sardinas, carne de res, hígado, pollo, arroz integral, huevo

Para equilibrar tu sulfuro

Tu cuerpo necesita mucho sulfuro, que usa para la circulación, para unas articulaciones sanas, para reparar el revestimiento intestinal y para la eliminación de hormonas y neurotransmisores. También necesitas sulfuro para producir glutatión. Ese sulfuro proviene principalmente de la proteína de la dieta y de las crucíferas, contando alimentos ricos en cisteína (el aminoácido azufrado recién mencionado). Desafortunadamente, algunas personas no parecen tolerar bien el azufre. Un microbioma poco amistoso, que esté produciendo demasiado ácido sulfhídrico, puede ser el culpable. Si hueles a huevo podrido y un olor a azufre sale de tus axilas, tu aliento, tus heces y tus gases, probablemente tienes mucho ácido sulfhídrico (las heces blancas son otra señal común, pero no inevitable, de esta afección).

Si esto pasa, vuelve a reducir tu consumo de crucíferas ricas en azufre (brócoli, colecitas de Bruselas, col, coliflor y col rizada) y reduce cualquier suplemento basado en azufre que estés tomando, como el metilsulfonilmetano (MSM) o la N-acetilcisteína (NAC). Pídele a tu médico que solicite un análisis integral de heces para ver qué está pasando con tu microbioma.

Sea cual sea la causa de la intolerancia al azufre, eliminarlo de tu dieta no es la panacea. La gente que lleva una dieta baja en azufre puede sentirse bien en un principio, pero a largo plazo puede terminar con una importante insuficiencia de azufre.

He tenido incontables pacientes con dificultad para balancear el azufre de su dieta. Por ejemplo, Janet tenía dolores de cabeza crónicos, mareo, dolores en todas partes y sangrados de nariz, además de que se sentía fatal después de comer. Revisé su dieta y suplementos y me di cuenta de que estaba ingiriendo mucho azufre. Resultó que estaba siguiendo la dieta hiperproteica GAPS. Encima de eso, estaba tomando un suplemento de MSM para su dolor de articulaciones y para el restablecimiento intestinal, y un suplemento de NAC para ayudarla a elevar sus niveles de glutatión; ambos aumentaron aún más sus niveles de azufre. ¡Estaba tomando una sobredosis!

Descartar los suplementos azufrados y reducir su ingesta de proteínas redujo sus niveles de azufre y eliminó sus síntomas, pero dos meses después volvió.

—Siento una gran necesidad de aire —me dijo—, ¡no puedo respirar! Estoy devastada... y sigue empeorando.

Le dije que ahora sus niveles de azufre estaban *demasiado* bajos. Para poder respirar, sus pulmones necesitan la cantidad adecuada de sulfuro de hidrógeno: ni demasiado ni demasiado poco.

—Estás experimentando un efecto yoyo —le expliqué—; estás sometiendo tu cuerpo a extremos. Y ahora, mientras más tiempo pases en una dieta baja en sulfuros, más se reducirá tu suministro de glutatión. Eso se debe a que tu cuerpo descompondrá el glutatión para sacar el azufre adicional que necesita. Así, una dieta baja en azufre significa que terminarás con escasez de azufre y de glutatión.

Busqué una nueva dieta para Janet y le enseñé el método del pulso para tomar los suplementos (te lo explicaré en detalle en el capítulo 12). El método del pulso te permite averiguar cuándo necesitas seguir tomando un suplemento y cuándo estás listo para cambiar la dosis o parar por completo.

Dos días después tuve noticias de Janet.

—¡Parece magia! Ya puedo respirar y ya entiendo el método del pulso. Vigilaré cómo me siento y ajustaré mi dieta y mis suplementos como haga falta. Me siento muy empoderada. ¡Gracias, mil gracias!

Sensibilidad al sulfito

Los sulfitos son compuestos de azufre que están presentes de manera natural en algunos alimentos y que se añaden a otros por sus propiedades como antioxidantes y conservadores (se suele agregar sulfitos al vino, por ejemplo, y a la fruta seca). Así como algunas personas no toleran el azufre, muchas tienen una sensibilidad a él; para ellos, los sulfitos son alergenos y deben evitarlos.

Independientemente de si una persona tiene sensibilidad a los sulfitos o no, éstos deben eliminarse del cuerpo. Si se permite que se acumulen, pueden acarrear problemas de salud, como el asma.

Se suma a esto suox, otro gen clave. En ése no nos estamos concentrando en este libro, pero como es socio del negocio de la desintoxicación lo mencionaremos aquí. El suox usa molibdeno, un mineral dietético, para eliminar sulfitos del cuerpo.

Una dieta hiperproteica o un suplemento de sulfuro fuerzan ese gen. Es exactamente lo que le pasó a Janet durante su fase alta en azufre: abrumó a su gen suox y su cuerpo se quedó sin molibdeno, lo que provocó que sus niveles de sulfito se elevaran.

Para sacar el máximo provecho de GST / GPX

Igual que con Keri, quería que Megan supiera que tenía esperanzas, y muchas. De ninguna manera estaba condenada a una vida de sarpullido y dolores de cabeza y burlas de su familia.

Le recordé que a mayor exposición a xenobióticos, radicales libres, especies reactivas de oxígeno, azúcar, grasa en exceso y proteína en exceso, más glutatión necesitaría. Producir y reciclar glutatión es un proceso demandante y difícil para el que se requiere una serie de genes y enzimas, así que limpiar su entorno y su dieta serían un gran comienzo para aliviar sus síntomas y limpiar sus genes.

También le recordé a Megan que mientras más sucios estuvieran sus genes del glutatión —GST y GPX—, peor funcionarían sus células. Y un mal funcionamiento celular era lo que había provocado sus síntomas crónicos.

Te presento algunas maneras como Megan podría haber empezado a limpiar sus genes, y tú también puedes. Ni siquiera tienes que esperar a la fase de remojar y tallar, puedes empezar de una vez:

- **Come mucha fibra.** A tu microbioma le encanta la fibra. Esas bacterias intestinales se comen la fibra que tu propio cuerpo no puede digerir y luego ayudan a que éste se desintoxique. La fibra contribuye a la producción de enzimas desintoxicantes y también se une a los xenobióticos. Cuando la fibra se engancha a esas sustancias químicas, las saca a través de las heces. Problema resuelto..., con una excepción: si estás luchando con el SBID, no debes empezar a comer más fibra: primero tienes que atender el SBID.

ALIMENTOS RICOS EN FIBRA

- Aguacate
- Alcachofas
- Avena (limítate a la que no contiene gluten)
- Brócoli
- Chícharo seco
- Chícharos
- Colecitas de Bruselas
- Frambuesas
- Frijol negro

- Habas
- Lentejas
- Linaza molida (que puedes añadir a la avena, licuados, yogurt y alimentos horneados)
- Peras
- Semillas de chía (que puedes espolvorear en ensaladas y verduras o revolver con el yogurt)
- Zarzamora

■ **Limpia tu entorno.** Cada vez que comas, bebas, respires o toques una sustancia química industrial —y aquí incluyo plásticos, pesticidas, ambientadores, toallitas para secadora, herbicidas y lo que sale por los tubos de escape de los automóviles— agregas más peso a la carga de tu cuerpo. Mientras más limites tu exposición, menos trabajo de desintoxicación tendrá que hacer tu cuerpo, menos glutatión necesitarás y más fácil será el trabajo de tu GST / GPX. No te conviene que ningún GST / GPX trabaje demasiado, pero mucho menos uno que es sucio de nacimiento y ya pasa dificultades para terminar su trabajo. Continúa con el Protocolo Limpia tus Genes y filtra tu agua, come alimentos orgánicos, limpia el aire de interiores (sobre todo en casa) y evita los productos tóxicos.

■ **Revisa si hay moho en tu entorno.** Si estás batallando con muchos síntomas que no se van ni siquiera después de limpiar la dieta, el aire, el agua y los productos, te convendría revisar si hay moho en tu casa, en el trabajo, en tu coche y cualquier otro lugar donde pases una cantidad importante de tiempo. Un inspector ambiental puede ayudar a hacer esta evaluación.

■ **Súdalo.** Tu cuerpo se desintoxica de cuatro maneras: a través de la respiración, la orina, el excremento y el sudor. Ya estás respirando —con suerte de manera adecuada—, así que eso está cubierto. Ya estás hidratándote, así que eso cubre la orina. Estás comiendo mucha fibra, y eso cubre el excremento. Ahora vamos a encargarnos de que sudes al menos dos veces a la semana. Tienes muchas opciones, desde las energizantes hasta las súper relajantes: sauna, baño en sales de Epsom, ejercicio vigoroso, yoga caliente, relaciones sexuales. Si eliges el sauna, elige una temperatura baja para que puedas quedarte ahí más tiempo y seguir sudando. Vivir en un lugar de clima caliente como Arizona no cuenta a menos que salgas y sudes. Porque si tienes un PSN en el GST/GPX, tienes que sudar, y mucho.

- **Sé consciente.** Ten presente que eres sensible a las sustancias químicas, no dejes de evitarlas. Al mismo tiempo, recuerda que otros no son tan sensibles como tú y quizá por eso no siguen tus recomendaciones ni te creen cuando les dices cómo te afectan a ti las sustancias químicas. Tiene sus bemoles convencer a una familia escéptica o a una amistad dudosa, pero el primer paso es que te creas a ti mismo.
- **Cultiva germinados de brócoli y de rábano.** Te advierto que el sabor es muy fuerte, pero obtendrás un gran apoyo para tu glutatión. La combinación de tipos de germinado es lo que funciona. Lo mejor es comer el germinado de brócoli el tercer día después de que retoñe.

Así como a Keri limpiar su GST le trajo muchos buenos resultados, Megan disfrutó de una mejor salud después de limpiar su GST/GPX. Ya había reducido de manera importante su exposición a las sustancias químicas tóxicas, pero con mi ayuda identificó algunas que había pasado por alto.

Lo que no había hecho era apoyar la desintoxicación de su cuerpo a través de la respiración, la orina, el excremento y el sudor, así que empezó a concentrarse en respirar adecuadamente, hidratarse regularmente, comer más fibras y tomar saunas dos veces a la semana.

—Puedo sentir cómo las toxinas salen de mi cuerpo —me dijo en nuestra segunda reunión—. Es lo mejor, y además es muy relajante.

Megan también encontró mucho apoyo al llevar una vida acorde al Protocolo Limpia tus Genes, en especial al dormir mejor y reducir y aliviar el estrés. Estos pasos clave ayudaron a apoyar todo su organismo, aligeraron la carga de todos sus genes y permitieron que su GST/GPX sucio funcionara a su máxima capacidad.

¿Recuerdas que mencioné que muchos italianos tienen un MTHFR sucio pero viven sin síntomas, sin necesidad de tomar suplementos o fármacos? Eso es posible también para la gente con un GST/GPX sucio, siempre y cuando coma bien, haga el ejercicio adecuado, disfrute de un sueño profundo, evite las toxinas siempre que sea posible y reduzca o alivie el estrés. Éste es el protocolo que seguimos mi familia y yo, y hemos visto cómo se reduce la carga de nuestros genes sucios. A Keri y Megan también les trajo magníficos resultados, como sé que puede traértelos a ti.

CÓMO AYUDA A TU GST / GPX EL PROTOCOLO LIMPIA TUS GENES

DIETA

Recibirás una cantidad equilibrada de fibra, azufre y riboflavina / vitamina B_2, que apoyará las reservas de glutatión de tu cuerpo, así como la función de tu GST y tu GPX. Comerás grasas saludables y eliminarás carbohidratos y azúcares procesados, así como grasas malas para la salud que provocan una serie de problemas con el glutatión y son una carga para tu GPX. Además comerás la cantidad adecuada de proteína, en vez de cargar tu cuerpo y tus genes con un exceso de ella.

SUSTANCIAS QUÍMICAS

Evitar las sustancias químicas industriales aligerará la carga para ambos genes y para tus reservas de glutatión. Vas a respirar, sudar, orinar y defecar las toxinas, lo cual también ayudará.

ESTRÉS

El alivio del estrés aligera la carga sobre tu MAOA, lo que a su vez disminuye la cantidad de peróxido de hidrógeno que produce tu cuerpo y por tanto aligera la carga sobre tu GPX. Identificar las infecciones y eliminarlas también reduce de manera significativa la cantidad de peróxido de hidrógeno generada y reduce la cantidad de trabajo de tu GPX.

10

NOS3: problemas del corazón

Rudy era un hombre grande que solía trabajar en la construcción. Tuvo una jubilación anticipada debido a algunos daños y observó que, en cuanto dejó de ser tan físicamente activo como siempre, empezó a subirle poco a poco la presión arterial. Aunque a lo largo de los años había tenido una que otra migraña, ahora le daba una semanal.

Rudy tenía un NOS3 sucio; ese gen frecuentemente se asocia con problemas cardiovasculares y migrañas. Como Jamal, a quien conociste en el capítulo 1, Rudy estaba especialmente preocupado porque en su familia había casos de cardiopatía: su abuelo había muerto de un infarto, su padre había padecido presión alta y un tío suyo había muerto de un derrame cerebral.

Tranquilicé a Rudy y le dije que podíamos dar marcha atrás a ese aparente "destino genético" si limpiábamos sus genes, sobre todo el NOS3. El NOS3 es un gen fundamental para la producción de óxido de nitrógeno, una sustancia que mantiene dilatados nuestros vasos sanguíneos. Sin embargo, cuando el NOS3 se ensucia, no produce óxido nítrico con la eficiencia que debería. Por consiguiente, los vasos sanguíneos se estrechan y no pueden repartir adecuadamente el oxígeno que debería viajar por el torrente sanguíneo.

—Imagínalo así —le dije a Rudy—: tus células necesitan respirar igual que tú, o de lo contrario muchas de ellas mueren. El torrente sanguíneo lleva sangre y oxígeno a todas las células. Así, si los vasos sanguíneos se estrechan, las células no reciben suficiente sangre, u oxígeno, y entonces no pueden respirar.

Rudy asintió con la cabeza.

—De acuerdo —continué—, tu corazón es el que más oxígeno toma de todo tu cuerpo, mililitro por mililitro, aun cuando estés sentado en reposo. ¿Qué pasa entonces si tus células cardiacas no pueden respirar? Sin el oxígeno que necesitan, muchas de ellas mueren y, si mueren suficientes, puede darte angina de pecho o incluso un infarto.

A continuación le expliqué que, después del corazón, el que mayor masa de oxígeno emplea es el cerebro. Si las neuronas no reciben suficiente oxígeno, tampoco ellas pueden respirar. Si mueren demasiadas, puede darte migraña o, en casos graves, quizá daño cerebral.

—En resumidas cuentas —le dije a Rudy—, ahora mismo tus vasos sanguíneos no están bien dilatados, así que no pueden repartir suficiente sangre, lo que significa que tampoco pueden repartir suficiente oxígeno. Ésa es la situación que tenemos que revertir.

Rudy me seguía muy atento, pero yo no había terminado.

—Ahora bien, otra cosa que pasa cuando el óxido nítrico está bajo es que las plaquetas —los componentes que ayudan a que la sangre coagule en caso de emergencia— se ponen "pegajosas". Mientras la sangre viaja a través de las arterias, lo conveniente es que pase con soltura. Si las plaquetas de la sangre empiezan a pegarse unas con otras, pueden formar un coágulo donde no se necesita. Esto normalmente es un proceso lento y sigiloso, pero es así como tu tío terminó teniendo un derrame cerebral.

Rudy me seguía con atención, pero lo noté un poco afectado.

—Te estoy diciendo lo que podría pasar si no limpiamos tus genes —le recordé—. No te preocupes. Vamos a limpiar tu NOS3. Pero hay algo más que quiero que entiendas. Un NOS3 sucio significa que produces nuevos vasos sanguíneos con lentitud. El término científico para ese proceso es *angiogénesis*. Si tu angiogénesis no es eficiente y estás herido —por una cortada o por un rasguño profundo, digamos—, tu cuerpo batalla para producir los vasos sanguíneos extra que llevan los nutrientes y el oxígeno que necesitas para reparar la herida. Así, tu herida sanará mucho más lento.

Rudy volvió a asentir.

—En el trabajo sí me hice unas cortadas profundas —dijo— y el doctor me decía que estaban tardando más tiempo de lo normal en sanar.

—Tiene sentido —dije—, pero recuerda que todo esto podemos revertirlo.

Ahora Rudy tenía una pregunta.

—¿Y mi alta presión arterial? ¿Cómo se relaciona?

—Cuando tus vasos sanguíneos no se dilatan adecuadamente, la sangre que fluye por ellos presiona más las paredes de los vasos —expliqué—. Eso puede pasar aunque por lo demás tengas muy buena salud. Se llama *hipertensión esencial*. Antes de tu jubilación, cuando eras más activo, aspirabas más oxígeno y eso ayudaba a mantener dilatados tus vasos sanguíneos, aun con tu NOS3 sucio. Ahora que estás menos activo, tu NOS3 está dejando ver sus efectos.

Como Rudy estaba aprendiendo, un NOS3 es un ejemplo tremendo de por qué es importante conocer tus genes sucios y por qué es todavía más importante saber cómo apoyarlos. Sí, si tienes una propensión genética a las enfermedades cardiovasculares, puede conllevar un riesgo de muerte, pero no tiene que ser así. Con dieta adecuada, suplementos y estilo de vida puede conseguirse un resultado muy diferente.

Tu NOS3 en acción

Como hemos visto, el gen NOS3 trabaja arduamente para mantener saludables el corazón y tu vasto sistema circulatorio, y eso influye sobre todos los órganos a los que ese sistema circulatorio sirve. Es un asunto bastante crucial.

Curiosamente, la depresión es un factor de riesgo independiente que los médicos usan para evaluar si estás en riesgo de enfermedades cardiovasculares. Eso se debe a que la depresión a menudo se asocia con bajos niveles de dopamina y serotonina. La dopamina, como quizá recuerdes, es el neurotransmisor que te acelera, te prepara para hacer frente a las dificultades y te permite disfrutar estremecimientos como un paseo en montaña rusa o el enamoramiento. La serotonina es el neurotransmisor que apoya tu optimismo, tranquilidad y confianza en ti mismo.

Las sustancias químicas son una de las maneras principales como se ensucia tu NOS3. Aunque los efectos de las sustancias químicas sobre tu sistema circulatorio no pueden notarse en el momento, los efectos en las diferencias de humor sí. La próxima vez que estés expuesto a sustancias químicas de cualquier tipo observa si eso afecta tu estado de ánimo. Si es así, estarás asistiendo a la interacción del NOS3 con tu química cerebral. Más adelante en este capítulo exploraremos por qué pasa esto.

LO BÁSICO SOBRE EL NOS3

FUNCIÓN PRINCIPAL DEL GEN NOS3

El gen NOS3 influye en la producción de óxido de nitrógeno, que es un factor fundamental de la salud cardiaca, pues afecta procesos como el flujo sanguíneo y la formación de vasos sanguíneos.

EFECTOS DE UN NOS3 SUCIO

Con un NOS3 sucio no produces suficiente óxido de nitrógeno. Por consiguiente, tus vasos sanguíneos no se dilatan lo suficiente y tus plaquetas pueden hacerse pegajosas, lo que puede traducirse en coágulos.

SEÑALES DE UN NOS3 SUCIO

Entre las señales comunes están la angina de pecho, la ansiedad, manos y pies fríos, depresión, infarto, disfunción eréctil, presión arterial alta, migrañas, respirar por la boca, congestión de los senos nasales y heridas que sanan lento.

POSIBLES PUNTOS FUERTES DE UN NOS3 SUCIO

Entre los posibles puntos fuertes está un descenso en la formación de vasos sanguíneos durante el cáncer, lo que reduce su crecimiento.

Conoce tu NOS3 sucio

Acabas de ver que un NOS3 sucio puede acarrear presión arterial alta, problemas cardiovasculares, coágulos y derrame cerebral, además de depresión. También puede traerles complicaciones a los diabéticos.

Se sabe que la diabetes provoca dificultades importantes en el flujo sanguíneo y la curación. Las piernas están frías, se forman úlceras, tienen que amputarse dedos de los pies. La diabetes también causa pérdida de la vista. Todos estos problemas son resultado de un NOS3 sucio: la insuficiencia de óxido de nitrógeno trae consigo una pérdida del flujo sanguíneo; por consiguiente, tus piernas, pies y ojos no pueden obtener los nutrientes y el oxígeno que necesitan.

¿Por qué no? Cuando tienes diabetes, los niveles de insulina en tu sangre están altos todo el tiempo. Y, entre otras cosas, la insulina empuja al NOS3 a producir óxido nítrico.

Eso por lo general es algo bueno, y en la gente sana sigue siéndolo. Sin embargo, la diabetes ensucia tu NOS3 si es que no era ya sucio de nacimiento. Así, en vez de producir óxido de nitrógeno, tu NOS3 hace *superóxido*, uno de los radicales libres más peligrosos que hay. Este compuesto reactivo causa toda clase de estragos y el resultado son las complicaciones diabéticas.

Otro peligro del NOS3 son las malformaciones congénitas. Durante el desarrollo fetal, el bebé crece rápidamente y te necesita para formar nuevos vasos sanguíneos que nutran sus células y tejidos en desarrollo. Si un NOS3 sucio ralentiza tu capacidad de formar estos vasos sanguíneos, el corazón del bebé no obtendrá el apoyo que necesita y podría desarrollar una cardiopatía congénita, que de hecho es la malformación congénita más común en los seres humanos.

Entonces, sí, qué bueno que vas a aprender cómo limpiar tu NOS3 sucio, si es que lo tienes. La primera lista de lavado ya te dio algunas indicaciones, pero aquí hay otros factores que te ayudarán a determinar si tu NOS3 es sucio de nacimiento o bien actúa como tal.

O Tengo presión arterial alta.
O Mucha gente de mi familia tiene presión alta.
O Los infartos son comunes en mi familia.
O He tenido un infarto.
O Tengo muchos problemas circulatorios debido a mi diabetes.
O Con frecuencia tengo manos y pies fríos.
O Se han dado casos de derrame cerebral en mi familia.
O Me diagnosticaron preeclampsia durante mi embarazo.
O Ha habido casos de endurecimiento de las arterias (aterosclerosis) en mi familia.
O Soy alguien que respira por la boca.

AFECCIONES RELACIONADAS CON UN NOS3 SUCIO

Ya sea que tu NOS3 sea sucio de nacimiento o tan sólo esté haciendo las veces de gen sucio, te expone a algunos trastornos que pueden ser graves y contribuye a más de 400 afecciones. Éstas son las que más estrechamente se relacionan con un NOS3 sucio:

• Abortos espontáneos recurrentes
• Angina de pecho

- Apnea del sueño
- Asma
- Aterosclerosis
- Cáncer de próstata
- Cáncer mamario
- Depresión
- Derrame cerebral
- Desorden bipolar
- Diabetes, tipos 1 y 2
- Disfunción eréctil (que a menudo es una señal temprana de enfermedades cardiovasculares)
- Enfermedad cerebrovascular isquémica
- Enfermedad de Alzheimer
- Enfermedad de las arterias carótidas
- Enfermedad de las arterias coronarias
- Enfermedades cardiovasculares
- Esquizofrenia
- Hipertensión
- Hipertensión pulmonar
- Hipertrofia ventricular izquierda
- Infarto agudo de miocardio
- Inflamación
- Insuficiencia renal crónica
- Nefropatía diabética
- Obesidad
- Preeclampsia
- Retinopatía diabética
- Ronquidos
- Síndrome metabólico (o síndrome X)
- Sinusitis crónica
- Trastornos neurológicos, como la ELA

Conexiones del NOS3

Veamos con más atención algunas de las causas y los efectos de un NOS3 sucio.

Sinusitis y rinorrea

Se ha detectado que una nariz congestionada o con abundante líquido posiblemente contribuye a una alta presión arterial. Eso se debe a que si no aspiras suficiente oxígeno estás ensuciando tu NOS3.

Tener una nariz congestionada no significa que tengas que salir corriendo a comprar un aerosol nasal: significa que tienes que identificar la fuente del problema y eliminarla. ¿Tal vez un DAO sucio? ¿O reacción a productos lácteos? ¿Otro tipo de alimento o sensibilidad al entorno?

O quizá el culpable sea un NOS3 sucio. La sinusitis puede deberse a bajos niveles de óxido de nitrógeno. No queremos que este problema respiratorio menor se convierta en presión alta.

Manos y pies fríos

Muchos de nosotros padecemos de manos y pies fríos. Lo que no daríamos por calentarlos de manera natural para no tener que usar siempre guantes u oír a la gente decir "¡Tienes las manos heladas!".

Las extremidades frías son señal de que tu NOS3 está sucio. Si tu sangre no puede llegar a los dedos de tus manos y pies, significa que tus vasos sanguíneos están demasiado estrechos. Limpiar tu NOS3 sucio tiene que traer un cambio importante.

Respiración bucal

Respirar por la boca es una manera muy poco efectiva de oxigenar tu cuerpo y los niveles bajos de oxígeno son causa de un NOS3 muy sucio.

Se respira por la boca por varias razones. Una posibilidad es que la sinusitis te esté obligando a hacerlo. En ese caso, atacar la sinusitis (véase más arriba) debería resolver el problema.

Revisar si en tu casa hay moho, averiguar si hay alergias o intolerancias alimentarias y arreglar tu DAO sucio son otras buenas maneras de afrontar la sinusitis. Limpiar tu NOS3 sucio también resolverá algunos tipos de congestión.

Otra posibilidad es que tus senos nasales estén bloqueados por pólipos nasales, sobre todo si sientes que la entrada de aire a tu nariz es desigual. Los pólipos nasales se asocian comúnmente con alergias persistentes, ya sean al medio ambiente o a los alimentos. Pueden extirparse quirúrgicamente, pero podrían volver si no se atacan las alergias.

Un tabique desviado es otra razón común para la respiración bucal. Si tú tienes este problema, tu médico probablemente ya te lo ha informado. Lo que quizá no te ha dicho es que deberías arreglarlo para poder respirar adecuadamente. La restructuración neurocraneal, una técnica con la que se ajustan los huesos del cráneo a través de los senos nasales, es una manera efectiva y no quirúrgica de arreglar la mayoría de los tipos de desviación de tabique.

Otras causas por las que algunas personas respiran por la boca se relacionan con la estructura facial. Una afección conocida como lengua anclada, o anquiloglosia, es de lo más común. Es una anomalía en el frenillo que une la lengua al piso de la boca y altera la estructura facial, lo que provoca la respiración bucal. Si tu bebé o tu hijo pequeño respira por la boca, pide la evaluación de un consultante de lactancia. Hay varios tipos de anquiloglosia. Según dónde se inserte el frenillo en la lengua, están el anterior (fácil de detectar) y el posterior (más difícil de identificar), y también hay frenillos que unen el labio superior o el labio inferior a las encías (bastante visibles). Si tu hijo no consigue agarrarse bien del pezón al amamantarlo, le cuesta trabajo decir algunas palabras o se le dificulta tragar comida o pastillas, puede ser que la causa sea la lengua anclada.

Es posible corregir la anquiloglosia (idealmente al nacer, pero incluso de adulto), así que consulta a tu dentista. Como se mencionó, muchos consultores de lactancia son entendidos en el tema. La lengua anclada en ocasiones puede corregirse con un simple corte, pero más a menudo se necesita un tratamiento con láser. Los resultados son fenomenales: mejora la respiración, se facilita la lactancia, el habla es más fluida, se traga más fácilmente... y el NOS3 está más contento.

Contaminación, tabaco y estrés

El estrés, el tabaco y la contaminación pueden ensuciar tu NOS3 aunque haya nacido limpio. Eso se debe a que el NOS3 depende de un compuesto conocido como BH4 que tu cuerpo produce. Al BH4 le encantan las cosas limpias. Si tu cuerpo está estresado o sucio por la acción de toxinas —como la nicotina o las sustancias químicas industriales—, tus niveles de BH4 descenderán notablemente.

Sin BH4, sin embargo, tu NOS3 no puede generar óxido nítrico. Como vimos antes, lo que en tal caso produce el NOS3 es superóxido, ese peligroso radical libre asociado con complicaciones diabéticas. Desafortunadamente no sólo los diabéticos tienen que preocuparse por un BH4 disminuido. Si te falta BH4, también terminarás con un flujo sanguíneo disminuido, plaquetas más pegajosas y un mayor riesgo de enfermedades cardiovasculares, sin importar si eres diabético o no.

NOS3 y trastornos neurológicos

Cuando los trastornos del humor persisten en una persona, tienden a profundizarse y afianzarse. A la larga pueden incluso ocasionar trastornos neurológicos como la enfermedad de Parkinson, ELA o derrames cerebrales. Así como la depresión está relacionada con las enfermedades cardiovasculares, se relaciona también con trastornos del sistema nervioso. Si el BH4 sigue escaseando y da lugar a la producción de superóxido, tu cerebro, el "director" del sistema nervioso, se ve afectado de manera persistente e insidiosa. Por favor sintoniza y detecta temprano estas señales.

Impacto del NOS3 en las mujeres

Un NOS3 sucio es especialmente preocupante para mujeres embarazadas y posmenopáusicas. Veamos por qué.

NOS3 en mujeres embarazadas

Durante el embarazo las mujeres experimentan altos niveles de estrógeno y óxido nítrico. De hecho, el estrógeno estimula al NOS3 para funcionar mejor y producir más óxido nítrico. Este óxido nítrico extra es fundamental para formar nuevos vasos sanguíneos, prevenir coágulos y aumentar el flujo de sangre al bebé en desarrollo.

Si tienes un NOS3 sucio durante el embarazo estás en un riesgo mayor de abortos espontáneos recurrentes, malformaciones congénitas y preeclampsia. Quiero que conozcas estos riesgos por adelantado para que puedas ayudar a tu NOS3 en lo que necesite y prepararte para un embarazo seguro.

NOS3 en mujeres posmenopáusicas

El riesgo de todos los tipos de cardiopatía —presión arterial alta, coágulos (derrame cerebral) e infarto— aumenta de manera espectacular para las mujeres tras la menopausia. Eso se debe a que el estrógeno, como se observó antes, estimula al NOS3 para producir óxido de nitrógeno. Cuando los niveles de estrógeno caen tras la menopausia, la producción de óxido nítrico disminuye y el riesgo cardiovascular aumenta. Esto es un incentivo más para mantener tu estrógeno en equilibrio y en un nivel saludable.

Aléjate de las estatinas

La clase de fármacos conocidos como *estatinas* ayuda a estimular la producción de óxido nítrico y a apoyar el NOS3. Están entre los fármacos más recetados en Estados Unidos, pues muchos médicos los usan para reducir el colesterol. Sin embargo, yo siempre veo con dudas que se dependa de una droga para hacer algo que el cuerpo debería hacer por sí solo. Después de todo, nadie nace con una escasez de estatinas.

Además, se ha asociado a las estatinas una serie de efectos colaterales, entre ellos:

- Abotagamiento
- Diarrea
- Dolor de cabeza
- Dolor o debilidad muscular
- Enrojecimiento de la piel
- Estreñimiento
- Gases

- Mareos
- Náusea o vómito
- Problemas de sueño
- Retortijones o dolor abdominal
- Sarpullido
- Somnolencia

Las estatinas también pueden producir efectos colaterales aún más temibles, sobre todo en los ancianos, como problemas de memoria, confusión mental, subida de glucosa y diabetes tipo 2.

Dado todo esto, ¿no sería mejor que buscaras maneras naturales de lograr lo que se supone que hacen las estatinas? Sobre todo si, como sugieren varias investigaciones, las estatinas no parecen funcionar bien si tu NOS3 está sucio.

La relación con la nitroglicerina

Tu NOS3 debería darte todo el óxido de nitrógeno que necesitas, pero cuando no funciona de manera óptima, el médico podría recetarte nitroglicerina. Sí, la misma nitroglicerina que se usa para provocar explosiones en las películas. Usada por cortos periodos, como una solución rápida, la nitroglicerina puede salvar vidas. En cambio, no me gusta como solución de largo plazo para problemas del corazón. Echemos un vistazo.

La nitroglicerina promueve la liberación del óxido nítrico, el compuesto que apoya el flujo sanguíneo. Eso es sensacional: ahora tus células reciben el oxígeno y los nutrientes que necesitan.

Sin embargo, en ocasiones la nitroglicerina no cumple su función. Algunas personas nunca responden a ella y otras desarrollan una resistencia a la nitroglicerina.

¿Por qué esa discrepancia? Apuesto a que ya adivinaste: debido a un NOS3 sucio. Si tu NOS3 está sólo un poco sucio y sólo necesita algo de ayuda, la nitroglicerina puede ayudar. Si tu NOS3 está muy sucio y necesita mucha ayuda, ni siquiera una gran carga de nitroglicerina bastará para poner a circular suficientes cantidades de óxido nítrico. Por eso a los fumadores no suele funcionarles la nitroglicerina.

Así, estoy totalmente de acuerdo con la nitroglicerina como solución por un periodo corto, pues, literalmente, puede salvar vidas. Para una solución de largo plazo, sin embargo, lo que tienes que hacer es limpiar tu NOS3 junto con el resto de los genes.

Mientras tanto, si estás tomando nitroglicerina y empiezas a notar que no te ayuda tanto como antes, tienes que informarle a tu profesional de la salud: hazle saber que puede ser que tu enzima NOS3 esté "desacoplándose", un término que explicaré en la siguiente sección.

El robo de arginina

Así como muchos médicos confían en la nitroglicerina para tratar problemas del corazón, muchos otros recurren a un compuesto llamado *arginina*, un tipo de aminoácido que se encuentra en las proteínas tanto animales como vegetales. La arginina sí ayuda a un NOS3 limpio, pero, como la nitroglicerina, no necesariamente funciona si tienes un NOS3 sucio. De hecho, tanto la nitroglicerina como la arginina pueden hacer que tu corazón empeore si tu NOS3 está desacoplado.

Se dice que un NOS3 está *desacoplado* si trabaja con arginina y BH4 insuficientes. En lugar de producir óxido de nitrógeno, que tus vasos sanguíneos pueden usar, un NOS3 desacoplado produce superóxido, que, como hemos visto, es muy peligroso. Las sustancias químicas industriales dañan al BH4, pero ¿cómo terminas con escasez de arginina? A ver: tu cuerpo necesita arginina para muchos propósitos, no sólo ayudar a tu NOS3. Por ejemplo, cuando tu cuerpo está combatiendo una infección y se inflama, los genes que participan directamente en ese combate necesitan más arginina de la habitual. Esos genes necesitados la obtienen "robándosela" a otros genes, entre ellos el NOS3. Cuando se va reduciendo la cantidad de arginina disponible para tu NOS3, éste deja de producir óxido nítrico y en vez de eso produce superóxido. El superóxido daña al BH4, así que ahora también estás escaso de éste. Y como tanto la arginina como el BH4 están bajos, ahora tu NOS3 produce todavía más superóxido. Un NOS3 sucio se ensució aún más.

Por si no fuera suficiente, ciertos tipos de bacterias de tu microbioma también usan una cantidad importante de arginina y también ellas la "roban" de tu NOS3. Una razón más para valorar tu microbioma.

Ahora, en este punto, quizá estés pensando: "Está bien, tomaré un suplemento de arginina".

¿Puedes adivinar por qué eso no funciona? Seguro que ya lo sabes.

El NOS3 necesita tanto arginina como BH4. Y recuerda, el BH4 es muy sensible: se comporta como lo harías tú si te encontrarás un bicho en la comida que pediste. Te disuade de comerla tal como la más mínima cantidad de mugre en tus genes hace que tu BH4 se detenga por completo. Así, si tomas arginina mientras tus niveles de BH4 disminuyen, todo lo que vas a producir es superóxido, que sin lugar a dudas empeorará las cosas. De hecho, unos investigadores trataron de dar arginina a gente con presión arterial alta para aumentar el óxido nítrico y no funcionó.

También han tratado de dar BH4 para ver si así podían ayudar a la producción de NOS3 y óxido nítrico. Esos suplementos ayudaron a algunas personas, pero a otras no les sirvieron de nada.

Yo lo veo así: si un edificio está en llamas, no metes unos muebles nuevos, porque sólo se van a quemar junto con todo lo demás. De la misma manera, no tiene sentido tomar BH4 suplementario si tu sangre y tu organismo están sucios: nada más ensuciarás el BH4 suplementario.

¿Qué deberías hacer para apoyar el NOS3? Hay tres cosas que tienes que hacer, pero tienes que hacer las tres o de lo contrario ninguna funcionará.

1. Proporciona la arginina adecuada.
2. Mantén un suministro constante de BH4 limpio.
3. Mantén limpios todos tus demás genes.

Ahora bien, sabes que no recomiendo empezar con un suplemento de arginina. Pero, ¿y si ya has estado tomándola? Posiblemente mejoró tu desempeño en los deportes, redujo tus dolores de cabeza y te calentó manos y pies, pero ahora tú no notas ningún beneficio o incluso has descubierto que estás peor. En tal caso, posiblemente tengas un NOS3 desacoplado. Deja de tomar el suplemento de inmediato y ponte a limpiar tu NOS3.

CÓMO USA LA ARGININA TU CUERPO

La arginina ayuda a las siguientes funciones esenciales:

- Combate las infecciones
- Dilatación de los vasos sanguíneos
- Erección peneana
- Formación de creatina
- Neurotransmisión
- Reducción de la pegajosidad de las plaquetas
- Tolerancia inmunitaria

Ácido fólico: tu enemigo

Ya viste lo malo que es el ácido fólico para tu MTHFR y tu ciclo de metilación. Pues bien, también es malo para tu NOS3.

En primer lugar, tu NOS3 depende de un compuesto llamado NADPH, que el ácido fólico también usa. Así, mientras más ácido fólico consumas, más NADPH estás apartando del apoyo al NOS3. En segundo lugar, mientras tu nivel de ácido fólico aumenta, tu nivel de BH4 disminuye.

Recuerda que el ácido fólico es sintético. Nuestro cuerpo no está hecho para procesarlo. Sí lo procesamos, pero a un costo muy alto.

¿QUÉ ENSUCIA AL NOS3?

- Ácido fólico
- Alteraciones respiratorias

- Altos niveles de homocisteína
- Altos niveles de insulina
- Anquiloglosia
- Apnea del sueño
- Contaminación
- Desequilibrio del microbioma
- Estrés
- Estrés oxidativo (demasiados radicales libres)
- Falta de movimiento (sentado, parado, acostado)
- Fumar
- Glucosa alta
- Infección
- Inflamación
- Ingesta alta de carbohidratos
- Ingestión excesiva de alimentos
- Mala metilación
- Poca arginina
- Poco BH4
- Poco estrógeno
- Poco glutatión
- Poco oxígeno
- Pocos antioxidantes
- Respiración bucal
- Roncar
- Sinusitis

El NOS3 y tus otros genes sucios

Todos tus genes están constantemente afectándose unos a otros, como hemos visto, pero al NOS3 lo afectan los otros genes sucios de manera particular:

- Un MTHFR sucio aumenta la homocisteína, que a su vez aumenta la dimetilarginina asimétrica (ADMA), un componente bioquímico del plasma sanguíneo. A su vez, la ADMA desacopla el NOS3 y lo lleva a producir superóxido.
- Un GST o GPX sucio reduce la capacidad del glutatión de eliminar los xenobióticos y sacar de tu cuerpo el peróxido de hidrógeno. Estos compuestos dañinos disminuyen tus niveles de BH4, que entonces ensucia tu NOS3 y provoca que produzca superóxido.

- Un PEMT sucio reduce la capacidad de mantener fuertes membranas celulares, lo que provoca inflamación. La inflamación saca la arginina del NOS3, lo que da lugar a un NOS3 sucio y ocasiona que produzca superóxido.
- Un MAOA sucio lento o un COMT sucio aumenta el estrés, lo que ralentiza la metilación y aumenta los niveles de homocisteína. Como pasa con un MTHFR, éste lleva a un aumento de ADMA, un NOS3 desacoplado y niveles de superóxido aumentados.
- Un MAOA sucio rápido puede elevar los niveles de peróxido de hidrógeno y por lo tanto reducir tu BH4. Los bajos niveles de BH4 conllevan un desacoplamiento del NOS3 y mayores niveles de superóxido.

¿Moraleja? Si cualquiera de esos genes está sucio, o varios lo están, puedes tener la seguridad de que también tu NOS3 está sucio.

NOS3 y demencia

Si tu ciclo de metilación no funciona bien, terminarás con niveles elevados de homocisteína, que, como acabamos de ver, conduce a mayores niveles de ADMA y luego a un NOS3 muy sucio.

En muchas afecciones, entre ellas la demencia, se encuentran altos niveles de ADMA. Curiosamente, la enfermedad de Alzheimer es uno de los principales trastornos asociados con un NOS3 sucio, mientras que el segundo lugar de causas de muerte por demencia es la cardiopatía. Tiene mucho sentido. Si el cerebro se inflama y el ciclo de metilación es disfuncional, el NOS3 va a estar sucio. Y un NOS3 sucio produce superóxido, lo que acarrea problemas cardiovasculares.

Ésta es otra razón poderosa para seguir el proceso de remojar y tallar para mejorar tu ciclo de metilación, y luego para limpiar las manchas de tu NOS3. Alguien con un leve caso de demencia podría incluso revertir la condición, mientras que alguien con una demencia más grave podría ralentizar su progresión. Los profesionales de la salud necesitan estar mucho más enterados de lo importante que es la metilación; parece que está metida en todo.

Nutrientes clave para un NOS3 sano

Necesitas tanto arginina como BH4 para que tu NOS3 funcione adecuadamente, como hemos visto. La arginina es la gasolina del tanque, mientras que BH4 es el motor de arranque. Si no tienes ambos, tu vehículo no podrá ponerse en marcha.

Producir BH4 es un proceso que requiere folato, magnesio y zinc. No puedes obtener BH4 directo de los alimentos: tienes que apoyar tu MTHFR para que tu cuerpo produzca BH4. Por favor no tomes suplementos de BH4 a menos que hayas nacido con una rara forma de insuficiencia de BH4. Hay investigaciones que muestran que tomar BH4 no trae ningún beneficio si el estrés oxidativo está presente. No aborda en absoluto el problema subyacente. Ceñirte al Protocolo Limpia tus Genes para proteger tu ciclo de metilación y mantener niveles adecuados de glutatión es la mejor manera de garantizar suficiente BH4.

La arginina, sin embargo, puedes obtenerla de tu dieta:

- **Arginina:** pechuga de pavo, lomo de cerdo, pollo, semillas de calabaza, alga espirulina, productos lácteos (pero limítate a la leche de cabra u oveja), garbanzos, lentejas

Tu NOS3 también necesita los siguientes nutrientes para funcionar:

- **Calcio:** queso, leche y productos lácteos (pero limítate a los de leche de cabra y oveja); vegetales de hoja verde oscura, bok choy, quingombó, brócoli y ejotes; almendras
- **Hierro:** pepitas de calabaza; hígado de pollo; ostiones, mejillones y almejas; nuez de la India, piñones, avellanas y almendras; carne de res y de cordero; alubias y lentejas; vegetales de hoja verde oscura
- **Riboflavina / vitamina B$_2$:** hígado, cordero, champiñones, espinaca, almendras, salmón salvaje, huevo

Por último, tu NOS3 necesita abundante oxígeno, que obtienes *respirando*. Esto parece obvio. Lo que no es obvio es que mucha gente padece de apnea de sueño, respiración bucal, sinusitis crónica, ronquidos o inconscientemente contienen la respiración o respiran muy superficialmente. La respiración es una tarea inconsciente y absolutamente esencial que hacemos en promedio 20 000 veces al día. Si lo haces mal, empieza a crear un problema serio. Si pudieras poner en práctica un solo cambio en tu vida para apoyar tu NOS3, yo sin dudarlo recomendaría que mejoraras tu respiración.

Hacer ejercicio es sano, todos lo sabemos, pero, ¿sabías que un ejercicio moderado de hecho brinda apoyo a tu gen NOS3 y hace que funcione de manera más eficiente?

Para sacar el máximo provecho del NOS3

Rudy se había comprometido a limpiar su NOS3 sucio. Su alta presión arterial era una señal temprana de que tenía que hacer algunos cambios. Para crear más incentivos, le hice saber que la disfunción eréctil que me mencionó era otra señal de que su NOS3 estaba sucio.

Mis primeras recomendaciones para él fueron que redujera la cantidad de comida, que se levantara del sillón, que hiciera caminatas de 20 minutos al menos algunas veces al día y que cambiara su dieta a un régimen más amable con los genes en vez de la inflamatoria dieta estadounidense estándar. Sabía que esos tres cambios por sí solos representarían avances importantes para la restauración de su NOS3 sucio.

También trabajé con Rudy en algunos ejercicios de respiración honda. Le pedí que se pusiera la palma en el abdomen y respirara hasta su barriga, hasta que pudiera sentir el estómago empujando cuando inhalara. Le pedí que respirara lenta y regularmente, aspirando y exhalando por la nariz 10 veces, para que sintiera el enorme cambio que representaba estar plenamente oxigenado. Le pedí que a lo largo del día se fijara en y recordara respirar de esta manera, y eso ayudaría enormemente a limpiar su NOS3 además de aliviar su estrés.

Rudy se quedó unos momentos en silencio después de oír mis recomendaciones.

—¿Sabes qué? —me dijo pensativo—, mis otros médicos sólo me decían que bajara de peso, hiciera más ejercicio y tomara medicamentos para la presión arterial. Pensé seriamente en tomar el medicamento, pero no tenía ningún interés en cambiar mi dieta o hacer ejercicio —hizo una pausa y continuó—. La manera tan clara como explicas lo que está pasando con mi NOS3 sucio, cómo se relaciona con la presión arterial, cómo puede provocar disfunción eréctil, hace que de verdad me den ganas de hacer unos cambios. No es nada más "Baja de peso" o "Ponte a hacer ejercicio". Ahora sé por qué tengo que hacerlo. Supongo que eso me da claridad y me hace tener una meta. Ahora que sé cómo estos cambios limpiarán mi NOS3, no se sienten como un fastidio, sino como que tengo la oportunidad de mejorar. ¡Además nadie me había hablado de la respiración!

Estaba emocionado por Rudy. Él ya estaba encaminado y no me necesitaría para insistirle en lo que tenía que hacer o dejar de hacer: había captado el mensaje. Una receta tiene fecha de caducidad; la educación, en cambio, es para siempre.

Aquí hay algunas otras cosas importantes que le hice saber a Rudy: son medidas que tú también puedes adoptar, incluso antes de empezar a remojar y tallar.

- Consume alimentos ricos en arginina natural.
- Consume algunos alimentos que contengan *nitratos* naturales, que también apoyan la producción de óxido de nitrógeno, por ejemplo, arúgula, tocino, betabel, apio y espinaca.
- Sigue haciéndote consciente de tu respiración. Deberías respirar a un buen ritmo regular: ni demasiado rápido ni demasiado lento, y no de manera errática. También deberías respirar desde el abdomen con aspiraciones plenas y profundas, en vez de hacer pequeñas aspiraciones superficiales desde el pecho. ¿De repente contienes el aliento? ¿Roncas? Plantéate tomar clases de respiración —por ejemplo, de las técnicas de respiración Pranayama o Buteyko— o haz algo de yoga o tai chi. Si en tu familia hay casos de cardiopatía o tu médico ha dicho que el tema te debe preocupar, mejorar tu respiración es probablemente lo mejor que puedes hacer para dar un vuelco a las cosas.

CÓMO AYUDA A TU NOS3 EL PROTOCOLO LIMPIA TUS GENES

DIETA

Nos aseguraremos de que recibas el equilibrio adecuado de nitratos y de arginina, aparte de los demás nutrientes que necesitas para ayudar a tu NOS3. Comer alimentos saludables en vez de los inflamatorios es obligatorio, de otro modo corres el riesgo de despilfarrar todo tu BH4 disponible. Evita todos los alimentos y las bebidas que contengan ácido fólico.

SUSTANCIAS QUÍMICAS

Al reducir tu exposición química mantendrás elevados tus niveles de BH4. Así también aseguras niveles saludables de glutatión, para que puedas tener contento tu ciclo de metilación. Y recuerda, un ciclo de metilación feliz es un NOS3 feliz.

ESTRÉS

Los neurotransmisores del estrés ponen a prueba tu glutatión y tu metilación, como hemos comentado ya varias veces. Tanto el glutatión como la metilación se necesitan para apoyar al NOS3. Un mayor estrés también aumenta tu susceptibilidad a las infecciones, que consumen un montón de arginina y glutatión. Esa competencia para las sustancias bioquímicas necesarias reduce más las cantidades disponibles para el NOS3 y lo ensucian. Sobre todo, una consecuencia común del estrés es una respiración rápida y superficial. Una cantidad insuficiente de oxígeno es la manera más rápida de ensuciar el NOS3 y una respiración adecuada es la manera más rápida de limpiarlo. En el Protocolo Limpia tus Genes te ayudaré a practicar la respiración.

11

PEMT: membranas celulares y problemas de hígado

Marisol era una mujer alta y elegante cercana a los 60 años. Llevaba como tres años en la menopausia y se sentía descontenta por los síntomas que había empezado a desarrollar.

—Tengo muy altos los triglicéridos —me dijo—. Me duelen los músculos y también las articulaciones. Me siento débil: a duras penas puedo levantar una olla pesada de la repisa inferior de la cocina. He empezado a sentirme algo confundida, como si apenas pudiera concentrarme. Todo el tiempo se me olvidan cosas. Es muy frustrante.

Tenía idea de cuál podía ser el problema de Marisol, pero quería saber más.

—¿Qué pasa cuando come alimentos grasos?

Se me quedó viendo.

—¿Cómo supo que debía preguntar eso? No me sientan bien, para nada. Siento su pesadez, justo aquí —dijo, poniendo la mano debajo de la caja torácica.

—Marisol —dije—, cuénteme un poco más de su dieta. ¿Con qué frecuencia come carne, hígado, huevo o pescado?

—Casi nunca —dijo sacudiendo la cabeza—. No soy vegetariana, pero como sobre todo arroz y frijoles o lentejas como proteína, quizá con un poco de yogurt o queso. Muy poca carne.

—Suena como si tuviera usted un PEMT sucio: es el gen que produce la fosfatidilcolina, un ingrediente fundamental de nuestras membranas celulares. Pero, para poder producir fosfatidilcolina, el cuerpo necesita mucha colina, que obtiene de la carne, el hígado y los huevos. Hay algunas fuentes vegetales, pero de la dieta que describe no creo que esté recibiendo suficiente.

Marisol parecía sorprendida.

—Creía que no es bueno comer mucha carne —dijo.

—Demasiada carne no —dije—, pero un poco sí, o algo de pescado y huevos. Como mínimo debe asegurarse de obtener suficiente colina de fuentes vegetales.

—Pero siempre he comido así —dijo Marisol—, ¿por qué tengo problemas ahora?

Le expliqué que para muchas mujeres el estrógeno potencia al PEMT para que sirva de refuerzo y sintetice la fosfatidilcolina, incluso cuando ellas no comen suficiente colina. Antes de la menopausia los niveles de estrógeno son más altos y a menudo pueden ayudar a compensar una escasez en la dieta. Sin embargo, durante la menopausia los niveles de estrógeno descienden. Esto significa que el PEMT no funciona tan bien como solía hacerlo.

—De acuerdo —dijo Marisol lentamente—, pero, ¿qué tiene que ver eso con la comida grasa?

Le dije que un PEMT sucio está relacionado con un síndrome llamado *hígado graso*. Si lo tienes, tu hígado no funciona bien, en parte porque tu PEMT no está sacando los triglicéridos de tu hígado. Un PEMT sucio también puede contribuir a la debilidad muscular y provocar dolores y neblina mental.

—Parece como si esos problemas no tuvieran que ver unos con otros —dijo finalmente Marisol—. No entiendo cómo todos tienen una misma causa.

Yo entendía la confusión de Marisol. El PEMT es un gen complicado con una amplia variedad de funciones. Un PEMT sucio también funciona de maneras sutiles. Tienes que observar una serie de procesos diferentes de tu cuerpo para tener el panorama completo. Entonces empecemos, porque el PEMT es uno de tus genes más importantes y apoyarlo puede representar un cambio enorme para tu salud.

Tu PEMT en acción

Tu PEMT es responsable de varias tareas. Su trabajo más importante, con mucho, es producir fosfatidilcolina, así que comencemos con esto.

Las membranas celulares dependen de la fosfatidilcolina, y esas membranas están en todas partes, rodeando cada una de las 37.2 billones de células que constituyen tu asombroso cuerpo. Cada día, en un adulto, mueren más de 220 000 millones de células que tienen que ser remplazadas. Cada segundo, más de 2.5 millones de glóbulos rojos mueren y necesitan sustituirse. El PEMT ayuda constantemente a reparar y regenerar la vasta compilación de células que, silenciosamente, tras bambalinas, te constituyen a ti.

Gracias a la fosfatidilcolina las membranas celulares se mantienen fluidas y saludables, y funcionando óptimamente. Si se ponen rígidas y pierden salud y funcionalidad, no pueden conducir los nutrientes a tus células ni sacar de ellas los componentes dañinos.

Compara una membrana celular con los muros externos de tu casa. Tienes puertas y ventanas que se abren y cierran. Quedan bien cerradas, así que tu familia y tus pertenencias están protegidas, pero las ventanas también se abren de modo que entre el aire pero no los pájaros, las moscas y los mosquitos. Además de abrirse o cerrarse oscilando, son corredizas, y quizá hasta tienen una gatera para que la mascota pueda entrar y salir sin molestarte. Todas estas puertas y ventanas mantienen tibio el aire de adentro, conservan la energía y garantizan una temperatura agradable.

Ahora imagina si quitaran todas las puertas y ventanas. Las mascotas podrían ir y venir a su antojo, igual que tus hijos. Podrían entrar extraños a tu casa y llevarse tus pertenencias. Los ratones podrían invadir los armarios dejando un rastro de recorditos negros y olorosos. La calefacción estaría trabajando como nunca para calentar la casa, pero con todas las puertas y ventanas abiertas consumiría demasiada energía para un resultado casi insignificante y con una factura muy elevada.

Ahora aplica esa imagen a las membranas de tus células, que puedes imaginar como los muros de tu casa. Tus paredes celulares externas protegen el núcleo, que contiene tu ADN. Tus paredes internas rodean y protegen las mitocondrias, las centrales eléctricas que producen la fuente de energía de tu cuerpo.

¿Cómo podría una membrana celular agrietada o agujereada proteger tu ADN? No puede. Piensa en todas las sustancias químicas ambientales y en los agentes infecciosos que inevitablemente entrarían. ¿Y qué pasará con tus mitocondrias si no hay membranas celulares sanas? ¿Cómo pueden las mitocondrias producir eficientemente la energía que cada célula necesita si las membranas celulares no están sanas? No pueden.

De hecho, si no tiene membrana, la célula está muerta. Puedes quitarle el núcleo y seguirá viviendo por un tiempo, pero si le quitas la membrana, la célula morirá rápidamente.

Somos una asombrosa colección de miles de billones de células trabajando en armonía. Si tú no les ayudas a las membranas de tus células, ellas no pueden ayudarte.

¿Cómo las mantenemos sanas?

Evidentemente, lo que conviene es que comas alimentos que fomenten la salud y quizá tomes algunos suplementos si se necesitan, pero eso es sólo el primer paso. También tienes que *digerir* la comida y *absorber* sus nutrientes en la sangre. Puede ser que tengas problemas con este proceso sin saberlo, debido a que tomas antiácidos, comes alimentos procesados, te estresas, comes de más o bebes demasiado líquido durante las comidas.

Sin embargo, idealmente tu digestión es buena y los nutrientes de tus alimentos y suplementos son transportados en tu sangre hasta que se unen a un receptor o se mueven dentro de tus células mediante las proteínas de canal. Estos receptores y canales son las "puertas y ventanas" incrustadas adentro de cada membrana celular.

Ahora ves por qué queremos que esas membranas estén tan sanas como sea posible, tal como tú quieres que los muros, puertas y ventanas de tu casa funcionen bien. Sin membranas celulares sanas, algunos nutrientes no alcanzarán las células que los necesitan y llegarás a tener una insuficiencia funcional de esos nutrientes, aunque tu sangre los contenga en altos niveles. Y sin un PEMT que funcione bien no tendrás membranas saludables.

LO BÁSICO SOBRE EL PEMT

FUNCIÓN PRINCIPAL DEL GEN PEMT

El PEMT, junto con tu ciclo de metilación, ayuda a tu cuerpo a producir *fosfatidilcolina*, una sustancia bioquímica fundamental que necesitas para varias funciones:

- La fosfatidilcolina es el principal componente de las membranas celulares. Cuando no hay suficiente, tus células no pueden absorber los nutrientes adecuadamente. Puedes llegar a un estado de desnutrición aunque lleves una dieta sana, y de hecho aunque tengas sobrepeso.
- Necesitas fosfatidilcolina extra durante el embarazo y la lactancia. Los niños que aún están en crecimiento también la necesitan. Básicamente, cuando tu cuerpo produce muchas células nuevas, necesitas mucha de esta sustancia vital.

- La fosfatidilcolina ayuda a que la bilis salga sin complicaciones de la vesícula para apoyar en la digestión, manteniendo así las bacterias fuera de tu intestino delgado.
- La fosfatidilcolina también ayuda a empacar y sacar del hígado los triglicéridos, un tipo de grasa. Si no tienes suficiente, puedes adquirir una afección conocida como *hígado graso*.
- Además, la fosfatidilcolina es fundamental para la función nerviosa, el movimiento muscular y el desarrollo del cerebro.

El PEMT también ayuda a producir *colina* cuando no obtienes la suficiente de tu dieta. Necesitas colina para una serie de tareas:

- Para apoyar las funciones del hígado y de los nervios, el movimiento de los músculos, los niveles de energía y el metabolismo.
- Para producir acetilcolina, un neurotransmisor del cerebro importante para el aprendizaje y la concentración.
- Como una vía de reserva para el ciclo de metilación cuando no tienes suficiente metilfolato (vitamina B_9 metilada) o metilcobalamina (B_{12} metilada).

EFECTOS DE UN PEMT SUCIO

Con un PEMT sucio no puedes producir suficiente fosfatidilcolina. Por consiguiente, tus membranas celulares pierden su integridad y las múltiples funciones que dependen de ella no pueden continuar sin contratiempos.

SEÑALES DE UN PEMT SUCIO

Entre las señales comunes están la fatiga, el hígado graso, trastornos de la vesícula biliar, inflamación, dolor muscular, desnutrición (debido a que los nutrientes no son completamente absorbidos por las membranas celulares dañadas), complicaciones en el embarazo, SBID, triglicéridos altos y debilidad muscular.

POSIBLES PUNTOS FUERTES DE UN PEMT SUCIO

Con un PEMT sucio estás en mejores condiciones de conservar la colina para que te ayude con la atención y la concentración. También tiendes a tener una mejor respuesta a la quimioterapia.

Conoce tu PEMT sucio

Tu PEMT es el héroe olvidado de tu perfil genético. Su trabajo es vital para tu salud y bienestar. Pero describir lo que el PEMT hace es complicado y es más difícil aún explicar cómo se relaciona un PEMT sucio con las maneras como tu cuerpo puede meterse en problemas.

Entonces empecemos con algunas preguntas, además de las que ya respondiste en la primera lista de lavado. Los siguientes factores pueden ayudarte a determinar si tu PEMT está sucio y darte una idea de todas las áreas distintas que pueden verse afectadas por un PEMT sucio:

O Tengo un dolor general por todas partes: músculos, articulaciones...
O Soy vegetariana o vegana.
O Me tuvieron que extirpar la vesícula biliar.
O Me han dicho que tengo hígado graso, o alguien de mi familia tiene hígado graso.
O Rara vez como vegetales de hoja verde.
O Durante mi embarazo, la vesícula me estuvo fastidiando.
O Tengo SBID.
O Me han hecho pruebas genéticas y sé que tengo el polimorfismo genético MTHFR C677T.
O Tengo insuficiencia de vitamina B_{12}.
O Soy intolerante a los alimentos grasos.
O Mis niveles de estrógeno están bajos.
O Tomo antiácidos.
O Tengo dolor o incomodidad en el cuadrante derecho superior del abdomen.
O Tengo tenso el hombro derecho, a la altura del omóplato.
O Tiendo al estreñimiento.
O Suelo tener comezón.
O Soy una mujer posmenopáusica.

Vida y muerte de una célula

Todo el tiempo que estás apoyando a tus membranas celulares, millones de tus células están muriendo. Eso es natural y saludable: conviene que cierta cantidad de células mueran cada día, de hecho cada minuto, para que puedan ser remplazadas por células nuevecitas. Las células de las paredes intestinales, por ejemplo, se remplazan en su totalidad en menos de una semana. Cada semana de tu vida las viejas mueren mientras las nuevas las sustituyen. Tus glóbulos rojos viven aproximadamente cuatro meses; tus glóbulos blancos, 20 días. En el transcurso de dos o tres semanas todas las células de tu piel han muerto y han sido sustituidas por otras nuevas. Es el ciclo de la vida en su nivel más básico.

El proceso por el que una célula muere y sale de tu cuerpo se llama *apoptosis* y, como puedes ver, es algo bueno. El problema surge cuando empiezan a morir demasiadas células en relación con las que van naciendo. Infección, inflamación, comida chatarra, exceso de ejercicio y falta de nutrientes son factores que se traducen en apoptosis más allá del equilibrio saludable que estamos buscando. Cuando nuestro cuerpo recibe un golpe —una infección, una semana estresante, algunas noches sin dormir lo suficiente—, nuestras células se dañan. Tenemos que poder repararlas muy rápido o empezaremos a tener síntomas.

Supón que sigues comiendo un alimento al que tienes una sensibilidad. O a lo mejor tu intestino delgado ha adquirido algo de cándida. Por consiguiente, tus paredes intestinales sufren un daño importante en las membranas celulares y se declara la apoptosis. Necesitas que las células de tu intestino delgado vuelvan a crecer sanas, pero para eso necesitan fosfatidilcolina. De otro modo el intestino delgado no funcionará bien, tú no absorberás nutrientes y probablemente adquirirás todas las sensibilidades alimentarias y los síntomas afines, propios del intestino permeable.

Por cierto, tampoco es deseable que la apoptosis ocurra con demasiada lentitud. Eso podría ser causa de cáncer o permitir que las células cancerosas crezcan con fuerza. Como pasa con casi todo en el cuerpo, lo conveniente es que la apoptosis no vaya ni demasiado rápido ni demasiado despacio, sino a la velocidad justa.

El PEMT y el dolor muscular

¿Y si las membranas celulares que no funcionan bien son las de tus músculos? De hecho, las membranas celulares de los músculos son muy frágiles y, cuando fallan, ese deterioro desencadena una inflamación. Empiezan a dolerte los músculos sin motivo aparente. Una prolongada insuficiencia de fosfatidilcolina aumenta la gravedad del deterioro de las membranas celulares musculares. Con el tiempo no sólo te duelen más los músculos, sino que están más débiles.

Como viste, ése era uno de los síntomas de Marisol. Su PEMT sucio no estaba produciendo toda la fosfatidilcolina que necesitaba y por consiguiente tenía dolores y debilidad muscular.

AFECCIONES RELACIONADAS CON UN PEMT SUCIO

Como hemos visto en este capítulo, un PEMT sucio tiene efecto sobre una amplia gama de afecciones, entre ellas:

- Cálculos biliares
- Cáncer mamario
- Daño hepático
- Daño muscular
- Depresión
- Fatiga
- Hígado graso
- Insuficiencia de nutrientes adentro de tus células
- Malformaciones congénitas
- SBID

Nutrientes clave para un PEMT sano

Tu PEMT produce de 15 a 30% de tu fosfatidilcolina y, si fuera necesario, podría proporcionar más, pero es entonces cuando empieza a tambalearse por la fuerte carga de trabajo. Para evitar esa sucia situación, necesitas un buen suministro de colina a través de la dieta para que otros genes puedan usarla y produzcan fosfatidilcolina:

■ **Colina:** hígado, huevo, pescado, pollo, carne roja

Como puedes ver, obtener colina a través de la dieta es difícil para vegetarianos y veganos. También es difícil para los "carbotarianos", gente que se agasaja única o principalmente con carbohidratos. La gente que no come carne o huevo tiene un alto riesgo de insuficiencia de colina, lo que significa que se quedará sin compuestos importantes hechos de ésta, como la fosfatidilcolina. Sin importar cómo ocurra, una dieta baja en colina pone a la gente en riesgo de tener hígado graso, muerte de células hepáticas y daño muscular. Yo estaba casi seguro de que esa dieta era en gran parte responsable de los síntomas de Marisol.

Las mujeres jóvenes tienen una capacidad extra de producir colina porque, como vimos antes, el estrógeno estimula su PEMT. Eso las vuelve menos dependientes de la colina de la dieta, pues su PEMT puede rellenar el hueco. Esto tiene sentido si piensas que son mujeres jóvenes las que se embarazan y amamantan. Necesitan un montón de colina para gestar y nutrir a los bebés, así que la naturaleza ha dispuesto unos refuerzos.

Pero incluso mujeres jóvenes que nacieron con cierto tipo de PEMT sucio —el que no responde al estrógeno— pueden sufrir con una dieta baja en colina. Y resulta que ese PSN particular es bastante común, además de un peligro importante para la salud. Algunos estudios han mostrado que mientras menos colina consuma una mujer, mayor será su riesgo de cáncer mamario.

Si no eres vegetariana o vegana, asegúrate de obtener suficiente proteína animal en tu dieta; ni demasiada (no queremos demasiada histidina, como vimos en el capítulo 7, o demasiada tirosina, como vimos en el capítulo 6) ni muy poca. Y si eres un vegetariano o vegano comprometido, prueba con alguna fuente alternativa de colina:

- Betabel
- Brócoli
- Chícharo
- Colecitas de Bruselas
- Coliflor
- Espárragos
- Espinacas
- Frijoles pintos
- Hongos shitake
- Lentejas
- Linaza
- Poroto chino
- Quinoa

En el Protocolo Limpia tus Genes también sugiero maneras de suplementar con colina o fosfatidilcolina, sobre todo si eres vegano o vegetariano. Pero, como siempre, quiero que empieces con las soluciones de dieta y estilo de vida.

¿QUIÉN ESTÁ EN MAYOR RIESGO DE INSUFICIENCIA DE COLINA?

Mujeres embarazadas y lactantes. Como subraya este capítulo, se necesita la colina para hacer fosfatidilcolina, que se usa para la formación de las membranas celulares. Como las mujeres embarazadas o que están amamantando producen muchas células nuevas, necesitan mucha colina.

Niños. Los niños, mientras crecen, crean muchísimas células nuevas cada día, así que necesitan también muchísima fosfatidilcolina. Sin suficiente colina en su dieta podrían estar en riesgo de una insuficiencia de fosfatidilcolina.

Veganos y vegetarianos. Es difícil obtener suficiente colina de fuentes vegetales, aunque los vegetarianos que comen huevo tienen cierta ventaja (véase antes una lista de fuentes vegetales de colina).

Gente que hace ayuno de manera inadecuada. Si decides pasar más de 48 horas sin comer, plantéate tomar suplementos de colina o de fosfatidilcolina. Con todo, no es una elección saludable. Sería mejor que le dieras a tu cuerpo los nutrientes que necesita.

Gente con una dieta hipoproteica. Sin consumir una proteína sustancial es difícil obtener suficiente colina. Una dieta *hiperproteica* tampoco es la solución. Siempre estamos en busca del equilibrio adecuado.

Mujeres posmenopáusicas. Los altos niveles de estrógeno provocan que un PEMT limpio produzca fosfatidilcolina, pero después de la menopausia los niveles de estrógeno disminuyen. Aunque hayas nacido con un PEMT limpio, la menopausia podría ensuciarlo, a menos que obtengas suficiente colina de tu dieta. Desde luego, si naciste con cierto tipo de PEMT sucio, no tendrás esta "ventaja del estrógeno" ni siquiera antes de la menopausia.

Hombres. Como no tienen los altos niveles de estrógeno que provoquen la acción de refuerzo de su PEMT, los hombres deben asegurarse de comer una dieta rica en colina.

Gente con poco folato o con genes sucios en la vía del folato (MTHFR o MTHFD1). Las cantidades de folato y colina en tu cuerpo están relacionadas. Muy poco folato significa que tu cuerpo usa mucho más colina y podrías terminar con insuficiencia.

Gente con un PEMT sucio. Si tu PEMT está sucio, no responde al estrógeno, así que necesitas más colina en la dieta.

PEMT, metilfolato y el ciclo de metilación

Necesitas mucha colina para producir fosfatidilcolina y mantener las membranas celulares en forma, pero he aquí otro factor a tener en cuenta: mientras más metilfolato tengas disponible, menos colina necesitarás, y viceversa.

¿Por qué? Porque tanto el metilfolato como la colina apoyan el ciclo de metilación. Así, si tienes mucho metilfolato disponible, el ciclo de metilación no necesita recurrir a tu reserva de colina. Sin embargo, si tienes escasez de metilfolato —como posiblemente ocurra si tienes un MTHFR o MTHFD1 sucio (otro gen en la vía del folato)—, tu ciclo de metilación usará la vía de la colina. Y ahora es posible que te quedes con poca colina, con el riesgo de que se ensucie el PEMT, aparte de varios otros problemas.

La mejor manera de protegerte es que te asegures de tener todo el metilfolato y también toda la colina que necesitas.

Sin embargo, vigilar esas sustancias bioquímicas no garantiza la salud de los genes. Aun si tienes suficiente metilfolato, tu ciclo de metilación podría verse afectado en otro momento y entonces tu PEMT se ensuciaría.

¿Por qué? Porque tu PEMT necesita SAMe (que te presenté en el capítulo 5), y para tener suficiente necesitas un ciclo de metilación altamente funcional.

Tu enzima PEMT utiliza como 70% de tu SAMe para apoyar la producción de membranas celulares y deja tan sólo 30% para los otros 200 procesos que dependen de la metilación. Por eso poner a prueba el ciclo de metilación —estrés, histamina en exceso, insuficiente B_{12} (por ser vegana / vegetariana), enfermedad crónica— es algo tan difícil de manejar para tu cuerpo. La cantidad de SAMe que se necesita ya es bastante grande de por sí y ahora estás usando todavía más.

Del mismo modo, si de entrada tu ciclo de metilación no está funcionando adecuadamente, tu reserva de SAMe es baja. Entonces tu

---

¿QUÉ ENSUCIA AL PEMT?

- Insuficiente colina en tu dieta
- Insuficiente metilfolato en tu dieta
- Insuficiente SAMe
- Un ciclo de metilación deteriorado
- Un MTHFR sucio
- Estrógeno insuficiente, ya seas una mujer posmenopáusica o un hombre
- Un PSN en el PEMT sucio de nacimiento que no responde al estrógeno

PEMT se ensucia, tus membranas celulares sufren y todo tu cuerpo lo resiente. Una vez más, el ciclo de metilación resulta tener una importancia *primordial*.

El PEMT y la función digestiva

El PEMT tiene efecto sobre la vesícula biliar, el flujo de bilis y el hígado. Echemos un vistazo.

El PEMT, los cálculos biliares y el SBID

Además de la salud de las membranas celulares, la fosfatidilcolina disparada por el PEMT también es vital para el flujo de bilis. Tu vesícula biliar produce bilis para ayudar en la digestión y, por sus propiedades antimicrobianas, a protegerte del sobrecrecimiento bacteriano del intestino delgado o SBID. Si tus niveles de fosfatidilcolina están demasiado bajos, la bilis fluye con lentitud. La vesícula entonces empieza a fallar y puede provocar cálculos biliares, malabsorción de grasas, insuficiencia de nutrientes, SBID y sensibilidad química. Los cálculos biliares son frecuentes especialmente en mujeres embarazadas, debido a la fuerte demanda de fosfatidilcolina.

El PEMT y el hígado graso

Hay muchas causas diferentes para el hígado graso, que resulta ser la afección que más rápido está creciendo en el mundo. Hay investigaciones que señalan que el hígado graso va en aumento por varias razones, como el jarabe de maíz de alta fructosa, el síndrome metabólico, la obesidad y los medicamentos. Científicos descubrieron recientemente que un PEMT sucio es una de esas causas: promueve el hígado graso. Marisol, a quien conocimos al principio de este capítulo, aún no tenía hígado graso, pero los síntomas mostraban que para allá iba, al igual que muchas mujeres jóvenes que nacieron con un PEMT sucio y no obtienen suficiente colina.

¿Cómo contribuye un PEMT sucio al hígado graso? Hay dos maneras, ambas relacionadas con el papel del PEMT en la producción de fosfatidilcolina.

En primer lugar, si tu PEMT está sucio y no detona una producción suficiente de fosfatidilcolina, tendrás problemas de triglicéridos. Necesitas la fosfatidilcolina para sacar los triglicéridos de tu hígado, algo que se hace a través de las lipoproteínas de muy baja densidad (LMBD) que el hígado secreta. Si tienes insuficiencia de colina (y por tanto de fosfatidilcolina), tu hígado no produce suficientes LMBD y entonces se acumulan los triglicéridos. Muy pronto habrá demasiada grasa que se queda en tu hígado en lugar de salir a tu torrente sanguíneo, donde finalmente será transportada y las mitocondrias la usarán como combustible. En segundo lugar, la fosfatidilcolina se necesita para hacer membranas celulares. Cuando los niveles de fosfatidilcolina disminuyen, las mitocondrias pierden capacidad de quemar combustible. Cuando no puedes quemar la grasa para usarla de combustible, la almacenas en las células, donde causa estrés oxidativo. Este estrés daña aún más a las mitocondrias, que entonces queman aún menos combustible. Tienes ya un círculo vicioso que no puede repararse hasta que tus membranas celulares estén sanas y, mientras tanto, tu cuerpo está almacenando combustible en forma de grasa.

PEMT, embarazo y lactancia

Por desgracia, la mayoría de las mujeres embarazadas y lactantes tiene deficiencia de colina, e increíblemente la mayoría de las fórmulas infantiles proporciona poca colina, si no es que ninguna. Por favor, si estás planeando quedar embarazada, acude con un médico o nutriólogo confiable que pueda asegurarse de que estás obteniendo suficiente colina de la dieta. Hay investigaciones que muestran que las mujeres que llevan una dieta baja en colina tienen un riesgo 2.4 veces mayor de tener bebés con defectos del tubo neural, como espina bífida. Los mayores niveles de colina se asociaban con el menor riesgo. Recomiendo que las mujeres ingieran 900 miligramos de colina al día mientras están embarazadas y amamantando.

Cuando el bebé nace, la lactancia demanda todavía más de tus niveles de colina, pues este nutriente se secreta en la leche materna en altas concentraciones para ayudar al desarrollo del cerebro, el hígado y las membranas celulares del bebé. Dicho de otro modo, el bebé en desarrollo necesita esa colina extra por tres razones principales:

- Fomentar la cognición
- Ayudar a la metilación
- Formar membranas celulares

Grupos de investigadores han descubierto que las madres que consumían más colina durante el embarazo tienen bebés con mejor memoria y más habilidades para el aprendizaje, mientras que las madres con una dieta baja en colina durante el embarazo tienden a tener hijos con menos memoria y más dificultades de aprendizaje. Una serie de estudios ha demostrado que *la mayoría* de las mujeres embarazadas en Estados Unidos tiene insuficiencia de colina, así que por favor trabaja con un médico naturópata o un doctor en medicina funcional e integrativa para asegurarte de que tu bebé y tú reciben toda la colina y el metilfolato que necesitan.

Para sacar el máximo provecho del PEMT

Marisol estaba preocupada por darse cuenta de la vastedad de sus problemas de salud, pero aliviada al saber que podía darle la vuelta a su situación. La exhorté a comenzar con la dieta. Como seguía renuente a depender mucho de la carne, sugerí que empezara por preparar ensaladas de huevo, que son un pilar de mi propia dieta (me gustan las ensaladas de huevo con mayonesa sin soya, salsa de pepinillos agridulce, sal, pimienta y lechuga romana picada, a veces servida sobre una tostada de pan sin gluten). Recomiendo también los huevos duros con salsa picante, que en lo personal prefiero a los huevos revueltos o estrellados de toda la vida.

Doy aquí algunas otras sugerencias para ayudar a un PEMT sucio con las que puedes empezar de inmediato, incluso antes de comenzar con el Protocolo Limpia tus Genes:

- **Asegúrate de comer alimentos ricos en colina todos los días.** No importa si eliges carne o fuentes vegetales, cerciórate de recibir la suficiente colina. Cuando evalué mi propia dieta, me sorprendió descubrir que no estaba obteniendo toda la que necesitaba. Mi hígado me lo recordó cuando empecé a sentirme mareado. Si tu dieta contiene suficiente colina, tener un gen PEMT sucio de nacimiento no es tan problemático.

- **Come con moderación.** Esto es bueno para todo el mundo, pero especialmente importante para ti porque esas proteínas, carbohidratos, grasas y azúcares extra son una carga para un hígado de por sí estresado. La solución es simple: deja de comer cuando te sientas lleno al 80 por ciento. Deja pasar 15 minutos después de haber limpiado el plato y la sensación de saciedad llegará. Tu hígado te lo agradecerá.

- **Controla el estrés.** Todos necesitamos alivio del estrés, pero para ti es especialmente importante porque el estrés agota la colina a gran velocidad. Mantenerlo a raya le da a tu PEMT sucio la oportunidad de ponerse al día.

- **Come vegetales de hoja verde.** Mientras menos metilfolato tengas, mayor colina necesitarás para ayudar a tu ciclo de metilación.

- **Asegúrate de *absorber* y *digerir* tu proteína.** Para esto se requiere masticar concienzudamente, comer con tranquilidad, no beber más de un vaso de líquido durante las comidas, no tomar antiácidos y no manejar mientras comes.

- **Reduce tu ingesta de carbohidratos refinados.** Eso significa eliminar las papas fritas y las galletas saladas. Elige mejor proteínas, grasas saludables y carbohidratos complejos como los chícharos, las zanahorias y el hummus.

- **Lávate las manos** (con jabones naturales, no antibacteriales) antes de comer o después de pasar un tiempo en lugares muy concurridos, como aviones, hospitales, escuelas, oficinas e instalaciones deportivas. Esto ayudará a reducir las infecciones por bacterias y virus, lo cual aliviará la carga de tu organismo y reducirá tu necesidad de colina adicional.

- **Cocina con aceite de aguacate, de girasol o con ghee para reducir la oxidación de los ácidos grasos.** No cocines con aceite de coco o de oliva, pues tienen puntos de humeo bajos. También asegúrate de encender la campana extractora mientas cocinas.

- **Quiere a tu hígado.** Como 85% de las reacciones de la metilación ocurren en el hígado, aliviar la tensión a que está sometido ese órgano protegerá tus niveles de fosfatidilcolina y también tu hígado. Limita tu ingesta de alcohol y elimina los conservadores y todos los medicamentos innecesarios (con el permiso de tu médico).

- **Si tu vesícula biliar es lenta, plantéate trabajar con un profesional especializado en la manipulación de vísceras.** Estos médicos pueden trabajar suavemente para drenar tu vesícula de forma manual. Yo me sometí a esto y funcionó de maravilla. La manipulación es rápida y efectiva, y permite un alivio inmediato mientras cambias tu dieta y tu estilo de vida.

CÓMO APOYA EL PROTOCOLO LIMPIA TUS GENES A TU PEMT

DIETA

Nos aseguraremos de que obtengas suficiente colina y metilfolato en tu dieta, y al mismo tiempo eliminaremos los alimentos y las bebidas que con mayor probabilidad estresarán tu hígado: alimentos ricos en grasas, con conservadores y alcohol.

SUSTANCIAS QUÍMICAS

Al ayudarte a sanar tu intestino permeable y fortalecer tu digestión te protegeremos de bacterias patógenas e infecciones que estresan tu sistema, se gastan la colina y agobian tu ciclo de metilación.

ESTRÉS

Tanto el estrés físico como el emocional agotan la colina. Al concentrarnos en la reducción y el alivio del estrés te ayudaremos a conservar tu colina y ayudar a tu PEMT.

TERCERA PARTE

El Protocolo Limpia tus Genes

12

Remojar y tallar: tus primeras dos semanas

Cuando llegas a casa del gimnasio o acabas de terminar un juego de futbol muy reñido, tu ropa está toda sudada y apestosa, igual que tú. ¿Qué es lo primero que haces? Te quitas la ropa, te metes a la regadera, te enjabonas para lavar el sudor, te enjuagas y te secas. Sólo entonces te pones ropa limpia.

Aunque tú no lo ves, tus genes están sucios. Los humanos solemos arreglar lo que vemos y hacer caso omiso de lo que no. Pero tus dolores de cabeza, sarpullidos, aumento de peso e insomnio son resultado de uno o más genes sucios. Echarte una pastilla o suplemento no arregla nada: solamente les dice a tus genes que se callen.

El problema es que no escuchan. Tienen instrucciones fijas y eso es todo lo que saben. Dependen de que tú entiendas cómo funcionan para que juntos puedan alcanzar una óptima eficiencia genética.

Tú y yo ya llegamos juntos hasta aquí en este viaje. Me has oído decir una y otra vez que tenemos que abordar la base del problema de los genes sucios. Ya llegamos a este punto. Ahora, en la tercera parte de este libro, descubrirás lo que necesitan tus genes para funcionar a su máxima capacidad. Durante las siguientes dos semanas eso es exactamente lo que les vas a dar.

Este programa está pensado para darles a tus genes todo el apoyo que necesitan.

Así, antes que nada te pido que te detengas y te preguntes:

Este alimento, suplemento o actividad ¿va a apoyar mis genes o los va a obligar a trabajar más arduamente?

Recuerda, si tus genes tienen que trabajar más duro, probablemente tendrás síntomas indeseables.

Velo así: cuando trabajas, te cansas. Cuando sales de vacaciones, recargas las pilas y quedas listo para enfrentar cualquier problema que se presente cuando vuelvas al trabajo. Pues bien, las siguientes dos semanas les darás vacaciones a tus genes. Nadie puede trabajar 24 horas diarias todas las semanas del año sin que haya consecuencias, ni siquiera tus genes. Dales chance.

Cuando comprendas las consecuencias de tus acciones, tomarás mejores decisiones. Tus genes te lo agradecerán, y empezarás a sentirte más fuerte, más delgado y con más energía.

Sobre todo, te sentirás empoderado al conocer esta información sorprendente. Al fin tendrás las respuestas a problemas persistentes con los que has lidiado toda la vida.

Remoja y talla: primera semana

Tal vez ya estés siguiendo algunas de las recomendaciones que di antes para limpiar tus genes. Si es así, y te está yendo bien con eso, ¡maravilloso! Sigue poniendo en práctica esos cambios y simplemente añade las nuevas recomendaciones que encontrarás a continuación para mejorar más la limpieza de tus genes. Si estás probando algunas de esas recomendaciones anteriores y no están funcionando, deja de seguirlas y haz lo que encontrarás explicado enseguida para la fase de remojar y tallar:

- Alimentos
- Sueño
- Suplementos
- Alivio del estrés
- Desintoxicación

Pasemos a la categoría mayor, la comida, para que puedas empezar.

Alimentos

Como sabiamente dijo Hipócrates: "Que la comida sea tu alimento y el alimento tu medicina".

El problema es que así como cada uno de nosotros puede necesitar diferentes clases de medicina, todos necesitamos distintos tipos de comida.

Todos sabemos que si bien determinada medicina podría ayudar a una persona, a otra le crea dificultades porque provoca efectos secundarios considerables. Exactamente lo mismo pasa con la comida. Quizá los alimentos fermentados a mí me sienten de maravilla, me dejen el microbioma repuesto y sanen mi intestino permeable, pero tú puedes tener un DAO sucio que no pueda manejar las bacterias extra. A lo mejor puedes tolerar pequeñas cantidades de gluten, pero yo no. A mi hijo Mathew la leche de vaca y sus derivados hacen que le escurra la nariz, que esté irritable y le duelan los oídos, mientras que Theo responde a esos mismos lácteos con parpadeo frecuente y un constante carraspeo. Tasman, por su parte, puede tomar leche de vaca sin presentar ningún síntoma. Todos somos diferentes y nuestras reacciones a la comida lo reflejan.

También estamos cambiando, todo el tiempo. Quizá un alimento que el año pasado te funcionó, este año te provoca toda clase de síntomas, o a lo mejor es al revés. Diferentes genes se ensucian o se limpian, y como todos tus genes están todo el tiempo hablando unos con otros, toda tu bioquímica está constantemente cambiando en respuesta a ello.

Por eso, *sintonizar con cómo te sientes* es la piedra angular de tu vida bajo el Protocolo Limpia tus Genes. El objetivo de este libro es enseñarte cómo vivir de la mejor manera posible para que puedas alcanzar —y mantener— tu potencial genético. La mejor manera de hacerlo es aprender cómo sintonizar contigo mismo para que siempre sepas qué comer y cuándo.

Sintoniza con tu cuerpo y tus emociones

Aceptémoslo: algunos días te dan ganas de comer en un restaurante y otros días te parece que con una ensalada es suficiente. Así es la vida.

Con los años he aprendido a sintonizar con cómo me siento mental, física y emocionalmente. Así es como resuelvo qué voy a comer. Si eres como la mayoría, cuando te estresas vas derecho a los carbohidratos y devoras alimentos muy calóricos para darte un subidón de dopamina que te haga sentir bien. ¿Y cuál es el problema? Que no dura, de modo que lo haces una y otra vez, sólo para subir de peso y sentirte enfadado contigo mismo por las decisiones que tomaste…, pero no lo puedes evitar. Eso te levanta el ánimo.

Lo entiendo.

Por eso el primer paso para sintonizar es reconocer la diferencia entre los *antojos* y el *hambre*. Por supuesto, se dice fácil.

Es especialmente difícil entender la diferencia entre antojos y hambres cuando traes un antojo. Un antojo es la sensación de que *quieres* comer algo específico, mientras que el hambre es esa borboteante sensación de vacío en la panza que te indica que *tienes* que comer.

Todos tenemos genes sucios que nos provocan antojos. Mientras más sucios estén nuestros genes, más antojos tendremos. Ésa es una noticia bárbara: si sigues el Protocolo Limpia tus Genes, tus antojos se reducirán enormemente.

Al principio, sin embargo, tus antojos estarán gritándote: "¡Ríndete! ¡Falla! ¡Es demasiado duro!". No los escuches. He encontrado maneras de acallarlos y te las explicaré.

Pero por ahora simplemente trata de cambiar tu mentalidad y distinguir entre tener antojo de comida a realmente tener hambre. Tan sólo pregúntate: "¿Necesito comer o quiero comer?". Si lo logras, tus genes te lo agradecerán por el resto de tu vida. Mientras tanto…

Destierra el arrepentimiento

Somos humanos, todos tenemos antojos. Disfrutamos la comida muy sabrosa que cosquillea nuestras papilas gustativas. Todos merecemos probar comida extraordinaria y tener esa sensación de calidez que nos invade tras una buena comida.

Y, en efecto, habrá días y noches en que vas al centro y comes de más, y probablemente ingieres alimentos que no son los ideales para ti y lo sabes. ¡No pasa nada! Yo también lo hago. La próxima vez que lo hagas, disfrútalo, ¡adelante! Al día siguiente no te mortifiques. Nada de remordimientos. Tomaste una decisión, disfrutaste la cena y mañana será otro día. Parafraseando a mi colega el doctor Sachin Patel: "Tu decisión de estar sano comienza con tu siguiente bocado". ¿No es maravilloso? Tan sólo regresa a tu limpieza de genes y apoya a los que necesitan alguna ayuda extra. Lo que está genial es que ahora sabes cómo hacerlo.

Nada más prométeme que la siguiente vez que te excedas o comas algo que sabes que no deberías lo vas a disfrutar. Sentirte culpable o arrepentido sólo conseguirá ensuciar más tus genes.

Velo así: invitaste a tu casa a un montón de amigos, contrataste un grupo musical, alquilaste una casa inflable para los niños y cocinaste para 20 personas. Todos reían, bailaban y se la estaban pasando estupendamente. A la hora de irse, cada uno de tus amigos te dio un fuerte abrazo y dijo: "¡Pero qué buena fiesta! ¡Muchas gracias!", y también tú te sientes de maravilla.

A la mañana siguiente te despiertas cansado y pesado, con los ojos empañados, y te enfrentas a un desastre total. Manchas en la alfombra, platos por todas partes, perros comiendo las sobras de la mesa, el jardín lleno de basura. Sonríes y recuerdas esa linda reunión. Pones tu disco favorito y empiezas a limpiar el desorden, habitación por habitación, ¡sin lamentaciones!

Planifica tus comidas

Casi todos cumplimos nuestros antojos y ya. Quiero que tú, en vez de eso, sintonices, escuches a tu cuerpo y *planifiques*.

¿Por qué?

La comida debería servir para restaurar y nutrir. Muchos no la vemos en estos términos, sino que nos preguntamos: "¿Qué se me antoja? ¿Algo salado, dulce, grasoso, chicloso, crujiente?"…, o bien pensamos: "¡Demonios!, no he parado de trabajar, pero tengo que comer. Saldré un momentito para comer rapidísimo cualquier cosa".

Quiero que cambies de mentalidad. La comida es maravillosa, es tu combustible. No es un fastidio que debas quitar de en medio. Velo así: "Mmmm, tengo un gran día por delante. En el trabajo tengo que hacer una presentación, luego llevar a los niños a jugar futbol y al final iremos a ver una película. ¿Qué necesito comer para que hoy todo vaya bien? Proteína que me ayude a pensar; algunos carbohidratos complejos para seguir adelante mientras voy de un lado a otro de la cancha, y una ensalada ligera antes de apoltronarme en el cine".

Para hacer esa clase de planes hace falta conciencia de lo que vas a hacer y de lo que tu cuerpo necesitará para lograrlo. Sintoniza con tu cuerpo y planifica tus comidas basándote en los siguientes factores:

- **Tu nivel de actividad, tanto mental como física.** Una mayor actividad mental requiere más proteína para una agudeza sostenida, mientras que una mayor actividad física requiere proteína, grasas saludables y carbohidratos para una energía sostenida.

- **Tus emociones: alegre, triste, enojado, entusiasta, aburrido.** Los estados de ánimo de felicidad y entusiasmo requieren menos comida, igual que el de aburrimiento. Las emociones extremas, como tristeza y enojo, pueden requerir una mayor o menor cantidad de comida, dependiendo de la situación. Sin embargo, estar aburrido, triste o enojado normalmente provoca *antojos* de comida, no *hambre* real.

- **Tus síntomas (o falta de síntomas).** ¿Tienes dolor de cabeza? ¿Sientes pesadez? ¿Tienes neblina mental? ¿No puedes dormir? ¿No tienes energía? ¿Te sientes estresado? ¿O te sientes de maravilla: lúcido, con energía, espabilado? Cuando uno se siente muy bien, lúcido y espabilado, necesita menos comida. Algo bueno está pasándote, así que no lo arruines comiendo de más. Los dolores de cabeza, la falta de energía, las dificultades para conciliar el sueño, el estrés y la neblina mental pueden deberse a malas elecciones alimentarias y estás viviendo las consecuencias. Por otro lado, si no has comido en varias horas, esos síntomas pueden significar que necesitas comer o hidratarte. Sintoniza para que puedas tomar la decisión consciente adecuada. *La próxima vez* tomarás la decisión correcta.

- **Tus genes.** ¿Cuáles necesitan limpieza? ¿Cuáles ayuda adicional? La comida les da combustible a tus genes. Te toca a ti darles lo que necesitan para trabajar a su máxima capacidad, y para que tú también puedas. Si les das chatarra, eso mismo te darán a ti. Dales una nutrición de calidad y tiempo para utilizarla, y pondrán todo de su parte para que puedas triunfar.

Lleva un registro de tus comidas

Es importante saber si un alimento te ayuda o te entorpece. Definitivamente, sintonizar ayuda. Llevarlo un paso más allá y llevar un registro de lo que comes en un diario de comidas es aún mejor. De esa manera, cuando se presenten los síntomas puedes mirar atrás, ver qué comiste y deducir lo que pudiera estar contribuyendo a esos síntomas. Llevar el registro también te ayuda a ver el panorama completo de tu dieta: la cantidad de proteína, carbohidratos y grasa que estás comiendo, por ejemplo, y a qué horas normalmente comes más o comes menos.

Cuando empecé a llevar registro de lo que comía, descubrí que estaba ingiriendo más carbohidratos de lo que pensaba, lo cual contribuía a mi somnolencia, mi neblina mental y mi aumento de peso. También descubrí razones por las que no dormía por la noche: comer demasiado, muy tarde y muchas proteínas.

Yo prefiero usar una app como CRON-O-Meter, de fácil manejo. Hay también otros programas (véase la sección Recursos) que pueden ayudarte.

Comer para limpiar tus genes: lo básico

- La manera más fácil de mantener tus genes limpios es no ensuciarlos. Si comes alimentos orgánicos, reduces la carga de trabajo de tus genes. Los alimentos de cultivo orgánico también tienen más contenido nutricional en comparación con los de cultivo no orgánico.
- El costo puede ser un factor limitante con los alimentos de cultivo orgánico. Si esto pasa en tu casa, compra orgánicos sólo los peores infractores: las frutas y verduras que, cuando se cultivan de forma convencional, son las más ricas en toxinas. Revisa las listas de alimentos "sucios" y "limpios" (los alimentos de cultivo convencional más contaminados por sustancias químicas industriales, y los menos contaminados por ellas) que lleva el Grupo de Trabajo Ambiental (www.ewg.org). Cada año este grupo determina cuáles son la "docena sucia" y los "quince limpios". Estas listas no suelen cambiar mucho. Por lo general, las siguientes frutas y verduras son las que es mejor evitar, a menos que sean orgánicas: fresas, manzanas, nectarinas, duraznos, peras, apio, uvas, cerezas, espinaca, pimientos, jitomates, jitomates cherry, pepinos, chiles y col rizada.
- Si no tienes hambre, no comas. Claro, hay algunas excepciones (por ejemplo, si sabes que va a pasar un largo rato antes de que puedas comer de nuevo), pero esta indicación casi siempre es válida.
- Come hasta que estés 80% lleno y detente.
- Consume a lo mucho tres comidas al día. Si puedes, lo ideal es que elimines los tentempiés; si no por completo, al menos limítalos.
- Si te ves tomando algo entre comidas, considera las siguientes razones comunes:

- Lo que tienes no es en realidad hambre sino un antojo. No cedas a él, sé fuerte. Pregúntate: "¿Quiero comer o necesito comer?".
- Tienes un mal hábito —picotear entre comidas— con el que necesitas terminar. ¡Ponle fin!
- No estás quemando combustible apropiadamente.
- Aunque comes, no estás absorbiendo los nutrientes.
- No estás comiendo alimentos que promuevan la salud, así que tu cuerpo nunca se siente satisfecho. Para colmo, comer mal te inflama e incluso puede tenerte desnutrido.

■ Todos los días haz ayunos de entre 12 y 16 horas. Esto es fácil de lograr si dejas de comer a las 7 p. m. y te levantas para desayunar a las 7 a. m. Si acabas de cenar a las 7 p. m. y no vuelves a comer sino hasta las 11 a. m., son 16 horas. En lo personal, generalmente me siento mejor cuando dejo de comer a las 7:30 p. m. y rompo mi ayuno a las 11 a. m. o a mediodía. Si salgo por la mañana a dar una conferencia o a hacer una presentación, desayuno antes. A la primera señal de una caída de glucosa (como pensar más lento) me aseguro de comer algo.

■ Mastica, mastica, mastica. Métete un bocado de comida a la boca. Deja abajo el cubierto. Mastica por completo. Disfruta, saborea. Traga. Repite. Yo diría que 99% de la gente no mastica concienzudamente ni da tiempo para disfrutar cada bocado, pero esto por sí solo reducirá enormemente cuánto comes y aumentará cuán bien te sientes.

■ Bebe poco durante las comidas. Tómate un vaso de agua filtrada, leche de cabra o de almendras, té o —de vez en cuando— una copa de vino, pero nunca más de un vaso. No diluyas tus enzimas digestivas: eso limita tu capacidad de absorber lo que estás comiendo. Créemelo.

■ No tomes bebidas frías durante las comidas. Lo mejor es a temperatura ambiente o tibio. Cuando tomas algo frío, obligas a tu cuerpo a entibiarlo y eso reduce la energía. Si tomas agua que está fresca pero no fría, conservas energía. Lo siento, pero no vas a bajar de peso tomando agua fría. Ésta también puede causar retortijones y cólicos estomacales, sobre todo si estás haciendo ejercicio.

■ No existe el "casi" sin gluten. Si comes un bocado de gluten o dos, eso puede disparar la misma reacción bioquímica que comer una rebanada de pan. ¿Por qué? Porque tu sistema inmunitario responde a través de los anticuerpos y éstos reaccionan con cantidades minúsculas de comida. Así, 99% sin gluten es lo mismo que 0%. O vives 100% sin gluten o no vives sin gluten.

■ Si tienes fiebre, no comas: sólo hidrátate con electrolitos. Por supuesto, si la fiebre es alta o prolongada, necesitas acudir con un profesional de la salud.

■ Beber jugos de fruta es como beber refresco: es pura azúcar. Limítalos. Yo los evito, tanto el jugo como el refresco, a 100%. Me tomó años adaptarme, pero lo logré, y me siento mucho mejor. Beber jugo de fruta satisface un antojo, pero también ensucia tus genes enseguida.

■ Hacer jugo en casa es sensacional, pero asegúrate de exprimir verduras y no fruta. Idealmente usa un Blendtec o Vitamix y mezcla verduras y yerbas no procesadas para obtener todos los nutrientes y la fibra. Son preferibles los productos orgánicos, claro está, para que no te llenes de herbicidas y pesticidas. Ese jugo estaría más bien sucio.

Toma decisiones alimentarias sensatas

Tener tus decisiones alimentarias más o menos sistematizadas te ayudará a dar enormes pasos en la limpieza de tus genes sucios. La clave es saber qué puedes comer y qué no. Eso te lo voy a facilitar mucho: en el siguiente capítulo encontrarás buenísimas recetas de desayunos, comidas y cenas.

Antes de elegir tus recetas llena la lista de lavado del capítulo 4 (si es que no lo has hecho ya) para saber qué genes tienes sucios. Con esta información, elige las recetas que te ayudarán a limpiar esos genes. Prepara tu lista de compras y empieza.

Algunas directrices adicionales para comer con el propósito de limpiar tus genes:

■ **Evita los alimentos que se guardan en los pasillos del centro del supermercado, alimentos con ingredientes que no puedes pronunciar y alimentos blancos:**
   • Refrescos, tanto regulares como de dieta
   • Comida rápida

- Cualquier cosa que contenga ácido fólico (presente en todos los alimentos procesados)
- Comida preparada congelada o empaquetada
- Cereales fríos de desayuno (la avena y otros cereales sin gluten servidos tibios están bien)
- Granola
- Papas fritas
- Tentempiés, incluyendo galletas, mezclas de frutos secos, barras de granola, barritas energéticas y cualquier otra cosa que no sea una comida completa
- Dulces
- Helado
- Barritas energéticas
- Jugo
- Agua no filtrada
- Gluten
- Soya
- Lácteos
- Alcohol

■ **Concéntrate en alimentos de los que se guardan en el perímetro del supermercado, alimentos sin ingredientes añadidos y alimentos que el planeta proporciona naturalmente:**
- Agua filtrada
- Grandes cantidades de verdura fresca
- Algunas frutas frescas: no más de tres porciones al día; de preferencia comerlas en la mañana o en la tarde y no en la noche
- Huevos, orgánicos o de granja
- Carne de granja, idealmente del productor o el carnicero local: de res alimentada con pasto, de cordero, bisonte, venado
- Pescado y mariscos salvajes, recién pescados
- Nueces y semillas
- Todo tipo de germinados: frijoles, cereales, semillas y nueces
- Arroz salvaje
- Quinoa
- Comida preparada recién hecha de alguna fonda o una cooperativa de alimentos naturales: chili con carne, sopas, ensaladas, platos fuertes; todos éstos son magníficos cuando estás ocupado. Asegúrate de leer los ingredientes y evitar los alimentos que no promuevan tu salud y la de tus genes.

- **Individualiza tus comidas.** Adapta cada comida a los resultados de tu primera lista de lavado.. En el siguiente capítulo se ofrece una guía completa de lo que puedes comer y cuándo debes comerlo.
- **Guisa o cuece al vapor alimentos frescos.** Evita comida congelada y sobras. Las sobras son especialmente problemáticas si estás batallando con un DAO sucio.
- **Digiere tus alimentos.** Treinta por ciento de tus jugos gástricos se libera en respuesta a los *preparativos* para comer: observar la comida, olerla y tener ganas de comerla. Tómate el tiempo para hacer todo esto. La comida tendría que alimentarte en lo mental, lo corporal y lo espiritual, y nutrir también tus genes. Comer no debería ser algo que haces a la carrera para terminarlo pronto y pasar a lo que sigue. Para entender a qué me refiero, piensa ahora mismo en *limón*. ¿Sentiste el flujo de saliva en tu boca? Eso es señal de que tu digestión está preparada. Anticipar y "saborear" tu comida por adelantado de esta manera hará que sepa mejor, y tú comerás menos, quemarás los alimentos de manera mucho más eficiente y ayudarás a un metabolismo saludable.
- **Usa la campana de la estufa mientras cocines.** Ya sé que es ruidosa, pero el humo del aceite es tóxico. Mientras menos lo inhales, mejor.
- **Cocina únicamente con aceites con alto punto de humeo.** El ghee, el aceite de aguacate, de girasol o de cártamo son los mejores para cocinar u hornear. Los aceites de oliva, coco, linaza o nuez son buenísimos para ensaladas.

Suplementos

El objetivo es obtener todos nuestros nutrientes de los alimentos, pero eso no siempre es posible. La densidad de los nutrientes en los alimentos se pierde por diversas razones. Por ejemplo, la tierra muchas veces está empobrecida; además, el transporte, las temperaturas extremas, el proceso de cocción y el tiempo que pasa en la repisa degradan los nutrientes. Aparte de esto, todos los días estamos expuestos a sustancias químicas y estresores que consumen esos nutrientes tan necesarios. Por todas estas razones, a veces tenemos que tomar suplementos.

Te presento algunos principios básicos en relación con los suplementos que la mayoría de la gente no sigue, pero, si tú lo haces, eso tendrá un gran impacto en tu salud.

Elige la forma de suplemento que mejor te funciona

Cuando hablo de la forma de un suplemento, no me refiero al nutriente que contiene, sino al medio con el que se presenta ese nutriente. El de más fácil absorción es el liposomal (la presentación son unas esferas en líquido). El más difícil son las tabletas. Ordenados de más fácil a más difícil de absorber:

Liposomal (líquido) > pastilla (soluble en la boca) > polvo > comprimidos masticables > cápsula > tableta

Cuando quieres regular el tamaño de tu dosis, el orden es el mismo. Los líquidos son los más fáciles cuando quieres ajustar una dosis; las tabletas, las más difíciles. Es fácil tomarse un cuarto de cucharadita de algo, pero puede ser complicado cortar una tableta en cuartos iguales.

Aquí hay algunas otras consideraciones importantes a la hora de decidir qué forma de suplemento tomar:

- Si eres sensible a los suplementos, empieza con una forma liposomal con una sola gota. Si toleras bien los suplementos, empieza con un cuarto de cucharadita. En esta forma líquida, los nutrientes llegan directamente a tus células.
- Tomar una pastilla también funciona bien, no sólo para la absorción, sino también para regular la cantidad que recibes. Si te la pones en la boca y sintonizas, muchas veces puedes percibir muy rápido la acción del suplemento: a veces en minutos. Si te sientes mejor, o si no sientes nada, está bien; deja que siga disolviéndose. Pero si te sientes peor, sácala. Puede ser que este producto particular no te haga bien o quizá necesites cortar la pastilla en cuartos o mitades para regular la dosis.
- También los polvos son muy buenos, pues puedes fácilmente ajustar la dosis. Para algunas personas el sabor puede ser un problema, pero hay muchos polvos que saben bastante bien. Y, los que no, pueden mezclarse con 30 mililitros de jugo o un poco de puré de manzana.
- Los comprimidos masticables casi siempre pueden cortarse a la mitad o en cuartos si necesitas ajustar la dosis.
- Las cápsulas son prácticas porque disimulan el sabor y protegen los nutrientes del aire y el agua. Casi todas las cápsulas de gran

calidad se disuelven muy bien en el estómago o el intestino delgado. Frecuentemente, la gente quiere abrir las cápsulas y echar el contenido directamente en la boca o espolvorearlo en la comida o en agua. Eso está bien siempre y cuando consultes al fabricante o a tu doctora. Algunas cápsulas no deben abrirse así; por ejemplo, el clorhidrato de betaína es muy ácido y puede quemar.

- Las tabletas por lo general no son útiles a menos que hayan sido diseñadas como una forma de liberación sostenida de un suplemento como la niacina. Si tienes aclorhidria (baja producción de ácido gástrico) o estás tomando antiácidos, es posible que las tabletas no se disuelvan bien en tu panza y lo que ocurre es que simplemente terminas con deposiciones costosas. En una ocasión un guardaparques le contó a un profesor mío cuántas vitaminas ve en la letrina: ¡tabletas que llegaron completas hasta el final! Los rayos X también a veces muestran tabletas no disueltas en el aparato digestivo de la gente. Puede ser que las tabletas, en general, sean más baratas de fabricar (y comprar), pero a la larga son caras porque estás perdiendo tiempo y dinero.

No te sientas atado al "uso sugerido"

Las instrucciones de "uso sugerido" que ves en el frasco de un suplemento son sólo eso: simples sugerencias. Sigue las indicaciones de tu médico o tu propia noción de lo que a ti te funciona. Yo siempre creo en empezar poco a poco, para ver cómo te afecta un suplemento. Si el "uso sugerido" son cuatro cápsulas al día, empieza con sólo una. La cantidad de nutrientes que estarás recibiendo será entonces una cuarta parte de lo que se muestra en la información de la etiqueta.

Toma un suplemento a la vez

Entiendo el impulso de cargarse de muchos nuevos suplementos. A mí también me emociona. Cuando empecé a trabajar con pacientes, sabía qué suplementos podían ayudarles y solía recomendarles varios simultáneamente para empezar. Cuando funcionaba, era maravilloso. Cuando no funcionaba, era una pesadilla, pues no teníamos idea de qué suplemento había causado el problema. He aprendido a la mala a probar con sólo un suplemento a la vez. Tómalo unos cuantos días y ve cómo te funciona. Sólo entonces, cuando hayas notado un beneficio o bien ningún cambio, debes añadir otro suplemento (digo "ningún cambio" porque el suplemento podría no haber tenido tiempo para hacer efecto aún, pero al menos no te está causando daño).

Conoce tu cuerpo y conoce tu suplemento

Antes de que tragues cualquier suplemento tienes que entender qué se supone que debe hacer. ¿Cuál es su objetivo? ¿Elevar la serotonina y ralentizar tu MAOA rápido? ¿Sacar la dopamina y ayudar a un COMT lento?

Cuando hayas comprado determinado suplemento y estés listo para probar tu primera dosis, detente un momento para observar cómo te sientes. Cobra conciencia. Sintoniza.

Luego observa cómo te sientes. Algunos suplementos, como el NADH, actúan en minutos. A otros puede tomarles media hora (como la acetil-L-carnitina) o 24 horas (como la ashwagandha). Una vez más, cobra conciencia y sintoniza. ¿El suplemento hizo lo que pensaste que haría? ¿Tu COMT lento ahora está trabajando más rápido? ¿Ralentizaste tu MAOA rápido?

Eres responsable de tu propia salud, pero sobre todo conoces tu cuerpo mejor de lo que nadie más podría conocerlo jamás. Sólo si escuchas lo que tu cuerpo te dice puedes decidir qué suplementos necesitas, y cuándo ya no los necesitas.

Sigue el método del pulso

El método del pulso es mi estrategia para descubrir qué cantidad necesitas de un suplemento y en qué momento debes aumentar la dosis, disminuirla o suspender totalmente el suplemento. Para ti es vital entender y emplear este método. De otra manera terminarás tomando suplementos cuando ya ni los necesitas y quizá incluso cuando ya empezaron a hacerte daño. Si a tu cuerpo le hace falta algo y cubres esa insuficiencia con un suplemento, posiblemente ya no lo necesitarás. Si sigues tomándolo, bien puedes terminar con un excedente que empuje a tu organismo a algún nuevo extremo, con nuevos síntomas desagradables.

Así, aquí está el método del pulso, tu guía para tomar suplementos.

Como muestra el diagrama, el momento en que te sientes de maravilla es el momento en que debes *suspender o reducir* un nutriente suplementario. Primero reduce la dosis y sigue haciéndolo hasta llegar a una dosis muy pequeña o a la suspensión total. Si con el tiempo vuelves a sentirte mal, puedes aumentar la dosis gradualmente, pero si empiezas a tener síntomas diferentes, eso puede significar que estás tomando demasiado.

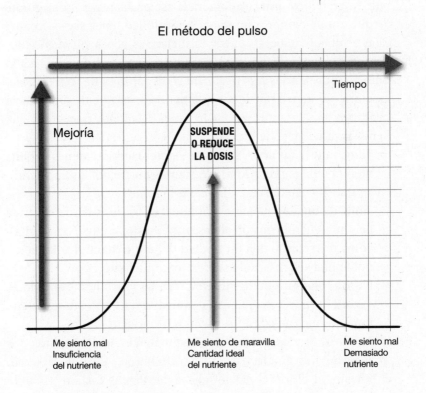

El método del pulso

Para todas las recomendaciones que doy a continuación para el uso de suplementos es necesario que uses el método del pulso. Estos suplementos son potentes y muy efectivos: úsalos sólo cuando los necesites. Suspende o reduce la cantidad cuando te sientas muy bien. Incorpóralos de nuevo cuando vuelvas a necesitar apoyo. Velo así: si estás de vacaciones, probablemente puedes descansar un poco de los suplementos; eso hago yo. Por otro lado, cuando estás estresado, durmiendo mal o enfermo, necesitas más apoyo suplementario. Añadir algunos suplementos esenciales compensa esas deficiencias. He comprobado que los siguientes tres ayudan mucho:

- **Multivitamínicos y multiminerales (sin ácido fólico).** Tus genes dependen de nutrientes específicos para trabajar adecuadamente. Muchos de nosotros no estamos recibiendo la cantidad suficiente de esos nutrientes para un funcionamiento genético óptimo. Un buen suplemento multivitamínico o multimineral puede contribuir en gran medida a la solución de ese problema. Sólo asegúrate de que el que compres no tenga ácido fólico, pues ése —como a estas alturas ya sabes— puede ensuciar tus genes en vez de limpiarlos. Elige mejor un multivitamínico con metilfolato y ácido folínico, que son las mejores formas disponibles de folato suplementario. El hierro puede ser inflamatorio, así que de preferencia busca un suplemento que no lo tenga (a menos que sepas que tienes insuficiencia de hierro).
  - Toma multivitamínico sólo si te sientes cansado, tienes neblina mental o de algún otro modo sientes que necesitas apoyo adicional. Si te sientes muy bien, no lo tomes.
  - Toma de una cuarta parte a la mitad de la dosis diaria sugerida del multivitamínico con el desayuno, si sientes que lo necesitas.
  - Toma otro cuarto o la otra mitad del multivitamínico en la comida: una vez más, sólo si te parece que lo necesitas.
  - Nunca tomes un multivitamínico en las cinco horas anteriores a irte a dormir. Las vitaminas B pueden ser muy estimulantes e impedir que caigas en un sueño profundo.
- **Electrolitos.** Mucha gente tiene insuficiencia de electrolitos, los transportadores de electricidad de tu cuerpo, que son el sodio, el potasio, el cloro, el calcio, el magnesio y el fosfato. Cuando andas bajo de electrolitos tu energía eléctrica está baja. Algunas señales comunes de la insuficiencia de electrolitos son contracción muscular, latidos irregulares, fatiga mental y física, neblina mental, micciones frecuentes, orinar minutos después de haber bebido agua, sentir mareo al levantarse y no sudar bien. Debes tomar un suplemento de electrolitos que contenga por lo menos potasio, magnesio, cloro, sodio y taurina, sin azúcar, colorantes o nada artificial. La taurina es necesaria porque ayuda a transportar los electrolitos.
  - Toma los electrolitos antes de hacer ejercicio o al despertar.

- Si no tienes los síntomas listados y no estás haciendo ejercicio ni tomando saunas, deja de tomar electrolitos.
- Si los electrolitos te estriñen, necesitas beber más agua o bien saltarte un día.

■ **Adaptógenos.** Los compuestos herbarios que apoyan tu capacidad de manejar el estrés se llaman *adaptógenos*. Algunos de los más comunes son la ashwagandha, la *Rhodiola*, el ginseng siberiano, la *Passiflora* y la avena salvaje. La vitamina B$_5$ y la vitamina C también ayudan con el estrés.

- Lo mejor es tomar los adaptógenos diariamente, pues te dan los recursos para ser resiliente cuando estás estresado. Quizá te convenga dejar de tomarlos si estás de vacaciones, cuando tus niveles de estrés deberían estar más bajos.
- Tómalos con el desayuno o, si estás muy estresado, también con la comida.

Además de tomar los suplementos mencionados según se necesiten, deja de tomar todos los medicamentos que puedas, pero siempre con ayuda profesional.

■ **Deja de tomar medicamentos que no te haya recetado un profesional de la salud.** Es necesario reducir la ingestión de algunas medicinas que se venden sin receta, como los antiácidos; trabaja con tu prestador de servicios de salud para iniciar ese proceso. Cortar de golpe ciertos medicamentos puede crear un efecto de rebote: es decir, tus síntomas regresan con mucho más fuerza después de que dejas de tomar la medicina pensada para eliminarlos. Esto no es divertido, así que evítalo reduciendo suavemente los fármacos y únicamente con la supervisión de un profesional.

■ **Para los suplementos y medicamentos de receta, pregúntale a tu médico si puedes suspender o reducir la dosis.** No dejes de tomar ningún medicamento o suplemento de receta sin el permiso y la asistencia de tu médico. Tu salud podría estar en riesgo si paras en seco.

Desintoxicación

■ **Evita usar plásticos con la comida.** Esto se aplica a todos los recipientes que uses para cocinar, guardar la comida, comer o beber.

- **Usa acero inoxidable, vidrio o barro.** También esto se aplica a todos los usos de la cocina.
- **Evita sartenes o utensilios no adherentes.** El truco consiste primero en no cocinar con fuego alto y después en retirar la sartén del calor por unos minutos antes de voltear o servir la comida: saldrá deslizándose.
- **Evita los ambientadores y los productos perfumados.** Los olores de los productos invaden todo en estos días: en jabones, hojitas de secadora, papel higiénico, toallas de papel y mucho más. ¿Desde cuándo las cosas limpias "huelen a limpio"? La publicidad ha convencido a mucha gente de que, si algo está limpio, debe oler a algo. No. Si algo está limpio, no debería oler a nada. Si huele, está ensuciando tus genes.
- **Evita los pesticidas, los insecticidas y los herbicidas.** Están en todas partes. En la comida, las escuelas, los parques, las oficinas. Empieza por hacer un cambio en tu propio patio o jardín. La económica combinación de vinagre y azúcar sirve muy bien para destruir la mala hierba, al igual que los sopletes de gas propano. En las tierras saludables crecen plantas saludables y no se necesitan sustancias químicas.
- **Investiga tu entorno.** Busca posibles lugares donde estén creciendo moho u otras toxinas: zonas húmedas, manchas de moho o sitios donde se acumule agua en pisos, paredes o techos. Haz un plan de limpieza o eliminación. También asómate a www.scorecard.org para buscar cuáles son las sustancias químicas más comunes en tu localidad, y protégete de ellas.
- **Sudor.** Hazlo como puedas. Son buenas opciones hacer ejercicio, dar rápidas caminatas con mucha ropa caliente encima o tomar baños en sales de Epsom. Si estás tomando electrolitos, considera la posibilidad del yoga caliente o el sauna a 50 °C (o alguna temperatura similar) durante todo el tiempo que puedas tolerar cómodamente, con una toalla en la banca para no ensuciar la madera. Después asegúrate de darte un regaderazo y lavarte con jabón. Mientras estés en el sauna concéntrate en tu respiración y prueba usar un rodillo para masaje en tus músculos o el cepillado de piel en seco. Nunca te obligues a pasar más tiempo en un sauna: en el momento en que sientes que terminaste, *terminaste*. Si te sientes así después de 30 segundos, está bien. Vuelve a intentar al día siguiente. Después descansa una o dos horas. En ese tiempo no hagas ejercicio ni tengas relaciones sexuales.

Sueño

■ **Tu hora ideal para dormir son las 10:30 p. m.** Si te vas a la cama mucho más tarde, empieza a acostarte más temprano en incrementos de media hora cada dos días.

■ **Mejora tu calidad de sueño.** Las siguientes estrategias, en combinación, deberían tener un efecto importante:

• Deja de comer tres horas antes de irte a la cama, a menos que tengas un MAOA rápido. Si tienes un MAOA rápido —y si no vas a dormir toda la noche—, disfrutar un ligero tentempié una hora antes de dormir puede servir. Nomás picar un poco de lo que haya sobrado de la cena es suficiente.

• No tomes nada de cafeína después de las 2 p. m. Idealmente, nada de cafeína nunca. Punto.

• Detén toda actividad electrónica al menos una hora antes de dormir y pon tus aparatos en modo avión hasta la mañana.

• Instala un filtro de luz azul en las computadoras, teléfonos y aparatos.

• Apaga todas las lámparas que se dejen encendidas en la noche.

• Abre la ventana para que entre el aire. Si tienes frío, consigue una cobija más caliente. Tapa la iluminación brillante de los faroles de la calle o de los vecinos; idealmente, pídeles a los vecinos que apaguen esas luces, pues están arruinándote el sueño profundo.

• Pregúntale a alguien si roncas o si de noche respiras por la boca. Si responde que sí, habla con tu dentista. Roncar y respirar por la boca contribuyen a un mal sueño y, como vimos, a un NOS3 sucio.

• No tomes un multivitamínico antes de dormir, pues podría mantenerte despierto. También pueden impedirte conciliar el sueño suplementos como la tirosina y algunos estimulantes herbarios.

• Lleva un registro de tu sueño con la app Sleep Cycle o el anillo ŌURA (véase la sección Recursos). Eso te ayuda a detectar tendencias. Desde que llevo un registro he detectado muchas tendencias en mi propio sueño y he introducido cambios de hábitos para dormir más profundamente y tener más sueño MOR (movimiento ocular rápido). Yo he mejorado: pasé de un promedio de seis minutos (¡sí, sólo seis!) de sueño profundo y una hora de MOR por noche a 45 minutos de sueño profundo y tres horas de MOR. Buenas noticias: en este libro te cuento todos mis secretos.

Alivio del estrés

- **Sal.** A dar un paseo, practicar un deporte, visitar a un amigo o simplemente a admirar la belleza a tu alrededor. En el verano pasa 15 minutos al día bajo el sol con la piel expuesta y sin filtro solar. Después de eso, embárrate un buen bloqueador (véase la sección Recursos).
- **Cada día haz una cómoda rutina de estiramientos durante cinco minutos.** La secuencia de yoga conocida como saludo al sol es maravillosa, sobre todo a primera hora de la mañana.
- **Respira hondo.** Concéntrate en tu respiración. Respira sólo por la nariz a un ritmo lento y regular. Cobra conciencia de si estás conteniendo la respiración, roncando, bostezando o respirando por la boca, y cambia deliberadamente tu respiración. Deberías sentir cómo el aire entra lentamente por tu nariz y luego lentamente sale. Cuando la gente está estresada, una respuesta común es respirar más rápido y más superficialmente, desde el pecho, y no lenta y profundamente desde el vientre. Trabaja para invertir ese hábito de modo que puedas seguir respirando profunda y lentamente, incluso cuando estés estresado. Es una magnífica manera de aliviar el estrés y también te permitirá concentrarte mejor y pensar más claramente.

Te presento un sencillo ejercicio de cinco minutos que puedes hacer cuando te sientas estresado o ansioso, tengas manos y pies fríos, no puedas relajarte o tengas la boca seca:

1. Sentado en posición recta o acostado de espaldas, coloca una mano sobre tu pecho y otra sobre el vientre de modo que puedas sentir las manos moverse. La mano del vientre debería moverse antes, seguida de la del pecho. Concéntrate sólo en la respiración. Cuenta cada aspiración / espiración como una.
2. Observa el aire ligeramente frío que entra por tu nariz y el aire ligeramente tibio que sale por ella misma. Luego empieza a ralentizar

tus respiraciones deliberadamente. Permítete llegar a sentirte un poco sin aliento, como si estuvieras subiendo una montaña.

3. Cuando estés listo, ralentiza tu respiración todavía un poco más. Respira tan suavemente que apenas puedas sentir el aire que entra y sale por tu nariz. Sigue haciéndolo hasta que suene la alarma a los cinco minutos. Durante el ejercicio y después de él, tendrías que sentir las manos y los pies más tibios, la nariz un poco menos congestionada, más saliva en la boca y una sensación general de tranquilidad.

La próxima vez que en el trabajo o en la casa necesites un descanso, practica este sencillo ejercicio de respiración para reajustar tu circulación y crear una actitud tranquilizante.

Un típico día de remojo y tallado

Te presento a continuación un programa muestra para un día de remojar y tallar. Úsalo para crear tu propio programa de decisiones saludables. He descubierto que lo que se programa se hace. Asegúrate de usar los resultados de tu primera lista de lavado para determinar cómo comer mejor para apoyar a tus genes. Usa la guía de comidas de genes del siguiente capítulo.

- **Despertarse.** Despierta naturalmente con el sol o pon tu alarma del Sleep Cycle para que te despierte en un momento ideal para tu cuerpo (la alarma de esta app trata de despertarte cuando estás en un sueño ligero, pero nunca más tarde de la hora a la que la hayas fijado).
- **Rutina matutina.** Escucha a tu cuerpo cuando comiences el día.
  - Bebe 120 mililitros de agua con una cucharadita de vinagre de sidra de manzana o limón recién exprimido.
  - Haz el saludo al sol.
  - Desayuna, pero sólo si tienes hambre.
- **Desayuno.** Si no tienes hambre a la hora de tu desayuno habitual, sáltatelo y come más tarde.
  - No comas porque "tienes que hacerlo"; come cuando empieces a notar que te está dando hambre. Yo normalmente me levanto a las 7 a. m. y desayuno entre las 10 y las 11:30 a. m.

- Algunos días simplemente no desayuno: sintonizo con cómo me esté sintiendo. ¿Con la mente despejada, concentrado, sin hambre? No comas. ¿Empiezas a tener neblina mental y sentirte cansado y con un poco de hambre? Come.
- No esperes a comer hasta que mueras de hambre o sientas escalofríos. Esos síntomas significan que tu glucosa se vino abajo y puede ser que te atiborres de carbohidratos para subirla, lo que creará un efecto yoyo de picos y caídas de glucosa que probablemente durarán el resto del día. Trata de mantener una estabilidad; la clave es la conciencia, aprender a escuchar tu propio cuerpo. Quizá te tome un rato llegar a formar esa conciencia, pero te sorprenderás de lo rápido que viene cuando empiezas a preguntarte como rutina "¿Cómo me siento ahora?".

■ **Trabajo.** Lleva contigo una botella de agua filtrada a la que le hayas agregado electrolitos. Para empezar puedes usar sal de mar (véase la sección Recursos para opciones).

- Antes de empezar a trabajar da una caminata de 10 minutos para moverte y tomar el aire.
- Concéntrate en ser productivo. Elimina las distracciones para ganar tiempo libre que puedas disfrutar más tarde. Identifica los tres objetivos principales del día y luego cúmplelos. Si pones más de tres cosas en tu lista, puede ser que te cueste hacerlas todas, y eso puede ser frustrante y reforzar la idea de que no puedes controlar tu día. Cíñete a tres.
- Niégate a cualquier cosa que te distraiga de tus objetivos y tu agenda. Sencillamente niégate. Te asombrará tu productividad.
- Levántate cada hora y muévete un poco durante unos minutos. Puedes quizá hacer algunas lagartijas o subir y bajar uno o dos tramos de escaleras. Mejor aún: sal para tomar el aire.

■ **Comida.** Probablemente ésta sea tu comida más abundante del día.

- No uses aparatos electrónicos. No comas manejando. Come sentado, conversando con otras personas.
- Mastica bien la comida.
- Tómate tu tiempo. Disfruta la comida.

■ **Después del trabajo.** Planea una actividad no electrónica para cuando hayas terminado con las obligaciones laborales del día.

- Haz ejercicio, lee, da una caminata o avanza en algún pasatiempo que tengas.
- Ve de compras o a la tintorería o limpia la casa.

- **Cena.** Come según como haya sido tu actividad del día y como te estés sintiendo.
  - Consulta la guía de comidas para genes en el capítulo 13 y come de acuerdo con eso.
  - No comas en las tres horas antes de irte a la cama a menos que tengas un MAOA rápido (basándote en la primera lista de lavado), en cuyo caso puedes cenar, en la hora antes de dormir, un poco de hummus y zanahorias o algunos bocados de lo que haya sobrado de la cena.
- **Rutina nocturna.** La manera como concluyas tu noche influye sobre tu sueño.
  - Filtra la luz azul de las pantallas. Pon todos los aparatos electrónicos en el modo nocturno que tu teléfono ya trae incorporado o instala la *app* f.lux en todos tus aparatos.
  - Escribe si ese día te sientes agradecido por algo.
  - Medita cinco minutos.
- **Hora de acostarse.** Programa el momento de irte a la cama de modo que tengas entre siete y ocho horas de sueño. Acuéstate cuando estés cansado. No luches contra eso (pero recuerda que tienes el objetivo de ya estar dormido a las 10:30 p. m.).
  - Bebe un vaso de agua filtrada.
  - Pon tu teléfono en modo avión. Pon la alarma de la app Sleep Cycle. Apaga el Wi-Fi.

Estas últimas sugerencias están pensadas para entre semana. Sé consciente de cómo programes también los otros días. Algunas sugerencias:

- **Fin de semana.** Que tus horas de irte a la cama y levantarte sean consecuentes con tu programa de lunes a viernes.
  - Respeta tu fin de semana: no trabajes a menos que sea absolutamente fundamental para cumplir con un plazo de entrega.
  - Escribe en tu diario: ¿qué es lo que más agradeces de la semana anterior?
  - Organízate para la semana que entra. Ve al súper, lava la ropa, limpia la casa y el jardín. Haz que toda la familia le entre: asigna tareas y delega tareas de rutina.
  - Planea para cada día alguna actividad con amigos, familiares, contigo mismo. Pueden ser unos días de descanso en casa…, lo que a ti te satisfaga.

- **Vacaciones.** Planea de antemano. Habla abiertamente de lo que necesitas y quieres.
  - ¿Adónde te gustaría ir?
  - ¿Cuándo saldrán los niños de la escuela? Bloquea las vacaciones escolares en tu calendario, si es posible. Yo trabajo por cuenta propia, así que tengo cierta flexibilidad. Cuando empecé a marcar las vacaciones escolares en mi calendario, nuestra vida familiar mejoró apreciablemente. Ahora siempre planeo alrededor de mis hijos.
- **Día espontáneo.** Vete de pinta cada tanto. Sorprende a tu pareja y a tus hijos.
  - Pasa el día esquiando, vete de pícnic con la familia o haz una excursión por la ciudad…, algo totalmente divertido que diga "Al diablo: hoy me toca jugar".

Observa que la clave para este programa es el *equilibrio*. Necesitas tiempo para trabajar y tiempo para descansar, jugar y relajarte. Comes y duermes de acuerdo con los ritmos naturales de tu cuerpo, pero también ayudas a tu cuerpo si fijas una rutina. Si tienes un trabajo que te obliga a estar sentado largas horas de corrido, cada 60 minutos aproximadamente respeta la necesidad que tu cuerpo tiene de moverse. Cuando comas, haz de ese rato un momento de relajación y placer para que tu cuerpo apague el modo estrés y encienda el modo relajación. No olvides que el estrés es un factor físico real y mensurable de tu salud. Este programa te ayuda a lograr el alivio del estrés, tus genes te lo agradecerán.

Remojar y tallar: segunda semana

Continúa con tu rutina de la primera semana con estos cambios o adiciones.

Comida

- **Toma algunas medidas para digerir mejor.** ¿Sigues teniendo algo de gases e hinchándote con la comida? Quizá necesitas más ayuda digestiva. Por la mañana, al despertar, mezcla 120 mililitros de agua filtrada con una cucharadita de vinagre de sidra de manzana orgánica sin filtrar. Bébelo a sorbos hasta que sientas cierta tibieza en el estómago y detente. No hagas esto si tienes (o sospechas que tienes) una úlcera estomacal.

■ **Concéntrate en comer en paz, conversando con amigos o familiares o sacando todo el provecho posible de ese rato a solas.** Nada de aparatos electrónicos en la mesa, por favor. Disfruta las comidas como lo que son: oportunidades de nutrirte: a ti, tus células y tus genes. Para una buena digestión no hay atajos. A veces nos vamos por la comida rápida, o trabajamos mientras comemos o nos zampamos una hamburguesa. No hagas eso. La comida no es algo con lo cual acallar tu estómago para poder regresar a trabajar. Disfruta la oportunidad de nutrirte. También es buen momento para interactuar con tus colegas o con tu pareja y tus hijos. Los niños sólo son niños una vez y nunca más. Las horas de la comida son una gran manera de formar una familia saludable: con comida y conversación.

Suplementos

■ **Agrega glutatión liposomal.** Este nutriente, del que mucha gente tiene deficiencia, contribuye a una serie de resultados importantes, pero no lo tomes a menos que ya estés tomando un multivitamínico. Éste proporciona los nutrientes que necesitas para ayudarte a aprovechar el glutatión.

- Empieza tomando sólo tres gotas antes del desayuno o antes de la comida por tres días.
- Si no sientes ningún cambio o sólo una ligera mejoría, aumenta a media cucharadita al día por tres días.
- Si sigue sin haber cambios o sólo una leve mejoría, aumenta a una cucharadita al día por tres días. Si sientes mejoría, continúa por tres semanas y suspende.
- Si te sientes excepcionalmente bien, deja de tomar glutatión hasta que sientas que lo vuelves a necesitar.
- Si te sientes peor, deja de tomarlo hasta que hayas agregado molibdeno y enzimas digestivas por dos semanas (véase más abajo). Luego prueba una vez más.

■ **Toma molibdeno si hay olor a azufre en tu aliento, axilas o gases, o si eres sensible a los sulfitos.** Empieza con 75 microgramos de molibdeno usando el método del pulso. Eso tendría que resolver el problema en pocos días. Si no, continúa con el molibdeno, aumenta la cantidad ingerida, durante una semana reduce alimentos que contengan azufre y luego vuelve a probar con el glutatión liposomal.

■ **Agrega enzimas digestivas en caso necesario.** Si sigues teniendo gases, inflamación o eructos durante las comidas, o después de ellas, necesitas ayuda digestiva adicional. Piensa en tomar hidrocloruro (HCl) de betaína junto con enzimas pancreáticas. Si eres intolerante a las grasas o aceites, agrega lipasa o aproximadamente 250 miligramos de extracto de bilis de buey.

  • Toma hidrocloruro de betaína, enzimas digestivas y bilis de buey con las comidas, aunque, si se trata de un almuerzo ligero, puede ser que no lo necesites. La experiencia te enseñará cuándo necesitas ayuda adicional y cuándo no.

  • ¿Tienes una úlcera? Entonces no tomes HCl de betaína o enzimas digestivas hasta que tu úlcera estomacal haya cicatrizado. Ayuda a esto tomar carnosina de zinc, gel de aloe vera y L-glutamina.

Desintoxicación

■ **Evita los productos de limpieza para el hogar.** Lo básico funciona bien: agua caliente, jabón sin aroma, vinagre, sal, bicarbonato de sodio. Recuerda: si algo tiene olor, está ensuciando tus genes.

■ **Compra un filtro de agua.** Un filtro de agua multiestado es una gran manera, y poco costosa, de beber agua pura. El agua embotellada suele ser de mala calidad y es malísima para el medio ambiente debido a su envasado y a las complicaciones de su transporte. No uses filtros de agua tipo Brita porque sólo filtran el cloro, son relativamente más costosos que otros filtros y usan plástico.

■ **Instala en la regadera un filtro para eliminar todo el cloro del agua.** El cloro es dañino para los pulmones, la piel y el pelo. A una semana de poner el filtro observarás que tu piel y tu cabello se sienten mejor. Puede ser que ni siquiera necesites lociones o cremas cuando tu piel se haya acostumbrado a vivir sin cloro.

■ **Consigue una aspiradora de filtro HEPA.** Una aspiradora barata esparce más polvo del que recoge. Busca una aspiradora con buenas evaluaciones de los usuarios y disfruta sus beneficios por años. Es una inversión, pero durará mucho tiempo, y gracias a eso también tú. De preferencia limita la cantidad de alfombras y tapetes en tu casa. Si puedes, plantéate sustituir la alfombra con baldosas, piedra o madera para reducir el polvo y las sustancias químicas que puedan irritar tus genes.

- **Limpia o remplaza los filtros de aire de la calefacción.** En esto no escatimes: un calentador sucio supone una carga adicional sobre tu gen GST/GPX, que luego ensucia todos los demás genes.
- **Limpia los ductos de aire.** Si calientas tu casa con aire forzado y en dos años no has limpiado los conductos, es necesario hacerlo ya.
- **Limpia los sifones del fregadero y todos los tubos de desagüe.** Desenróscalos, sepáralos y límpialos con un cepillo y agua jabonosa caliente. También restriega por dentro del tubo. Te sorprenderá ver cuánta mugre guardan.

Sueño

- **Sigue moviendo tu hora de ir a la cama hacia las 10:30 p.m.** Te sorprenderá cuánta energía obtienes cuando duermes por la noche y despiertas en la mañana, en vez de provocar un desequilibrio entre tus ritmos circadianos y los ciclos del sol.
- **Levántate con el sol.** Deja que el sol inunde de luz tu cuarto cada mañana. Ponles temporizadores automáticos a tus persianas (si las necesitas para tapar las luces por la noche). Si esto no es posible, piensa en un despertador de luz que simule la salida del sol.

Alivio del estrés

- **Medita por lo menos tres minutos cada día antes de meterte a la cama.** En la sección Recursos recomiendo el sitio www. DrBenLynch.com, que tiene apps y otros posibles apoyos, a menos que prefieras los métodos tradicionales de meditación. La clave es meditar sistemáticamente. Tres minutos diarios son más efectivos que 20 minutos una vez a la semana.
- **Haz un "ayuno noticioso".** Deja de ver noticiarios y de participar en conversaciones negativas. Hay que reconocerlo: la mayoría de las noticias son negativas e inundar tu cerebro con esa informa-

ción te está haciendo daño. Yo llevo más de 10 años sin ver noticiarios. De todas formas sigo conectado con lo que está pasando. Tú también puedes. Crea alertas de Google para titulares o suscríbete al periódico en línea de tu elección y pide que te lleguen los titulares. Lee nada más lo que de verdad necesitas leer; al resto no le hagas caso.

- ■ **Reduce tu tiempo en medios de comunicación social.** Está bien usar medios de comunicación social dos veces al día, pero si entras a tu sitio favorito con más frecuencia —y sobre todo si lo revisas compulsivamente—, casi puedo garantizarte que te está estresando más de lo que te relaja. Algo mucho más importante: el tiempo que pasas con "amigos" en línea te está alejando de los amigos de la vida real y de la familia. En línea, los niveles de estrés aumentan: en parte porque la luz azul de tu computadora es muy estimulante y también porque te metes en pleitos y lees noticias terribles y no tienes con quién procesar todo eso. Los niveles de estrés disminuyen después de pasar tiempo con gente querida, porque te sientes seguro y relacionado y conectado con el mundo *real*. ¿Lo dudas? Inténtalo por unas semanas, cuando estés completando la fase de remojar y tallar y pases a la limpieza de manchas. No sabrás lo bien que se siente limpiar la porquería de los medios de comunicación social hasta que ésta desaparece.

Sé concienzudo

Mi familia y yo llevamos años haciendo el remojar y tallar y se lo he enseñado a clientes y pacientes de todo el mundo. Todo el tiempo recibo correos donde la gente me cuenta cómo mi propuesta le ha ayudado a superar problemas de salud que creían que tendrían de por vida. Sé que a ti también puede ayudarte.

Pero la pura teoría no significa nada. Lo que necesitas para sentirte mejor es actuar. Comprométete a honrarte a ti mismo y a tu salud. Comprométete a restablecer tu salud hasta el nivel genético.

No hay prisa. Si sientes que este programa te está ayudando y por el momento es todo lo que puedes manejar, excelente. Ya llevas buena parte del camino andado. Sigue en el remojar y tallar todo el tiempo que necesites. Tres semanas, un mes, 90 días, un año... Mientras sigas mejorando y avanzando, no hace falta pasar a la limpieza de manchas.

De hecho, no quiero que pases a la limpieza de manchas hasta que sientas que llevaste el remojar y tallar lo más lejos posible. Si aún estás obteniendo resultados, no lo sueltes. No pases a limpieza de manchas hasta que sientas que llegaste a un estancamiento.

Velo así: yo vivo cada día con el remojar y tallar. Se trata de algo cotidiano, no de un programa temporal. Es un estilo de vida para mantener limpios los genes. La mayor parte del tiempo me siento estupendamente y me da lo que necesito a pesar de mis genes sucios. Cuando me estreso de más, estoy enfermo o tengo alguna herida, estoy en una mayor exposición a las sustancias químicas o simplemente no me siento bien, sintonizo para saber cómo me siento y así evaluar cuáles de mis genes están sucios y lleno la segunda lista de lavado. De ahí paso a la limpieza de manchas. Cuando me restablezco, regreso a mi habitual rutina diaria de remojar y tallar.

Usas tu ropa favorita un día o dos y cuando te cambias la echas en la lavadora. Normalmente basta con el remojado y tallado habitual; sin embargo, a veces hay una mancha y tienes que darle un tratamiento especial. Lo haces y luego regresas al remojado y tallado de siempre. Exactamente así quiero que veas este programa. Eres tu propia lavandería. Y, hasta ahora, nadie te había enseñado cómo limpiar tus genes.

¡Disfruta mientras remojas y tallas! Sé que después de dos semanas te sentirás mucho mejor.

13

Recetas para limpiar tus genes

Sí, ya sé que eres una persona muy ocupada. Quisieras que cambiar la dieta para sentirte mejor fuera fácil. Quieres un programa de 28 días que te dé las respuestas que necesitas para mejorar *ya*.

De acuerdo, pero ¿qué va a pasar en seis meses? ¿Un año? ¿Dos? ¿Diez?

Si te diera un plan de menús que seguir, no te haría ningún favor. No conozco tus horarios, no sé dónde vives, no conozco el clima y la disponibilidad de alimentos en tu localidad ni sé qué te gusta comer o qué alimentos detestas o te provocan reacciones.

Un menú es práctico en ocasiones. Si estás atacando una afección específica (sobrepeso, intestino permeable, enfermedad autoinmune), un plan de menús quizá sea justo lo que necesitas.

Sin embargo, en este libro estamos haciendo algo radicalmente distinto. Te estoy enseñando cómo funciona tu cuerpo, hasta el plano genético. Ahora sabes cómo funciona el ciclo de metilación, sabes lo importantes que son los "súper siete" y sabes cómo llegan a ensuciarse.

Así, en vez de presentarte un plan de menús, he creado una serie de recetas súper sanas, entre ellas muchas que yo mismo como en casa con mi esposa e hijos. En cada receta se indica qué gen o genes apoya y qué gen o genes podrían ensuciarse un poco con ella.

¿Y por qué te daría yo una receta que podría ensuciar un poco tus genes? Es prácticamente imposible que todas las recetas apoyen a todos los genes. Según qué gen o genes te den problemas deberás concentrarte en ciertas recetas y evitar otras.

Por ejemplo, algunas recetas llevan jitomate. Si tienes un DAO sucio, quizá debas eliminar los jitomates de la receta o encontrar alguna otra receta que ayude a tu DAO sucio. Si tienes un DAO limpio y te encanta el jitomate, pues he ahí una receta fabulosa para ti.

Cómo escoger la receta

- Al principio del protocolo llenarás la primera lista de lavado. Dos semanas después responderás la segunda. Cada una te ayudará a centrar la atención en los genes que tienes sucios.
- Encuentra las recetas que ayuden a esos genes sucios. Ve cuáles te suenan bien y añade otras parecidas que ya acostumbres preparar.

GUÍA DE COMIDAS

Los siguientes consejos generales son válidos para todo el mundo, independientemente de qué genes tenga sucios:

- Ayuna de 12 a 16 horas diarias.
- Come solamente si estás tranquilo y relajado.
- Concéntrate en la actividad de comer. Nada de trabajo o aparatos electrónicos: sólo masticar y conversar.
- Come a lo mucho tres veces al día; nada de tentempiés.
- Come hasta que estés 80% lleno.
- Aprende a distinguir entre antojos y hambre de verdad.
- No comas en las tres horas anteriores al momento de ir a la cama (a menos que tengas un MAOA rápido; en tal caso quizá necesites comer algo ligero una hora antes de dormir).
- Asegúrate de que cada comida tenga proteínas, carbohidratos y grasa balanceados.
- Recurre lo más posible a alimentos de cultivo orgánico, o por lo menos evita la "docena sucia": aquellos más contaminados por las sustancias químicas industriales de acuerdo con el Grupo de Trabajo Ambiental (www.ewg.org).

Ahora veamos específicamente cómo puedes elegir las recetas y planear comidas que ataquen *tus* genes sucios. Recuerda también que cada receta de este capítulo señala cuáles son los genes a los que más apoya.

MTHFR SUCIO

- Cualquier receta con vegetales de hoja verde o frijoles
- Cualquier receta que ayude al PEMT

COMT LENTO, MAOA LENTO

* Desayuno con proteínas, carbohidratos y grasa balanceados
* Comida con proteínas balanceadas, ensalada y grasa
* Cena con poca proteína, más ensalada y grasa

COMT RÁPIDO, MAOA RÁPIDO

* Desayuno con proteínas, carbohidratos y grasa balanceados
* Comida con proteínas, carbohidratos y grasa balanceados
* Cena con proteínas, carbohidratos y grasa balanceados

DAO SUCIO

* Únicamente comida recién preparada, nada de sobras
* Sólo carne y mariscos *frescos*, enjuagados y secados antes de cocinar
* Cualquier receta con alimentos bajos en histamina
* Cualquier receta que pueda adaptarse para eliminar o reducir la cantidad de alimentos más altos en histamina

GST / GPX SUCIO

* Cualquier ensalada o receta con huevo, vegetales de hoja verde o crucíferas

NOS3 SUCIO

* Cualquier receta que ayude al GST, al MTHFR o al PEMT
* Cualquier receta que equilibre el COMT y el MAOA
* Cualquier receta con nueces y semillas

PEMT SUCIO

* Cualquier receta con huevo, betabel, quinoa o cordero
* Cualquier receta que ayude al MTHFR

Recetas de genes limpios

Siempre que se pueda, elige ingredientes orgánicos y usa agua filtrada para cocinar. La carne y el pescado de cría intensiva convencional y los productos agrícolas de fábrica ensuciarán tus genes, lo mismo que el agua sin filtrar. Recomiendo además que en vez de sal de mesa estándar emplees sal del Himalaya o sal céltica, ambas ricas en minerales. Si la comida va a ser tu medicina, tienes que consumir alimentos "limpios" que ayuden a tu salud.

DESAYUNO

Sopa tunecina con huevo escalfado

Esto es una variación sobre un popular guiso tunecino de desayuno a base de garbanzo, el lablabi. Si lo prefieres, puedes sustituir el huevo escalfado con un huevo estrellado o duro. Para darle un toque auténtico hay que ponerle la salsa picante harissa, que se consigue en algunos supermercados y tiendas gourmet.

Este abundante desayuno apoya a todos tus genes. Si tienes un DAO sucio, quizá debas eliminar la salsa picante (o usar una salsa que a ti te funcione).

Para 4 personas

4 tazas de caldo de pollo o vegetal (hecho en casa o envasado)
1 lata de 425 gramos drenados de garbanzos
4 tazas de hojas de betabel o de mostaza picadas en trozos de
  5 centímetros
1 cucharada de comino molido
1 cucharadita de paprika
½ cucharadita de sal de mar gruesa, o más, al gusto
1 cucharadita de salsa picante
Agua para llenar una cacerola de 8 centímetros de fondo
2 cucharadas de jugo de limón recién exprimido
4 huevos grandes, fríos
4 rebanadas gruesas de pan sin gluten tostado

1. En una cacerola pequeña calienta el caldo a fuego medio. Añade los garbanzos, las hojas, el comino, la paprika, la sal y la salsa picante. Cocina hasta que las hojas se suavicen.

2. Para escalfar los huevos llena una cacerola con 8 centímetros de agua. Añade el jugo de limón, revuelve y deja que hierva a fuego medio. Echa los huevos en el agua, 2 a la vez. Escálfalos durante 3 minutos aproximadamente (para yema líquida cocina por 2 minutos; para yema cuajada, cocina por 4 minutos). Mueve los huevos suavemente con una cuchara con ranuras y ponlos en una toalla de papel.

3. Pon el pan tostado en 4 tazones. Reparte la sopa de garbanzo sobre los panes. Corona con un huevo. Sirve con salsa picante adicional.

Licuado de desayuno del doctor Lynch

Mmm... frutos rojos ácidos, leche de almendras y algunas semillas ricas en proteínas que aportan fibra y textura. Rápido, fácil, nutritivo: el desayuno perfecto si estás atareadísimo.

Este licuado rápido y fácil ayuda a todos tus genes. Ponle más proteína en polvo si necesitas ayudar a un MAOA rápido o a un COMT rápido, y menos si tienes un COMT lento y un MAOA lento.

Para 2 personas

3 tazas de leche de almendras
½ taza de arándanos congelados
½ taza de frambuesas congeladas
2 cucharadas de semillas de chía
2 cucharadas de linaza
2 cucharaditas de semillas de cáñamo
1 a 1½ cucharaditas de proteína de chícharo en polvo

Echa todos los ingredientes a la licuadora y mezcla hasta que esté homogéneo. Sirve y disfruta.

Huevos revueltos con col rizada y zanahorias

Este plato ofrece el confort hogareño de los huevos revueltos con algo de fibra y nutrientes extra por las verduras. Sacarás provecho de toda la colina de los huevos y del metilfolato de la col rizada.

Este desayuno ayuda a todos los genes. Los que tengan DAO sucio podrán omitir la salsa picante.

Para 2 personas

2 cucharadas de ghee, divididas
5 o 6 huevos
½ cucharadita de sal de mar gruesa
⅛ de taza de agua
1 diente de ajo, picado o pasado por un triturador de ajos
½ cebolla amarilla picada en juliana
1 racimo de col rizada, dividido, con los tallos picados en trozos de
    medio centímetro y hojas cortadas en trozos de 3 centímetros
1 zanahoria grande, pelada y cortada finamente en medias lunas
3 rebanadas de jamón cocido o tocino picadas
¼ de cucharadita de pimienta negra recién molida
Salsa picante (opcional)

1. Calienta 1 cucharada de ghee en un sartén a fuego medio-alto.
2. Mientras el sartén se calienta bate los huevos con la sal y el agua.
3. Vierte la mezcla en el sartén caliente y suavemente revuelve los huevos con una espátula hasta que estén bien cocidos. Déjalos en el sartén, apartados del calor, y empieza a trabajar con las verduras.
4. En otro sartén calienta el ghee restante a fuego medio-alto. Cuando el sartén esté caliente, añade el ajo y las cebollas. Cuece hasta que se doren un poco. Añade los tallos de col rizada, las zanahorias y el jamón o tocino. Cuando las zanahorias se hayan suavizado, añade las hojas de col rizada y mézclalas. Sazona con pimienta y sal adicional al gusto. Tapa el sartén y apaga el quemador. Deja reposar la mezcla por otros 3 o 4 minutos.
5. Para servir, pon los huevos revueltos en tazones y corona con la mezcla vegetal. Si lo deseas, ponle un poco de tu salsa picante favorita.

Frittata de achicoria con feta

Esta sabrosa frittata puede servirse caliente, tibia o a temperatura ambiente. Añade jamón o salchicha para proteína adicional.

Tal como aquí se presenta, este platillo resulta bueno para los genes GST/GPX, PEMT, COMT rápido y veloz, y MAOA rápido y veloz. Si tienes un DAO sucio, elimina el queso y los champiñones, y asegúrate de usar jamón fresco (y no curado).

Para 2 personas

8 huevos
4 cucharadas de leche de almendras
4 cucharadas de queso feta de leche de cabra o de oveja,
    desmenuzado en trozos como de 1 centímetro, divididas
½ cucharadita de sal de mar gruesa
½ cucharadita de pimienta negra recién molida
4 cucharadas de ghee
2 cucharaditas de cebolla picada
6 champiñones medianos picados en trozos de 1 centímetro
½ kilo de achicoria partida en trozos de 1 centímetro
½ taza de jamón cocido cortado en cubos o 2 salchichas italianas
    suaves o picantes cortadas en trozos como de 1 centímetro

1. Precalienta el horno a 250 °C.
2. En un tazón pequeño bate los huevos con la leche de almendras, la mitad del feta, sal y pimienta.
3. Calienta el ghee en un sartén refractario de 30 cm. Añade las cebollas y saltea a fuego medio como 5 minutos, hasta que estén traslúcidas. Añade los champiñones y saltea otros 5 minutos. Añade la achicoria y cuece como 5 o 7 minutos más, hasta que se suavice.
4. Añade el jamón o salchicha, revuelve y esparce la mezcla sobre el sartén de manera uniforme.
5. Vierte la mezcla de huevo sobre las verduras y la carne, y cocina hasta que los huevos empiecen a espesar.
6. Espolvorea el feta restante. Pon el sartén en el horno caliente y hornea por 5 minutos, hasta que la frittata esté firme pero no dorada.

Gachas de quinoa

Éste es un desayuno rápido y sabroso, y una opción de cereal caliente más sana que muchas alternativas tradicionales. Para proteína adicional sírvela con una lonja de tocino, un vaso de leche de cabra o un huevo.

Si temprano en la mañana tienes poco apetito, este plato es para ti. Aunque no apoya tus genes directamente, tampoco los ensucia con comida en exceso. Es un gran desayuno para ayudarte a cambiar los cereales tradicionales de desayuno.

Para 2 personas

1¾ de tazas de agua, y algo más para enjuagar
1 taza de quinoa
½ cucharadita de sal de mar gruesa
1 cucharada de ghee
Uvas pasas
Leche de almendra o de cabra
Jarabe de arce (maple opcional)

1. Pon la quinoa en una olla pequeña y añade un poco de agua para enjuagarla. Tira el agua y conserva en la olla la quinoa.
2. Añade el resto del agua y la sal a la quinoa, y caliéntala hasta que hierva. Baja a fuego lento y tapa. Cocina por 17 minutos.
3. Sirve en tazones y cubre con el ghee, las pasas y la leche de almendra o cabra. Añade unas gotas de jarabe de arce si lo deseas.

Avena con frutos secos

Una manera saludable, rápida y fácil de empezar el día con avena y muchas nueces y semillas.

Este desayuno apoya el NOS3, el COMT lento y el MAOA lento. Quienes tienen un MAOA rápido o un COMT rápido deben añadir una hamburguesa de salchicha, tocino o huevo duro para tener proteína extra.

Para 4 personas

4 tazas de agua
1 cucharada de aceite de coco

1 cucharada de canela molida
1 cucharadita de pimienta de Jamaica (allspice) molida
1 cucharadita de nuez moscada molida
¼ de cucharadita de cúrcuma
1 cucharada de extracto de vainilla
2 cucharadas de mantequilla de almendra
2 tazas de copos de avena
¾ de taza de linaza
½ taza de pepitas de calabaza crudas
¼ de taza de semillas de girasol
½ taza de nuez de Castilla cruda picada
¼ de taza de crema de coco sin endulzar, o más, al gusto
½ taza de pistaches picados
¼ de taza de almendras picadas

1. En una cacerola mediana calienta el agua, el aceite de coco, las especias, el extracto de vainilla y la mantequilla de almendra. Cuando empiece a hervir, revuelve y deja que siga hirviendo a fuego lento.
2. Añade la avena, las semillas y las nueces de Castilla. Cubre y cuece por 10 minutos o hasta que la mezcla adquiera la consistencia que desees. Sirve con la crema de coco y decora con los pistaches y las almendras.

Desayuno problemático

Para esta receta se requieren filetes de trucha ahumada que pueden encontrarse, empacados, en la sección de pescado del supermercado.

Esta receta es una manera fantástica de apoyar el GST / GPS, el PEMT, el COMT tanto rápido como lento y el MAOA tanto rápido como lento. Esta receta es natural para el DAO, pero si eres sensible a la histamina, no incluyas la trucha, la mostaza ni los tomates.

Para 4 personas

8 huevos frescos
Agua
3 cucharadas de mayonesa
1 cucharada de mostaza de Dijon

¼ de cucharadita de salsa picante

1 cucharadita de sal de mar gruesa

½ cucharadita de pimienta negra recién molida

1 cucharadita de paprika

4 tomates anaranjados o amarillos maduros en rebanadas

1 cebolla morada pequeña en juliana (opcional)

12 rábanos en mitades

350 gramos de trucha ahumada cortada en trozos de 2.5 centímetros

4 puñados de lechugas *baby* variadas o arúgula

1. Pon los huevos en una cacerola de fondo grueso y cúbrelos con al menos 2.5 centímetros de agua fría.
2. Pon el agua a hervir.
3. Cuando haya grandes burbujas, quita la cacerola del calor y cúbrela. Déjala reposar 15 minutos. Retira los huevos duros del agua. Pásalos a un recipiente de agua fría y déjalos ahí 10 minutos.
4. Pela los huevos y córtalos por la mitad a lo largo. Separa las yemas suavemente. Mézclalas con la mayonesa, la mostaza y la salsa picante. Añade la sal y la pimienta, al gusto.
5. Rellena las claras con la mezcla de yema. Espolvorea los huevos con paprika.
6. Coloca los huevos, los jitomates, la cebolla, los rábanos, la trucha y las verduras en un platón.

Licuado verde con jengibre

Este delicioso licuado te recompensa con su cremosidad dulce y picante.

Este nutritivo desayuno apoya al MTHFR, el GST / GPX, un COMT lento y un MAOA lento.

Para 1 persona

½ taza de aguacate pelado, deshuesado y picado

½ taza de perejil fresco picado

¼ de taza de albahaca fresca picada

½ taza de col rizada picada

½ cucharadita de jengibre fresco rallado

1 cucharadita de jugo de limón recién exprimido

½ taza de leche de almendras
1 cucharadita de aceite MCT (triglicéridos de cadena media)
2 cucharadas de proteína de chícharo en polvo

En una licuadora o procesador de alimentos mezcla todos los ingredientes hasta que quede homogéneo.

COMIDA O CENA

Sopa de verduras de raíz

Los camotes, las zanahorias, la raíz de apio y el estragón añaden una encantadora dulzura a este caldo de pollo para el alma. El tupinambo (pataca) es un vegetal buenísimo para ayudar al hígado y también a tu microbioma.

Disfruta esta sustanciosa sopa mientras apoyas a todos tus genes. Añade pechuga de pollo o alguna otra carne de tu elección para ayudar a un COMT rápido o un MAOA rápido.

Para 4 personas

2 cucharadas de aceite de coco
1 cebolla picada
2 dientes de ajo triturados
3 camotes pelados y cortados en trozos del tamaño de un bocado
3 zanahorias peladas y cortadas en trozos del tamaño de un bocado
3 chirivías peladas y cortadas en trozos del tamaño de un bocado
2 nabos pelados y cortados en trozos del tamaño de un bocado
1 raíz de apio nabo pelada y cortada en trozos del tamaño de un bocado
3 tupinambos limpiados con cepillo, pelados y cortados en trozos del tamaño de un bocado
1 litro de caldo de pollo (hecho en casa o envasado)
Agua, según se necesite
3 cucharadas de estragón fresco picado

2 cucharadas de perejil fresco picado

1 cucharadita de tomillo fresco picado

1 cucharadita de sal de mar gruesa, o más, al gusto

2 pechugas de pollo sin huesos ni piel, cocidas y cortadas en trozos de 1½ centímetros (opcional)

1. En una olla grande para sopa calienta el aceite de coco a fuego medio y luego saltea la cebolla hasta que se ablande.
2. Añade el ajo y cuece 30 segundos. Añade las verduras y mezcla.
3. Añade el caldo de pollo y más agua si es necesario. Añade las yerbas, la sal y la pimienta.
4. Cocina 45 minutos a fuego medio o hasta que las verduras se hayan ablandado. Añade la pechuga de pollo cocida (opcional), sazona con sal y pimienta adicionales al gusto, y sirve.

Borsch frío

Disfruta esto que es prácticamente una ensalada líquida, súper refrescante y sabrosa. No puede faltar al menos dos veces en el verano: es perfecta para un día caliente.

Esta versión rusa del gazpacho nutrirá todos tus genes.

Para 4 personas

2½ litros de agua

Entre 250 y 350 gramos de betabel cocido, enfriado, pelado y rallado

El jugo de ½ a 1 limón, o menos si no lo quieres tan ácido

Sal de mar gruesa y pimienta negra fresca molida al gusto

1 pequeño racimo de rábanos o 150 gramos de rábano japonés cortado por la mitad y luego rebanado en medias lunas delgadas

1 pepinillo inglés grande cortado por la mitad y luego rebanado en medias lunas delgadas

⅓ de taza de eneldo fresco finamente picado

⅓ de taza de cebolletas o cebollín frescos finamente picados

⅓ de taza de perejil fresco finamente picado

Entre 170 y 230 gramos de jamón picado (opcional)

1 o 2 huevos duros picados (opcional)
Mayonesa o yogurt de leche de cabra natural (de ½ a 1 cucharadita
    por porción)
Cebolletas, cebollín, perejil o eneldo como adorno

1. En una cacerola grande combina agua, betabel rallado, jugo de limón, sal y pimienta. Añade los rábanos, los pepinillos y las hierbas finamente picadas.
2. Deja enfriar la mezcla en el refrigerador por lo menos 30 minutos para que se mezclen los sabores
3. Vierte la sopa fría en tazones. Añade el jamón y los huevos si lo deseas, y adorna con mayonesa o yogurt y hierbas recién picadas.

Sopa de pollo y coco tailandesa

Por su excepcional mezcla de verduras y especias, esta sopa es reconfortante y nutritiva. Como variación, prueba servirla sobre arroz basmati cocido.

Esta sopa es nutritiva para todos tus genes, pero si tienes un MAOA lento o un COMT lento, reduce el camarón y el pollo a la hora de la cena.

Para 4 personas

2 latas de 400 mililitros de leche de coco
1½ tazas de caldo de pollo (hecho en casa o envasado)
¼ de taza de pasta de curry verde
2½ cucharadas de jugo de limón o limón amarillo recién exprimido
1 cucharada de jengibre recién rallado
½ kilo de pechuga de pollo en rebanadas delgadas
½ kilo de camarones frescos pelados
1 zanahoria larga cortada por la mitad y rebanada en medias lunas
    de 0.5 centímetros
2 tallos de apio cortados en rebanadas de ½ centímetro
2 bok choy *baby* picados en trozos de 2.5 centímetros
¼ de taza de cilantro fresco picado para adorno
¼ de copa de albahaca fresca picada para adorno

1. En una cacerola a fuego medio alto bate la leche de coco, el caldo de pollo, la pasta de curry verde, el jugo de limón y el jengibre. Deja que hierva.
2. Añade el pollo o los camarones. Cuece, revolviendo ocasionalmente, 10 minutos o hasta que el pollo o el camarón esté bien cocido.
3. Añade la zanahoria y cuece 3 minutos. Añade el apio y el bok choy *baby*; apaga el quemador, tapa la cacerola y deja que la mezcla repose 3 minutos.
4. Reparte la sopa en cuatro tazones y adorna con cilantro y albahaca.

Ensalada rusa "abrigo de piel" (shuba)

Esta ensalada tradicionalmente se hace con arenque salado, pero mi familia y yo preferimos una versión que lleva salmón salvaje ahumado de Alaska.

Es una de mis ensaladas favoritas. Es fabulosa para quienes tienen un COMT lento o un MAOA lento, pero ayudará a todos tus genes, incluso a un DAO sucio.

Para 4 personas

½ kilo de betabel, lavado pero no pelado
1 zanahoria grande o 2 medianas
2 papas medianas
1 paquete de 250 gramos de salmón salvaje de Alaska
    ahumado en frío picado en trozos pequeños
¼ de taza de cebolla morada o amarilla finamente picada
1 o 2 cucharadas de aceite de semilla de uva o de nuez
    de Castilla
¼ de cucharadita de pimienta negra recién molida
1 cucharadita de eneldo seco o ¼ de taza de eneldo
    fresco picado
½ taza de mayonesa (regular o sin huevo)

1. Hierve las verduras la noche anterior al día que quieras comer la ensalada para que no tengas que esperar a que se enfríen. Hierve los betabeles separados de las zanahorias y las papas para que todo se cueza más rápido y las otras verduras no se pinten con los beta-

beles. Hierve éstos a fuego lento, enteros, totalmente cubiertos de agua, de 40 a 60 minutos; también hierve las zanahorias y las papas, enteras y completamente sumergidas, de 20 a 40 minutos.

2. En un molde para pan de vidrio de 12 × 20 × 8 centímetros mezcla el pescado, la cebolla, el aceite, la pimienta y el eneldo. Esparce la mezcla uniformemente.

3. Cuando se enfríen, corta las papas en juliana y agrégalas como una segunda capa.

4. Cuando se enfríen, pela y corta en juliana las zanahorias para crear una tercera capa.

5. Cuando se enfríen, pela y corta en juliana los betabeles para una cuarta capa.

6. Mezcla la mayonesa con un poco de agua para formar una pasta espesa. Viértela uniformemente encima de tu ensalada. Cúbrela y ponla de 15 a 20 minutos en el refrigerador para dejar que la capa de mayonesa se asiente.

7. Añade sal al gusto y sirve fría, asegurándote de que todas las porciones tengan de las cuatro capas. A nosotros nos gusta servirla con una espátula.

Curry de verduras y nueces

Éste es un guiso vegano rico en almendras al que puede agregársele pollo o cerdo cocido. Es delicioso si se acompaña de una ensalada de vegetales de hoja verde o de ensalada de hojas tricolor.

Este sabroso platillo da un gran apoyo a todos los genes, sobre todo a un COMT lento o a un MAOA lento. La gente con un COMT rápido o un MAOA rápido debe añadir más proteína. Toleran bien el plato quienes tienen un DAO sucio.

Para 4 personas

4 tazas de agua
1 coliflor sin el centro y separada en grandes cabezuelas
6 camotes pequeños pelados y picados en cubos
3 zanahorias grandes, peladas y cortadas en trozos de
    1½ centímetros
1 cebolla picada

¼ de taza de aceite de nuez de Castilla

1 cucharada de ajo triturado

2 cucharadas de jengibre fresco finamente picado

1 cucharadita de chile jalapeño finamente picado,
     sin semillas

2 cucharadas de polvo de curry

1 cucharadita de cúrcuma molida

½ col blanca rebanada

2 tazas de leche de almendra

1 cucharada de mantequilla de almendras

1 taza de garbanzos cocidos o de lata escurridos

1 cucharadita de sal de mar gruesa, o más, al gusto

½ cucharadita de pimienta negra recién molida,
     o más, al gusto

3 cucharadas de almendras picadas

3 cucharadas de perejil o cilantro recién picado
     como adorno

4 cucharaditas de hojuelas de coco sin azúcar (opcional)
     como adorno

1. Pon el agua, la coliflor, los camotes y las zanahorias en una cacerola grande. El agua debe cubrir las verduras 5 centímetros. Deja que hierva y cocina a fuego alto por 7 minutos o hasta que un tenedor pueda atravesar los camotes.

2. En una sartén saltea la cebolla en el aceite de nuez de Castilla a fuego medio durante 3 minutos o hasta que se ablande. Añade el ajo, el jengibre, el jalapeño, el polvo de curry y la cúrcuma. Mezcla; luego cuece 2 minutos a fuego lento.

3. Añade la col cruda y la coliflor, los camotes y las zanahorias cocidos, y cuece suavemente la mezcla 5 minutos.

4. Añade la leche de almendras, la mantequilla de almendras y los garbanzos y cuece 15 minutos.

5. Si hace falta, añade más leche de almendras para que el guiso tenga consistencia de salsa.

6. Añade sal y pimienta al gusto. Para servir, espolvorea las almendras picadas, el perejil o cilantro y las hojuelas de coco.

Rollos de col perezosos

Preparar rollos de col tradicionales lleva su tiempo. Los rollos "perezosos" tienen los mismos ingredientes, saben igual de bien y requieren mucho menos tiempo porque no rellenas las hojas de col y luego las enrollas. Para simplificar aún más puedes también dejar fuera el arroz; el platillo se convierte así en un delicioso guiso de carne molida y verduras.

Este plazo perezoso ayuda muy bien a todos los genes y sabe delicioso. En la familia Lynch es una de las cenas de invierno favoritas.

6 porciones

1 cucharada de ghee
1 cebolla blanca o amarilla picada
½ kilo de carne de res molida
Sal de mar gruesa y pimienta negra recién molida al gusto
1 taza de zanahorias ralladas
1 taza de pimiento rojo picado (opcional)
1 cabeza de col blanca mediana rallada

Opcional:
1 taza de arroz blanco (o 1 taza de arroz integral precocido)

Para la salsa:
1½ tazas de agua
½ taza de salsa de jitomates o de tomates frescos hechos puré
2 o 3 cucharadas de mayonesa, crema agria o yogurt de cabra
     natural (o un poco más para adorno opcional)
1 o 2 dientes de ajo picados

1. Calienta el ghee en un sartén grande a fuego medio alto. Añade las cebollas y fríelas hasta que se doren. Añade la carne, la sal y la pimienta y deja que se cocine la mezcla 10 minutos. Escurre la grasa si es necesario.
2. Añade las zanahorias y el pimiento y cuece 2 minutos. Añade la col y el arroz (opcional) y baja el fuego; deja hervir a fuego lento hasta que las verduras estén suaves y se haya cocido el arroz.

3. Combina en un tazón todos los ingredientes de la salsa. Viértela en el sartén con tus ingredientes ya cocidos. Deja que la mezcla hierva, tapada, y luego lleva a fuego lento y deja que se cueza 15 minutos. Si la salsa queda más espesa de lo que te gusta, añade más agua durante la cocción.

4. Reparte en seis tazones y sirve. Si quieres, añade una cucharada adicional de mayonesa, crema agria o yogurt como adorno.

Vibrante ensalada de verduras verdes con aderezo de la familia Lynch

Al preparar esta vibrante ensalada verde puedes usar todos los ingredientes de la lista o elegir sólo algunos; incluso añadir otros de tu elección.

Esta ensalada apoya el MTHFR, el COMT lento, el MAOA lento y el GST/GPX. Quienes tienen un DAO sucio quizá deban prescindir de las aceitunas. Quienes tienen un MAOA rápido o un COMT rápido deben añadir rebanadas de pollo.

Para 4 personas

2 tazas de col rizada sin tallo cortada en tiras
4 tazas de vegetales de hoja verde *baby*
1 taza de berro sin tallos
2 tazas de arúgula
1 cucharada y 2 cucharaditas de estragón picado, separadas
Aderezo de la familia Lynch (página 265)
16 hojas de endivia
16 espárragos muy delgados
2 tazas de chícharo
2 aguacates pelados, deshuesados y rebanados
½ pepino pelado, sin semillas y rebanado
½ taza de pimiento verde picado en trozos grandes
1 bulbo de hinojo grande en rebanadas delgadas
½ taza de aceitunas verdes sin hueso, o más, al gusto

1. Mezcla la col rizada, las verduras *baby*, el berro y la arúgula en un tazón.

2. En otro tazón añade 2 cucharaditas de estragón al aderezo de la familia Lynch. Mezcla las verduras con 2 cucharadas de aderezo.

3. Reparte las verduras en los cuatro platos. Coloca la endivia en cuatro direcciones y mete un pedacito de cada hoja abajo del montoncito de vegetales de hoja verde pero deja las puntas viendo hacia afuera. Pon los espárragos sobre las endivias con los extremos inferiores metidos abajo de los vegetales de hoja verde.

4. En otro tazón mezcla los chícharos, aguacates, pepinos, pimientos, hinojo y aceitunas con 2 cucharadas del aderezo. Sirve sobre los vegetales de hoja verde. Espolvorea con el estragón restante.

Ensalada tibia de alcachofa, espárragos y piñones

Una ensalada tibia es buena para cualquier momento del año, y sobre todo esta ensalada, todo un despliegue de sabores y texturas.

Es un magnífico plato para la comida o la cena, para gente con un MTHFR sucio, un COMT lento, un MAOA lento o un GST sucio. Si tienes un DAO sucio, puede ser que tengas que reducir la cantidad de mostaza de Dijon y de piñones, pero las cantidades son pequeñas, así que quizá las toleres sin problema.

Para 4 personas

4 alcachofas medianas
Agua
1 cucharadita de jugo de limón recién exprimido
16 espárragos sin el cuarto inferior
2 tazas de arroz salvaje cocido
1 cucharada de ghee
2 cucharadas de piñones
½ kilo de bok choy *baby* en rebanadas

Para la salsa (dip)
6 cucharadas de jugo de limón recién exprimido
2 cucharaditas de cáscara de limón finamente rallada
1 cucharadita de mostaza de Dijon
Sal de mar gruesa y pimienta negra recién molida al gusto
½ taza de aceite de oliva
3 cucharaditas de aceite de linaza

RECETAS PARA LIMPIAR TUS GENES

1. Con unas tijeras corta las espinas de cada alcachofa y el extremo del tallo, dejando sólo aproximadamente 2.5 centímetros del tallo. Pon una vaporera plegable en una cacerola grande con tapa. Llena de agua la cacerola hasta que llegue a la parte inferior de la vaporera; añade 1 cucharadita de jugo de limón. Coloca las alcachofas en la vaporera con el extremo del tallo hacia abajo. Tapa la cacerola y deja que hierva el agua. Baja a fuego medio y cuece las alcachofas 40 minutos o hasta que el tenedor pueda atravesar el tallo. Escurre y aparta (mantén la cacerola cerca: la vas a volver a usar).
2. En la misma cacerola hierve los espárragos en agua con sal hasta que estén suaves y crujientes. Escurre y aparta.
3. En la cacerola donde cociste las alcachofas y los espárragos, mezcla el arroz y el ghee para entibiarlos. Cuando estén tibios, añade los piñones y mezcla.
4. Para preparar la salsa, en un botecito con tapa mezcla el jugo y la cáscara de limón, la mostaza, la sal y la pimienta. Añade los dos aceites y agita vigorosamente. Añade más sal y pimienta al gusto.
5. En medio de cada uno de los cuatro platos pon una cama con el bok choy, pon el arroz al centro, coloca arriba las alcachofas y rodéalas con el espárrago. Sazona con más sal y pimienta al gusto y sirve con la salsa para mojar a un lado.

Vieiras a las brasas

No todas las vieiras son iguales: cómpralas, no "mojadas" o "procesadas" (con estos términos se hace referencia a la forma de envase tras sacarlas de la concha). Las vieiras secas no tienen los conservadores químicos con que se trata a las mojadas y pueden reconocerse por su aspecto aperlado o rosado. Acompaña de arroz basmati y una guarnición de ejotes salteados con zanahorias rebanadas y nueces de Castilla.

Este nutritivo plato apoya a un COMT rápido, un MAOA rápido, un NOS3 sucio y un PEMT sucio. A quienes tienen un COMT lento y un MAOA lento, si comen menos vieiras. Quienes tienen un DAO sucio tolerarán este platillo si el molusco está fresco.

Para 4 personas

Medio kilo de vieiras
½ cucharadita de sal de mar gruesa

½ cucharadita de pimienta negra recién molida
2 cucharadas de aceite de aguacate o ghee
2 cucharadas de jugo de limón recién exprimido
1 cucharadita de alcaparras (en salmuera) enjuagadas
1 cucharada de perejil fresco picado

1. Lava y seca las vieiras. Sazónalas con la sal y la pimienta.
2. Calienta el aceite o el ghee en un sartén grueso de 25 centímetros a fuego alto.
3. Rápidamente coloca las vieiras en el sartén en una capa sin que se toquen. Soásalas 1 o 2 minutos por lado hasta que se forme una corteza dorada. Retíralas del sartén y colócalas en platos.
4. Añade el jugo de limón, las alcaparras y el perejil al aceite o ghee que hayan quedado en el sartén. Cuece hasta que estén calientes. Vierte la mezcla sobre las vieiras y sirve.

Picadillo

Este clásico platillo agridulce cubano puede hacerse con carne de cerdo o de res molida. Sirve con arroz integral y tortillas de maíz orgánico.

Este picadillo apoya a quienes tienen un COMT rápido o un MAOA rápido. Quienes tengan MAOA lento o COMT lento deben servirse una porción más chica para la cena, para limitar la proteína del final del día. Si tienes un DAO sucio, deberás tolerar bien este plato porque los jitomates y las aceitunas están cocidos, aunque si eres muy sensible puedes prescindir de esos ingredientes.

Para 4 personas

4 cucharadas de aceite de coco
1 cebolla finamente picada
3 dientes de ajo finamente picados
½ kilo de carne magra de cerdo molida
1½ cucharaditas de comino molido
1½ cucharaditas de pimienta de Jamaica (allspice) molida
1 cucharadita de orégano seco
1¼ cucharaditas de canela molida
1 cucharadita de sal de mar gruesa

¼ de cucharadita de pimienta negra recién molida

1 lata de 800 gramos de jitomates en trozos sin escurrir

3 cucharadas de jugo de limón recién exprimido

2 cucharadas de miel

¾ de uvas pasas

2 cucharaditas de alcaparras en salmuera enjuagadas

2 cucharadas de aceitunas verdes rellenas de pimiento, picadas

1. Calienta el aceite en un sartén mediano a fuego medio. Añade las cebollas y cuece hasta que estén blandas pero no doradas. Añade el ajo y cuece 30 segundos.
2. En un tazón mezcla el puerco, el comino, la pimienta de Jamaica, el orégano, la canela, la sal y la pimienta; si se aglutinan, sepáralos con una cuchara.
3. Añade la mezcla de puerco a la cebolla y el ajo en el sartén y cuece 6 minutos.
4. Añade los jitomates, el jugo de limón, la miel, las uvas pasas, las alcaparras y las aceitunas. Cuece 15 minutos o hasta que la salsa se espese. Prueba el sazón.

Guiso de pescado

Esto es un guiso fácil al que se le puede agregar algún marisco.

El platillo apoya a quienes tienen un COMT rápido, un MAOA rápido y un GST/GPX, NOS3 o PEMT sucios. Quienes tienen un COMT lento o un MAOA lento plantéense ponerle menos proteína: quizá únicamente la mitad de las cantidades recomendadas de pescado y marisco opcionales. Quienes tienen un DAO sucio deben tolerarlo si tanto el pescado como el marisco están frescos y se enjuagan bien antes de cocinar.

Para 4 personas

2 cucharadas de aceite de coco

1 taza de cebolla picada

4 dientes de ajo triturados

1 taza de tallos de hinojo picados (guarda las hojas para adorno)

1 taza de zanahorias picadas

2 cucharaditas de sal de mar gruesa, o más, al gusto

1 cucharadita de pimienta negra recién molida, o más, al gusto
2 tazas de consomé de pescado o jugo de almeja embotellado
2 tazas de agua
1 lata de 800 gramos de jitomates triturados
5 semillas de anís estrella
24 mejillones (opcional)
700 gramos de bacalao o abadejo fresco cortado en trozos de 5 centímetros
2 cucharadas de perejil fresco picado
12 vieiras "secas" (véase la página 257) medianas (opcional)
1 cucharada de hojas de hinojo para adorno

1. En una olla de hierro de 25 centímetros calienta el aceite y saltea la cebolla hasta que esté blanda y dorada. Añade el ajo y cocina 30 segundos. No dejes que el ajo se dore.
2. Añade el hinojo y las zanahorias, sal y pimienta, y calienta 5 minutos. Añade el consomé de pescado o el jugo de almejas, agua, jitomates y anís estrella y cuece 15 minutos más o hasta que las zanahorias estén blandas.
3. Si vas a ponerle los mejillones opcionales, añádelos a la olla y sigue cocinando hasta que se abran.
4. Retira de la cacerola los mejillones cocidos y apártalos.
5. Añade el pescado y el perejil. Deja que la sopa hierva de nuevo y déjala a fuego lento hasta que el pescado se desmenuce fácilmente, como 5 minutos.
6. Añade las vieiras opcionales y cuece hasta que se pongan opacas. Retira las vieiras de la olla.
7. Prueba si hace falta más sal o pimienta.
8. Cuando estés listo para servir, coloca 3 vieiras y 6 mejillones en cada tazón. Llena los tazones con la sopa de pescado caliente y adorna con las hojas de hinojo.

Miso, verduras y pollo rostizado

La influencia asiática sobre el tradicional pollo rostizado le da sabor a este delicioso platillo. Sírvelo con arroz integral o quinoa.

Es un plato sabroso que apoya a quienes tienen un COMT rápido, un MAOA rápido o un PEMT sucio. Quienes tienen un MAOA lento o un COMT lento deben comer menos pollo y más verduras cuando se sirva esto en la cena. El mismo puede ensuciar el DAO, de modo que si el tuyo ya está muy sucio, plantéate omitir este ingrediente. Sin embargo, como el mismo va cocido y se usa sólo una pequeña cantidad, casi todos deben tolerarlo.

Para 4 personas

4 cucharadas de miso blanco o amarillo
½ taza de aceite de girasol o cártamo
¼ de taza de miel
2 cucharadas de jugo de limón recién exprimido
1 cucharadita de jengibre fresco finamente picado
1 cucharadita de sal de mar gruesa
½ cucharadita de pimienta negra recién molida
4 pechugas u 8 muslos de pollo con piel y huesos
3 zanahorias cortadas en trozos de 1½ centímetros
1 coliflor sin el centro y cortada en trozos de 1½ centímetros
2 cucharaditas de ajonjolí blanco tostado, para adorno

1. Precalienta el horno a 250 °C.
2. Forra 2 bandejas de horno con papel para hornear untado de aceite.
3. En un tazón mezcla el miso, el aceite, la miel, el jugo de limón, el jengibre, la sal y la pimienta. Aparta 2 cucharaditas de la mezcla y separa lo restante en 2 grandes tazones.
4. En un tazón unta el pollo con el miso y déjalo marinar 30 minutos o más. Revuelve las zanahorias con la coliflor en el otro tazón inmediatamente antes de cocer. Pon el pollo en una sola capa en una de las bandejas y pasa las verduras al otro.
5. Asa en el horno 30 minutos o hasta que la piel esté crujiente y la temperatura interna del pollo esté entre 70 y 75 °C.
6. Reparte el pollo y los vegetales entre cuatro platos. Adorna con el ajonjolí.

Salmón con vinagreta de jengibre

Este plato le da un ligero toque asiático a una deliciosa receta de pescado. Si lo acompañas con arroz basmati o arroz salvaje y espárragos salteados, es todo un banquete.

Este plato apoya a un MTHFR sucio, un COMT rápido y un MAOA rápido. Quienes tienen un PEMT sucio deben sustituir el aceite de coco. Quienes tienen un DAO sucio deben tolerar el salmón fresco y lavado. Quienes tienen un COMT lento o un MAOA lento deben comer una porción más chica de salmón y más verduras.

Para 4 personas

4 filetes de salmón salvaje como de 200 gramos cada uno
3 cucharaditas de jengibre fresco rallado
1 cucharada de salsa de soya sin gluten
1 cucharadita de aceite de ajonjolí
1 cucharada de aceite de oliva
Sal de mar gruesa y pimienta negra recién molida al gusto
2 cucharaditas de aceite de coco

1. Precalienta el horno a 230 °C.
2. Lava y seca el salmón.
3. En un procesador de alimentos mezcla el jengibre, la salsa de soya, el aceite de ajonjolí y el aceite de oliva hasta que quede uniforme y aparta.
4. Coloca un sartén refractario pequeño de fondo grueso o uno de hierro fundido a fuego alto.
5. Salpimienta el pescado de los dos lados.
6. Cuando el sartén esté muy caliente, añade el aceite de coco y coloca el salmón con el lado de la piel hacia abajo. Cuece a fuego alto hasta que una tercera parte del costado se empiece a poner opaca, como 3 minutos. No voltees el pescado.
7. Pon el sartén en el horno y hornea el salmón de 5 a 7 minutos, hasta que la piel esté opaca y dura. Con una espátula larga pasa el pescado a un platón.
8. Sirve con la vinagreta de jengibre a un lado.

Chuletas de cordero con salsa de hierbas

La salsa mentolada y de rico sazón con la que aquí se acompaña el cordero puede servirse también con cerdo o pollo. El platillo iría bien con papas asadas y ejotes salteados.

Este platillo apoya un COMT rápido, un MAOA rápido y un PEMT sucio. Quienes tienen un COMT lento o un MAOA lento deben comer menos cordero y más vegetales. Quienes tienen un DAO sucio deben dejar las anchoas fuera de la receta.

Para 4 personas

5 dientes de ajo triturados, separados
½ cucharadita de romero fresco picado
2 cucharaditas de sal de mar gruesa
½ cucharadita de pimienta negra recién molida
8 chuletas de lomo de cordero de aproximadamente 3 centímetros
de grosor

Para la salsa:
1 taza de menta fresca picada
¼ de taza de cilantro fresco picado
½ taza de perejil fresco picado
1 cucharadita de chile jalapeño sin semillas picado
1 filete de anchoa (opcional)
1 cucharada de miel
1 cucharadita de jugo de limón recién exprimido
½ cucharadita de salsa picante (opcional)
½ taza de aceite de oliva

1. Precalienta la parrilla a fuego medio.
2. Muele dos de los dientes de ajo, el romero, la sal y la pimienta hasta formar una pasta.
3. Unta la mezcla en las chuletas y deja reposar 10 o 15 minutos.
4. En un procesador de alimentos pon la menta, el cilantro, el perejil, el ajo restante, el jalapeño y en su caso la anchoa y revuelve hasta que se mezclen bien. Añade la miel, el jugo de limón y la salsa picante opcional y procesa unos minutos. Con la máquina funcionando añade lentamente el aceite de oliva hasta que quede bien incorporado. Añade sal, pimienta o salsa picante al gusto.
5. Pon las chuletas en la parrilla 4 minutos cada lado para término medio (3 minutos para precocido). Las costillas deberían estar a 10 o 13 centímetros de la flama.
6. Sirve la salsa a un lado.

Tazón de arroz vegano

Este platillo a la mexicana puede incluir pollo o carne cocida si se desea proteína adicional.

Es bueno para apoyar un MTHFR sucio, un COMT lento y un MAOA lento. Quienes tienen un COMT rápido o un MAOA rápido añadan un poco de pollo o más frijoles. Quienes tienen un DAO sucio deben prescindir de los jitomates y del jugo de limón en el aderezo.

Para 4 personas

3 cucharadas de aceite de coco separadas
1 cucharada de cebolla picada
1¼ cucharaditas de ajo triturado separadas
1 taza de arroz integral sin cocer
2¼ de tazas de agua separadas
½ cucharadita de comino molido
¾ de taza de aderezo de la familia Lynch
    (véase la página 265)
1 cucharadita de cilantro picado (y 2 cucharaditas más para adorno
    opcional)
2 tazas de frijoles negros de lata escurridos y enjuagados
1 cucharadita de sal de mar gruesa, separada
½ cucharadita de pimienta negra molida, separada
3 tazas bien compactadas de acelga, col rizada o achicoria picadas
3 jitomates anaranjados o amarillos maduros cortados en dados
2 aguacates pelados, deshuesados y rebanados

1. En una cacerola mediana pon 1 cucharada de aceite y saltea la cebolla hasta que se ablande. Añade ¼ de cucharadita del ajo y cuece 30 segundos.
2. A fuego lento añade el arroz y saltea; revuelve hasta que se opaque. Añade el agua y el comino y deja que se cueza, cubierto, por aproximadamente 30 minutos o hasta que el líquido se haya consumido.
3. Mientras se cuece el arroz prepara el aderezo de la familia Lynch y añádele 1 cucharadita de cilantro picado.
4. En un sartén para saltear, entibia a fuego lento el resto del ajo en el aceite restante. No dejes que se dore.

5. En un tazón mezcla la mitad de ese aceite de ajo con los frijoles escurridos. Añade ½ cucharadita de sal y ¼ de cucharadita de pimienta. Apártalo.

6. Para la presentación del plato sirve el arroz en cuatro grandes tazones de sopa y ve poniéndole encima consecutivamente las hojas salteadas, los jitomates, los aguacates y los frijoles negros. Vierte el aderezo sobre los vegetales. Adorna con el cilantro picado restante (opcional).

RECETAS BÁSICAS

Aderezo de la familia Lynch

¼ de taza de aceite de nuez de Castilla,
    de semilla de uva o de girasol
1 a 2 cucharadas de jarabe de arce (maple)
1 a 2 cucharadas de vinagre de sidra de manzana o de tamari
2 cucharadas de jugo de limón o de lima recién exprimido
1 a 2 cucharaditas de ajo triturado
1 a 2 cucharaditas de jengibre fresco rallado fino
¼ de cucharadita de pimienta negra recién molida
1/8 de taza de agua

Pon todos los ingredientes en un pequeño bote o botella de vidrio y agítalos bien. Puedes guardar varias semanas este aderezo en el refrigerador.

Preparaciones vegetales para guarnición

La mayoría de los platos fuertes de la sección de recetas para comida o cena mencionan acompañamientos de verduras. Sólo son sugerencias. Hazle caso a tu gusto y sustituye a placer con tus propias elecciones.

Mejora las verduras asadas y salteadas con hierbas y especias: por ejemplo, pepino e hinojo con estragón, zanahorias con comino y canela, coliflor con curry, calabacitas con albahaca.

Las maneras más rápidas de preparar verduras son sofreír y saltear. Las verduras asadas toman más tiempo, pero el tiempo de cocción puede reducirse si se sancochan los vegetales duros antes de sazonar y asar.

Las ensaladas compuestas también son buenas como guarnición. Las sobras de verduras asadas son una sabrosa adición a una ensalada verde. Verduras menos comunes como la jícama, el nabo, las colecitas de Bruselas cortadas en tiras, el betabel y el tupinambo son ingredientes interesantes para una ensalada. Se puede enriquecer la textura con arroz, papas y cereales como el mijo, la quinoa y el amaranto. La simple "ensalada verde" puede ser variada por el color, la forma, la textura y el sabor. Prueba incluir achicoria, endivia, lechuga francesa, lechuga mantecosa, col roja y blanca, arúgula, espinaca, berro, hojas de mostaza o una mezcla de lechuga *baby*. Frutas secas, nueces o queso rallado otorgan dulzor y textura.

Verduras asadas

Las papas, la coliflor, las zanahorias, las cebollas, las colecitas de Bruselas, el espárrago, la calabaza, el ajo y todas las verduras de raíz son perfectas para asar. Las sobras de verduras asadas, a temperatura ambiente, son un delicioso ingrediente de ensalada o tentempié.

1. Precalienta el horno a 230 °C.
2. Corta las verduras en tamaños y formas uniformes. Por ejemplo, las papas deben partirse por la mitad, las cebollas en cuartos, la calabaza y las zanahorias en trozos de 2½ centímetros. Mezcla con aceite; los tiempos de horneado serán variables.
3. Para ahorrar tiempo, las verduras duras como la coliflor, las papas, las zanahorias y la calabaza pueden antes sancocharse.

Verduras salteadas

El salteado es un rápido método para preparar verduras, que por lo general toma entre 3 y 7 minutos. La clave es cortar las verduras en trozos equivalentes tamaño bocado. Con esto se garantiza que terminarán de cocerse al mismo tiempo. El tiempo de cocción varía según el tipo de verdura. Los ejotes, las calabacitas, los champiñones, los espárragos, los granos de elote y los jitomates se cuecen en poco tiempo. Las colecitas de Bruselas, el brócoli y la coliflor se cuecen en un tiempo medio. Las verduras muy densas, como las papas y las zanahorias, pueden cocerse antes al vapor o en agua y así alistarlas para el sartén. Si vas a preparar una mezcla de verduras, pon primero las de mayor tiempo de cocción. Se trata de alcanzar la firmeza e integridad deseada para cada verdura.

1. Corta las verduras en rodajas, bastoncitos o trozos tamaño bocado. Que sean de tamaño uniforme.
2. En un sartén amplio para saltear pon aceite de aguacate. Calienta a fuego medio-alto.
3. Cuando el aceite empiece a brillar, añade ajo triturado, seguido inmediatamente de las verduras. No reboses el sartén. Si es necesario, cocina en dos tandas. Mueve las verduras constantemente y cuece hasta que les entre el tenedor. El tiempo dependerá del tipo de verdura. Un minuto antes de retirar del fuego añade hierbas y especias y salpimienta.

Verduras sofritas

Este método funciona bien para todos los vegetales de hoja verde, como la acelga, la espinaca, la achicoria, la col rizada *baby*, las hojas de diente de león, las hojas de mostaza y los grelos. Considera 2 tazas de hojas bien compactadas por persona. (La siguiente receta puede aumentarse proporcionalmente según se necesite.)

Para 2 personas

4 tazas de hojas compactadas
3 dientes de ajo pequeños en rebanadas finas
2 cucharadas de ghee o aceite de aguacate
1 cucharada de jugo de limón recién exprimido
Sal de mar gruesa y pimienta negra recién molida al gusto

1. Quítales los tallos duros a las hojas. Lava las hojas y enjuágalas en un colador. No las seques.
2. Saltea ligeramente el ajo en el aceite a fuego lento. No dejes que se dore. Sube a fuego alto y añade las hojas; remuévelas en aceite hasta que queden completamente blandas.
3. Añade el jugo de limón y luego salpimienta al gusto.

14

Segunda lista de lavado: ¿qué genes necesitan más limpieza?

Henos aquí de nuevo. Es hora de repasar la segunda lista. Ahora que ya les diste a tus genes dos semanas de una dieta y un estilo de vida que les sientan de maravilla, profundicemos un poco más para averiguar qué genes podrían necesitar algún apoyo adicional.

La primera lista fue una gran manera de evaluar rápidamente cuáles de tus genes están sucios y te permitió elegir tus recetas de comida. La finalidad de la segunda lista es hacer la configuración final y determinar qué otros cambios al estilo de vida, a la dieta y al entorno necesitas llevar a cabo, además de qué suplementos de apoyo tomar. No es posible seguir la segunta lista sin haber completado la primera y haber pasado por lo menos dos semanas remojando y tallando.

Llena este cuestionario (también aquí sé totalmente honesto) y calcula una puntuación distinta para cada gen. Cuando pases al capítulo 15, usa esas puntuaciones para determinar qué genes necesitan atención extra y descubre cómo hacer limpieza de manchas de genes sucios específicos.

Marca cada casilla si la afección ha ocurrido frecuentemente en los últimos seis días o si es verdadera en general:

MTHFR

○ Me falta el aliento o me sonrojo después de hacer ejercicio.
○ A veces me da asma causada por el ejercicio.
○ Mi humor suele oscilar entre la irritabilidad y la depresión.

O No tolero fácilmente ningún tipo de alcohol.

O En general me siento cansado y "tóxico".

O No como vegetales de hoja verde todos los días.

O Tiendo a poder concentrarme bastante bien... cuando no estoy enojado o triste.

O A veces me cuesta trabajo conciliar el sueño.

O Me han anestesiado con gas hilarante (óxido de nitrógeno) en el dentista o en el consultorio médico y me ha hecho sentir fatal.

O Cuando me enojo me toma bastante tiempo tranquilizarme.

O Hay días en que persevero y tomo riesgos, pero normalmente no es mi estilo.

DAO

O A menudo, después de comer, estoy irritable, caliente o con picazón.

O No tolero el yogurt, los búlgaros, el chocolate, el alcohol, los cítricos, el pescado, el vino (sobre todo el tinto) o el queso.

O Tengo dolores aleatorios de articulaciones que vienen y van y pasan de un lugar a otro.

O Tengo problemas de la piel, como eczema, urticaria o psoriasis.

O Si me rasco me quedan marcas rojas en la piel.

O Muchos probióticos no los tolero.

O Tengo SBID.

O Tengo muchas alergias e intolerancias alimentarias.

O A veces me zumban los oídos, sobre todo después de comer.

O Me han dicho que tengo síndrome del intestino permeable, enfermedad de Crohn o colitis ulcerosa.

O Seguido me dan migrañas y dolores de cabeza.

O A menudo tengo moqueo nasal, además de que me sangra la nariz.

O Hasta varias horas después de comer o beber no puedo conciliar el sueño.

O Tengo asma o asma causada por el ejercicio.

COMT (lento)

O Me siento *más* irritable después de consumir una dieta hiperproteica (como la GAPS o la paleolítica).

O Me irrito fácilmente y me toma mucho tiempo tranquilizarme.

O Habitualmente tengo (o solía tener) spm.

O Soy una persona muy alegre y entusiasta, pero es fácil irritarme.

O No soy muy paciente.

O Siempre he podido concentrarme y estudiar por largas horas.

O Desde que era niño he batallado con conciliar el sueño y conozco bien las tramas del techo.

O El médico me mandó pastillas anticonceptivas para controlar el acné o un sangrado abundante.

O Tengo (o he tenido) fibromas uterinos.

O La cafeína sí me despierta, pero debo tener cuidado de no excederme o me pongo irritable.

O No me gusta correr riesgos; soy bastante precavido.

COMT (rápido)

O Me cuesta trabajo poner atención.

O Me deprimo con mucha frecuencia.

O Cuando me estreso puedo tranquilizarme rápidamente.

O Tiendo a estar tranquilo casi todo el tiempo, pero no siempre me gusta eso.

O Soy temerario. Me gusta correr riesgos porque después me siento de maravilla.

O Soy el payaso de la clase. Me encanta hacer reír a la gente.

O Me la paso jugueteando, inquieto y removiéndome.

O A veces me pellizco tan fuerte que me duele.

O Me cuesta mucho trabajo echarme a andar en la mañana.

O Me doy cuenta de que fácilmente puedo volverme adicto a cosas o actividades: videojuegos, medios de comunicación social, tabaco, alcohol, compras, drogas, apuestas.

O Las relaciones sexuales no me interesan mayormente.

O A la hora de ir a la cama, caigo en cuanto pongo la cabeza en la almohada.

O La cafeína me ayuda a concentrarme y poner atención.

O Tengo antojos de alimentos altos en grasa y en azúcar, y sí me hacen sentir mejor… por un rato.

MAOA *(lento)*

O Tiendo a ser un poco agresivo.

O Me toma un rato desacelerarme.

O Puedo concentrarme por mucho tiempo.

O Cuando bebo alcohol me convierto en un borracho enojado.

O No me atraen los carbohidratos y me siento menos irritable cuando los como poco.

O Estoy más irritable y enojado cuando como queso o chocolate, o bebo vino.

O Me tardo mucho en conciliar el sueño.

O Cuando concilio el sueño, tiendo a quedarme dormido toda la noche.

O El médico me recetó un inhibidor selectivo de la recaptación de serotonina (ISRS) para la depresión y me dejó muy irritable.

O La melatonina no me ayuda: me hace sentir más despierto e irritable.

O Con la cafeína suelo ponerme irritable.

O El litio ayuda a mi humor.

O El 5-hidroxitriptófano (5-HTP) me hace sentir ansioso e irritable.

O El inositol me hiperestimula.

O Tengo confianza en mí mismo.

O Soy un hombre.

MAOA *(rápido)*

O Desde que era niño me ha costado mucho trabajo concentrarme y poner atención.

O Me dan antojos de queso, vino y chocolate, y me siento mejor después de consumirlos.

O Tengo antojos de carbohidratos y éstos me hacen sentir menos deprimido.

O Soy bueno para conciliar el sueño, pero por lo general no duermo toda la noche de corrido. Necesito un tentempié para volver a dormirme.

O Tengo una enfermedad autoinmune, como la enfermedad de Graves, tiroiditis de Hashimoto, esclerosis múltiple o enfermedad celíaca activa.

O Tengo inflamación crónica.

○ Los inviernos y la oscuridad prolongada afectan mi estado de ánimo. Me han dicho que tengo trastorno afectivo estacional.

○ Me encanta hacer ejercicio, ayuda a mi humor.

○ Soy mujer.

○ Soy aprensivo.

○ Tiendo a la depresión y la ansiedad.

○ Soy un poquito obsesivo con las cosas.

○ Tengo fibromialgia, estreñimiento o síndrome del intestino irritable.

○ El inositol mejora mi estado de ánimo.

○ El 5-hidroxitriptófano mejora mi estado de ánimo.

○ El litio me hace sentir más deprimido.

○ El médico me recetó un ISRS y sí ayudó.

GST / GPX

○ Soy sensible a las sustancias químicas y los olores.

○ Me siento mucho mejor después de tomar un sauna o sudar en abundancia.

○ Subo de peso con facilidad a pesar de que cuido lo que como.

○ Hay casos de cáncer en mi familia.

○ Observo que cuando me estreso me salen canas.

○ He encanecido prematuramente.

○ Tengo presión arterial alta.

○ Acabo de terminar de combatir una infección.

○ Tengo tendencia al estrés crónico.

○ Tengo una enfermedad autoinmune.

○ Tengo inflamación crónica.

○ Tengo asma o dificultades para respirar. Con frecuencia siento que me falta el aire.

○ Por lo general me siento cansado y "tóxico".

NOS3

○ Tengo presión arterial alta.

○ He tenido un infarto.

○ Tengo diabetes, tipo 1 o 2.

○ Tengo manos y pies fríos.

O Padezco de asma.

O Ronco, respiro por la boca o tengo apnea del sueño.

O Observo que mi memoria está empeorando.

O Tuve preeclampsia durante mi embarazo.

O Tengo aterosclerosis.

O Estoy en la posmenopausia.

O Mi estado de ánimo es un total desbarajuste.

O No hago ejercicio ni me muevo mucho.

O Tengo una enfermedad autoinmune.

O Tengo inflamación crónica.

PEMT

O Estoy en la posmenopausia.

O Tengo bajos niveles de estrógeno.

O Tengo cálculos biliares.

O No como vegetales de hoja verde a menudo.

O No como muchos huevos o carne.

O Me han dicho que tengo hígado graso.

O Tengo SBID.

O Soy vegetariano o vegano.

O Me quitaron la vesícula.

O He tenido dolor general en todo el cuerpo (adentro y afuera) por años.

O No tolero bien las comidas grasosas.

O Mis síntomas empezaron a medio embarazo y desde entonces he empeorado.

O Mi hijo tiene una malformación congénita.

O Amamantar me dejó física y mentalmente agotada.

Puntuación

Califica cada gen por separado.

_____ 0 puntos: ¡excelente! Este gen está asombrosamente limpio.

_____ 1-4 puntos: este gen necesita un poco de atención pero los problemas probablemente se relacionen con varios genes y no con éste en particular.

_____ 5-7 puntos: este gen parece estar un poco sucio. Prestarle una atención especial probablemente traerá resultados. Es importante observar cómo lo influyen otros genes.

_____ 8 puntos o más: este gen definitivamente está sucio. Pasa algún tiempo identificando todos los factores que están afectando su funcionamiento. Identifica otros genes con alta puntuación, porque también ellos lo están ensuciando.

Mi puntuación

MTHFR	_____	MAOA (rápido)	_____
DAO	_____	GST / GPX	_____
COMT (lento)	_____	NOS3	_____
COMT (rápido)	_____	PEMT	_____
MAOA (lento)	_____		

Estar contento con tu haplotipo

Harriet, Eduardo y Larissa, a quienes conocimos en el capítulo 3, identificaron un gen sucio cada uno. Sin embargo, en ocasiones podemos identificar *combinaciones* de genes sucios: lo que los científicos llaman *haplotipos*. Por ejemplo:

■ PSN tanto en el MTHFR como en el NOS3 aumentan el riesgo de problemas cardiovasculares y migrañas, que puedes atacar con dieta, ejercicio y alivio del estrés. La otra cara de la moneda es que ambos genes son ahorradores y conservan los nutrientes: con este haplotipo normalmente tienes más folato para la reparación de ADN y más arginina para el tono muscular y el combate a las infecciones.

■ Las migrañas y los problemas cardiovasculares antes mencionados se vuelven más intensos si tienes PSN en el MTHFR, el NOS3 y el COMT, y tus riesgos aumentan más con PSN en el MTHFR, el NOS3, el COMT y el GST/GPX. No tienes que entrar en pánico si tienes ese haplotipo, pero sí necesitas cerciorarte, con mayor razón, de seguir el Protocolo Limpia tus Genes y darles a tus genes sucios todo el apoyo que necesitan. Una vez más, la buena noticia es que estás conservando folato y arginina. Además, con este haplotipo las sustancias químicas de tu cerebro se quedan más tiempo y te permiten estar mucho más atento y concentrado.

- Los PSN tanto en el MTHFR como en el DAO aumentan la intolerancia a la histamina y te ponen en riesgo de asma crónica o causada por el ejercicio. Con este haplotipo te conviene tomar un cuidado especial para evitar histaminas en tus alimentos y tu entorno, y optar por los tipos de ejercicio aeróbico que aumentan tu capacidad pulmonar.

- El haplotipo de PSN en el MTHFR, el DAO, el COMT (lento) y el MAOA (lento) aumenta todavía más la intolerancia a la histamina y te pone en mayor riesgo de asma crónica o causada por el ejercicio. También está presente una posible mayor irritabilidad o ansiedad y debes tener un cuidado aún mayor con la dieta y el ejercicio. Con todo, tu capacidad de concentrarte es increíble y la gente se pregunta cómo puedes concentrarte tanto tiempo.

- Los PSN tanto en el MTHFR como en el COMT (lento) aumentan la agresión, la irritabilidad y tu riesgo de cánceres relacionados con el estrógeno, lo que significa que te conviene incorporar un mayor alivio del estrés en tu vida. Las vacaciones son una manera fenomenal de combatir los inconvenientes de este haplotipo. La buena noticia es que eres sumamente productivo y cumples con lo que te propones. ¿Mencioné que además tienes una piel fabulosa?

- Debido al haplotipo de PSN en el MTHFR, el COMT (lento) y el GST / GPX es aún más probable que seas agresivo e irritable, y te pone en riesgo de cánceres relacionados con el estrógeno, trastornos neurológicos como la enfermedad de Parkinson o esclerosis múltiple, y problemas cardiovasculares como el infarto y la hipertensión. Con el Protocolo Limpia tus Genes querrás encontrar más tiempo para el alivio del estrés. Una gran ventaja es que tu creatividad y tu concentración son *sólidas*.

- El haplotipo de PSN en el MTHFR, el COMT (lento), el MAOA (lento) y el GST / GPX aumenta más tu riesgo de irritabilidad, trastornos neurológicos e insomnio. A pesar de esto, cuando estás encendido es muy impresionante: la cantidad de cosas que ideas y consigues es irreal. Algunos dicen que eres un genio.

- PSN tanto en el MTHFR como en el PEMT aumentan tu riesgo de complicaciones en el embarazo, problemas de vesícula, SBID e hígado graso. Los riesgos se incrementan aún más si tienes la triple combinación de MTHFR, PEMT y GST / GPX. Con este haplotipo tienes buenas razones para comer más carne y huevos.

- PSN en el MTHFR, el PEMT y el NOS3, en combinación, aumentan todavía más el riesgo de complicaciones en el embarazo, problemas de hígado y enfermedades cardiovasculares. El riesgo aumenta un poco más con la combinación de MTHFR, PEMT, NOS3 y GST / GPX. La buena noticia es que no tienes que preocuparte de los riesgos, ni siquiera un poco, si sigues el Protocolo Limpia tus Genes.

- El haplotipo de PSN en el COMT (rápido) y el MAOA (rápido) aumenta tu riesgo de TDA / TDAH, poca motivación y depresión. El lado positivo es que tus amigos dicen que eres la persona de trato más fácil que conocen.

Entender estas combinaciones y muchas otras te da poder para vivir una vida más sana y feliz. Una vez más, el Protocolo Limpia tus Genes te permite sacar el máximo provecho de las ventajas mientras minimiza los riesgos de las desventajas.

Limpieza de manchas para toda la vida

Tu cuerpo está en constante cambio y tu entorno también. Tal vez has tenido un par de meses estresantes en el trabajo y ahora se avecinan unos días tranquilos, o quizá tuviste un verano tranquilo y agradable y ahora estás preparándote para un arduo otoño. Probablemente tus gustos en comida han cambiado o a lo mejor has observado diferencias significativas en tu salud gracias al tiempo que has llevado el Protocolo Limpia tus Genes.

Sea cual sea tu situación, tu salud es un viaje de toda la vida. No te limites a llenar el cuestionario de este capítulo, hacer la limpieza de manchas y te olvides del asunto. Te animo a que regreses a la segunda lista cada cierto tiempo, entre tres y seis meses —mientras sigues viviendo de acuerdo con el Protocolo Limpia tus Genes— y a que uses este cuestionario como guía para toda limpieza de manchas que necesites *por toda la vida*. Así es como lo hacemos mi familia y yo, y así es también como aliento a mis pacientes a que lo hagan. Tu segunda lista, para el remojo y tallado, y tu procedimiento de limpieza de manchas —que se detalla en el siguiente capítulo— son tus mejores herramientas para mantener tus genes limpios ahora y por el resto de tu vida.

15

Limpieza de manchas: tus segundas dos semanas

Entonces ya completaste la fase de remojar y tallar, y ahora estás deseando profundizar y pasar a los detalles, sin dejar de mantener la dieta y el estilo de vida pensados para apoyar a los genes con los que ya empezaste. ¡Maravilloso!

Pero antes de pasar a la limpieza de manchas tengo que preguntar: ¿hiciste todo —y subrayo *todo*— lo que se indica en remojar y tallar? Si así fue, estás listo para pasar a la limpieza de manchas sin dejar de seguir los principios del remojado y tallado. Si no lo hiciste, los resultados de tu limpieza de manchas serán un poco desiguales.

Para que puedas limpiar manchas de un gen particular, todos los genes tienen que estar bastante limpios, del mismo modo como no puedes centrarte en una mancha específica de tus jeans hasta que toda la prenda esté limpia en lo general. Para que se haga una limpieza general de tu cuerpo necesitas seguir *religiosamente* el planteamiento del remojo y tallado.

Recuerda que los genes trabajan juntos en grupos y racimos. Así, si decidiste brincarte directo a este capítulo es posible que te sientas frustrado.

Plan de ataque

Algunos puntos importantes a tener en cuenta mientras limpias las manchas:

- Mientras más limpios estén tus genes, más rápido podrás bajar la dosis de los suplementos o incluso suspenderlos.

■ Mientras más sucios estén tus genes, más necesitarás empezar con una dosis baja de un nutriente y luego ir aumentando hasta llegar a la dosis ideal para ti. Puede ser que descubras que necesitas una mayor cantidad del nutriente por un tiempo, pero no des por sentado que así será sin haber llegado gradualmente a esa conclusión. Cuando te empieces a sentir mejor, reduce la dosis de acuerdo con el método del pulso descrito en el capítulo 12.

■ Si quieres más información sobre cualquiera de los procedimientos o suplementos mencionados en este capítulo, consulta la sección Recursos al final de este libro o visita mi sitio web, www.DrBenLynch.com, que también tiene una sección Recursos.

■ Si descubres que nada más tienes un gen sucio, ve directo a ese gen y sigue el protocolo para limpiarle las manchas. Aun si tu puntuación para ese gen fue de tan sólo 1, puede necesitar una rápida limpieza de manchas. Como siempre, sintoniza con cómo te estás sintiendo y cuando de suplementos se trate sigue el método del pulso.

■ Si descubres que tienes múltiples genes sucios —como la mayoría de nosotros—, podrás suponer que deberías atender antes que nada al gen más sucio. Sin embargo, he notado que no es ése el enfoque más efectivo. Mejor limpia las manchas de tus genes en este orden:

* DAO
* PEMT
* GST
* COMT
* MAOA
* MTHFR
* NOS3

Pon en práctica el método del pulso

Como vimos en el capítulo "Remojar y tallar", es importante poner en práctica el método del pulso para ajustar tu dosis personal de suplementos. Si necesitas repasarlo, regresa a la página 222.

Déjame darte un par de ejemplos más para mostrar cómo puede ayudar el método del pulso.

A menudo, personas que se sienten deprimidas toman suplemento de metilfolato: en pocos días se sienten de maravilla. Luego empiezan a sentirse nerviosas o irritables, hablan bruscamente o se sobresaltan muy fácilmente. Tienen que reducir su dosis de metilfolato de inmediato. El método del pulso podría haberles ayudado a saber cuánto tomar sin los efectos de subibaja aquí descritos. Dado que tu cuerpo siempre está cambiando, también la "cantidad correcta" de cualquier suplemento siempre está cambiando.

Veamos un ejemplo. Es la primera vez que usas el método del pulso. Fíjate si detectas dónde te equivocaste.

Supongamos que tienes un gen DAO limpio y quieres empezar a ayudar a tu PEMT sucio con fosfatidilcolina. Evalúas cómo te sientes: un poco ansioso, algo estreñido y con los músculos adoloridos. Sabes que la fosfatidilcolina puede darte apoyo en todas estas áreas.

Empiezas tomando una cápsula con el desayuno. Por algunos días no sientes nada pero el cuarto día observas que estás más tranquilo y vas al baño mejor que de costumbre. Los siguientes días sigues mejorando gradualmente y al vigésimo día tus síntomas parecen haber desaparecido. ¡Estás tan vivo! Sigues tomando fosfatidilcolina porque te hace mucho bien.

El trigésimo día te acuerdas de sintonizar antes de tomar el suplemento. Ese día percibes un cambio: te das cuenta de que pareces un poco deprimido. Alcanzas la botella y piensas: "Espera. Estaba ansioso, luego me sentí de maravilla durante dos semanas, pero ahora me siento deprimido. Tengo que dejar de tomar este suplemento por ahora. Lo volveré a tomar si siento que lo necesito… y si me pongo un poco ansioso, si me estriño o me duelen los músculos.

¿La pescaste? En general actuaste muy bien pero cometiste dos errores y te costaron. El primer error ocurrió el vigésimo día: te sentías estupendamente. ¿Qué deberías haber hecho? Deberías haber dejado de tomar fosfaticilcolina, y sin embargo seguiste tomándola. El segundo error ocurrió a lo largo de 10 días aproximadamente: no estabas sintonizando cada día. Sólo hasta el trigésimo recordaste hacerlo. Al final, lo resolviste y ahora sabes que debes dejar de tomarlo cuando te sientas estupendamente y reanudar cuando lo necesites.

Al principio, el método del pulso será una curva de aprendizaje. Como pasa con todo lo nuevo, la práctica diaria es lo que lo convertirá en rutinario y fácil. Confío en que llegarás a eso y gozarás de los enormes beneficios.

Mientras avanzas por el remojo y tallado asegúrate de sintonizar en cómo te sientes. Aplica los principios del método del pulso con suplementos y mejorará en gran medida tu resultado.

Limpieza de manchas de tu DAO

El estilo de vida del DAO sucio

- Elige recetas para genes limpios que ayuden a tu DAO.
- Quizá tengas que buscar a un profesional de la salud para que te ayude a identificar infecciones y cure tu intestino permeable. Antes de eso probemos algunas cosas juntos.
- Encontrar un profesional de la salud especializado en la manipulación visceral puede cambiar las reglas del juego. Haz que se centre en tu vesícula, hígado y diafragma. Para mayor información, véase la limpieza de manchas del PEMT (en la siguiente sección).

Reparar la alta histamina en el intestino

Varias causas pueden provocar la alta histamina en el intestino: bacterias patógenas, intestino permeable y otras, cada una con su arreglo distintivo. Veamos esas causas de una en una:

- **Sobrecrecimiento de las bacterias patógenas**
  - *Blastocystis hominis, Helicobacter pylori, Clostridium difficile* y otras bacterias son muy comunes. Curiosamente, si una persona de tu familia tiene este tipo de patógeno, lo normal es que todos también lo tengan. Usar antimicrobianos naturales (véase más adelante) puede ayudar a deshacerse de los patógenos, pero éstos podrían volver si estás estresado, tienes bajos niveles de jugos gástricos, tomas antiácidos, tomas antibióticos o consumes comida o agua contaminada. Algunos antimicrobianos efectivos son el extracto de hoja de olivo, goma de mascar, aceite de orégano, ajenjo, margosa de la India, nogal negro americano, ajo y bilis de buey. Lo mejor es rotarlos en vez de usar una mezcla de ellos todos los días. Eso ayuda a impedir la resistencia.
  - Si tienes patógenos intestinales, como la mayoría de nosotros, debes tener gases e hincharte cuando tomas un antimicrobiano efectivo. Se recomienda empezar con una dosis baja después de cenar. De esa manera es menos probable que tengas una gran "reacción de extinción" (todas esas bacterias murien-

do al mismo tiempo pueden hacerte sentir fatal). Y si sí tienes la reacción común (gases e hinchazón), será mientras duermes, que es más fácil que tenerla despierto.

- Que los gases y la hinchazón sean tus guías de tolerancia. Si tomas una cápsula de antimicrobiano y no tienes gases ni te hinchas, a la noche siguiente aumenta la dosis. Si sigue sin haber la reacción, deja de usar ese producto y cambia a otro.

- *Saccharomyces boulardii* es una levadura beneficiosa que ayuda a eliminar patógenos dañinos. Puedes tomarla una hora después de tomar los antimicrobianos. Como a la *Saccharomyces boulardii* no la matan los antibióticos, es un gran probiótico para tomar mientras se toman éstos. Sin embargo, debes tomarla sólo por entre tres y seis meses, y luego suspenderla. Reinicia sólo si empiezas a tomar antibióticos o tienes una necesidad específica, como reinfección intestinal.

- Si no ves resultados, busca en el apéndice A pruebas de laboratorio que puedan ayudarte a determinar qué patógenos tienes y qué puede matarlos.

- Restaura tu intestino con probióticos después de haber trabajado para eliminar los patógenos. Plantéate reponerlo primero con una mezcla sin *Lactobacillus*, como una de probióticos *Bifidobacterium*. Como con los antimicrobianos, el mejor momento para tomarlos es después de cenar.

- Si tienes problemas de intestino importantes, consulta a un profesional de la salud.

■ **Intestino permeable e inflamación intestinal.** Tanto el síndrome del intestino permeable como una afección inflamatoria, como la colitis ulcerosa o la enfermedad de Crohn, contribuyen a un DAO sucio. Ninguna de estas enfermedades se curará si estás estresado, si consumes alimentos a los que eres intolerante o alérgico, o si tienes un sobrecrecimiento de bacterias patógenas, candidiasis o parásitos.

- Después de haber trabajado para eliminar los patógenos piensa en tomar polvo de L-glutamina para ayudar a sanar tu intestino, donde vive la enzima DAO. Si tienes un intestino delgado poco saludable, cabe la posibilidad de que la casa de tu DAO necesite una remodelación. Ayuda a la enzima DAO reparando su casa. Empieza desde abajo, con un gramo de polvo de L-glutamina. Este suplemento puede provocar en algunas personas un aumento de la irritabilidad. Si a ti te pasa, suspende su uso por un par de días, mientras tomas algo de magnesio, vitamina B$_6$ y niacina. Sigue tomando esos suplementos en lo que vuelves con la L-glutamina.

- Una opción más efectiva es usar una combinación de L-glutamina, aloe vera, carnosina de zinc y raíz de malvavisco.

■ **SBID.** El sobrecrecimiento bacteriano del intestino delgado se asocia con muchas causas, como el consumo de antibióticos o de antiácidos, el estreñimiento, la baja serotonina, flujo lento de la bilis, una dieta rica en alimentos refinados y un exceso de suplementos de probióticos. Es imprescindible identificar la causa del SBID; de otro modo volverá después de cada intento de tratarlo.

- La bilis de buey en dosis pequeñas puede ayudar a la eliminación de bacterias dañinas de tu intestino delgado, lo que también apoya al DAO. Empieza con 250 miligramos en la cena.
- Ve la limpieza de manchas del PEMT (más abajo) para que tu bilis vuelva a moverse, algo que a menudo ayuda a eliminar el SBID.

■ **Un sistema demasiado ácido.** Al DAO le gustan ciertas condiciones. Si tus intestinos están demasiado ácidos, el DAO no funcionará bien. Si eso te pasa, tomar enzimas digestivas y HCl de betaína puede ayudar a tu DAO sucio. El HCl de betaína provoca que tu páncreas secrete enzimas que disminuyen el ácido de tu intestino delgado. *Toma sólo con alimentos.*

■ **Alimentos y bebidas ricos en histamina.** Reduce tu consumo de histamina dietética (véase la página 129) hasta que se hayan recuperado tu digestión y tu intestino. Cuando hayas curado tu tracto digestivo al eliminar los patógenos y proporcionarle los nutrientes que merece, quizá descubras que puedes volver a comer alimentos que contengan histamina.

- La elección de bebida es especialmente importante. La histamina de las bebidas o la que se produce en respuesta a ellas puede abrumar tu enzima DAO y dar lugar a síntomas como dolor de cabeza, moqueo de nariz, picazón en la piel, sensación de hormigueo, sudor, taquicardia e irritabilidad. Reevalúa tu consumo de las siguientes bebidas:
- *Jugos y cítricos.* Reduce en gran medida o elimina por completo de tu dieta bebidas que contengan cítricos.
- *Champaña y vino (sobre todo el tinto, pero incluso el blanco puede ser problemático).* Si el vino te provoca dolores de cabeza, puede

ser que tengas sensibilidad a los sulfitos, comentada en el capítulo 9. Como éstos interfieren con la absorción de la vitamina B_1, que necesitas para muchas funciones, no es de extrañar que a algunas personas las hagan sentir mal. Si resulta que eres sensible a los sulfitos, piensa en tomar molibdeno suplementario. Busca uno que no esté ligado al amonio, como muchos lo están. Las dosis comunes de las cápsulas van de los 75 a los 500 microgramos. Si consigues molibdeno en forma líquida (a 25 microgramos por gota), puedes experimentar para ver qué te funciona mejor. Hay mucha gente sensible a los sulfitos que no lo sabe. Probar un poco de molibdeno en un principio puede acarrear beneficios increíbles. Sólo sé consciente de que todo suplemento tiene posibles efectos secundarios, y más no necesariamente es mejor. Si tomas mucho molibdeno por un periodo largo, puede elevar tus niveles de ácido úrico y causar afecciones como la gota. Si empiezas a padecer algún efecto negativo, suspende el molibdeno y añade *pirroloquinolina quinona*, comúnmente llamada PQQ. La PQQ ayudará a reducir los efectos secundarios de tomar demasiado molibdeno.

- *Jugo de limón, jugo de jitomate y bebidas de cocoa.* También éstas pueden hacerte perder el control por su carga de histamina. Puede ser que toleres más o menos 30 mililitros, y conforme mejores verás que empiezas a tolerar más y más. Sin embargo, por ahora ve con cautela; los síntomas pueden aparecer muy rápido, desde unos cuantos segundos hasta media hora.
- Los alimentos que contienen histamina no son tan delicados como las bebidas. Algunas personas toleran una pequeña cantidad de estos alimentos, pero una porción completa puede ser excesiva. Los síntomas pueden ser retardados, sobre todo con los alimentos, así que llevar un diario de comidas es fundamental. La app CRON-O-Meter u otros programas pueden ayudarte a identificar qué alimentos toleras.

■ **Crecimiento insuficiente de las bacterias que descomponen la histamina.** Si el crecimiento insuficiente de las bacterias que enfrentan a las bacterias es la causa de tu DAO sucio, tienes que tomar probióticos para reabastecerte de esas bacterias mientras evitas los probióticos que podrían hacerte empeorar.

- Una combinación de los probióticos *Bifidobacterium* y *Lactobacillus plantarum* es fantástica para ayudar a descomponer la histamina.

- Evita los probióticos de *Lactobacillus*, entre ellos los *Lactobacillus casei* y *Lactobacillus bulgaricus*, hasta que tu intestino se haya repuesto.

■ **Medicamentos.**

- La metformina ralentiza la enzima DAO, y por lo tanto aumenta la histamina. Sin embargo, suspender este medicamento probablemente no es algo que deban hacer las personas a las que se les ha recetado. Si eres una de ellas, la clave está en comprender que puedes ser más intolerante a la histamina debido al medicamento y que por lo tanto debes reducir tu consumo de alimentos y bebidas que contengan histamina.

- La aspirina y otros antiinflamatorios no esteroideos y los salicilatos también contribuyen a un aumento en la liberación de histamina. En vez de depender de estos medicamentos inflamatorios busca maneras naturales de reducir la inflamación. La naltrexona, un medicamento que requiere receta, en bajas dosis es bastante bien tolerada por mucha gente. Además, como la inflamación comúnmente se asocia con infecciones crónicas, haz que tu médico las busque.

Suplementos adicionales para tu DAO

■ **Cobre.** El principal nutriente que tu enzima DAO necesita que funcione adecuadamente es el cobre. Proponte probar con un suplemento que lo contenga. La mayoría de la gente obtiene fácilmente de los alimentos el cobre que necesita, pero si llevas un tiempo tomando suplementos de zinc, puede ser que hayas desarrollado una deficiencia de cobre. Para una lista de alimentos que contienen cobre, véase la página 136. Si decides empezar con un suplemento, comienza con una dosis baja, pues el cobre puede ser inflamatorio. Considera, por ejemplo, un miligramo de cobre con cada comida (véase el apéndice A para exámenes de laboratorio que pueden medir los niveles de cobre).

■ **Bloqueadores de histamina.** Una combinación de ortiga mayor, luteolina, bromelina y quercetina hace maravillas para mantener la histamina encerrada y sin molestarte.

■ **Vitamina C y aceite de pescado.** Estos nutrientes ayudan a estabilizar los mastocitos (células que almacenan y liberan histamina).

- **Los que apoyan a las membranas celulares.** Hacen falta membranas celulares saludables para mantener la histamina dentro de cada célula. Lee la sección sobre la limpieza de tu PEMT, enseguida, para ver maneras de apoyar a las membranas celulares.
- **Agentes amortiguadores.** El bicarbonato de sodio y el bicarbonato de potasio pueden salvarte la vida si ingieres alimentos ácidos o tienes alguna reacción a la histamina. Simplemente toma una cápsula o dos con agua filtrada. Los resultados beneficiosos son a menudo inmediatos.

Limpieza de manchas de tu PEMT

Estilo de vida para un PEMT sucio

- Elige recetas para genes limpios que apoyen a tu PEMT.
- Ten presente que necesitarás apoyo adicional durante el embarazo y la lactancia.
- También puedes necesitar apoyo adicional después de la menopausia.
- Considera la posibilidad de que se te haga manipulación visceral del hígado, la vesícula y el diafragma.

Apoyo para un bajo estrógeno

- Si tus niveles premenopáusicos de estrógeno están bajos, necesitas que un profesional de la salud te ayude a equilibrarlos.
- Razones comunes por las que el estrógeno puede estar bajo:
  - Mucho estrés, que consume las hormonas precursoras para producir cortisona en vez de estrógeno.
  - Mala absorción de la grasa, que se traduce en colesterol bajo, que a su vez acarrea un bajo estrógeno.

Suplementos para tu PEMT

- **Fosfatidilcolina.** Apoya las membranas celulares con fosfatidilcolina. Busca una forma de organismos no genéticamente modificados y sin soya, pues ésta es un alergeno común y además casi toda está genéticamente modificada. Almacena la fosfatidilcolina líquida en un lugar fresco y seco, pero no en el refrigerador (porque así sería más difícil de verter). Si no eres vegano o vegetariano, también puedes encontrar fosfatidilcolina en cápsulas de gelatina. Tomar suplementos de fosfatidilcolina puede provocar sentimientos de depresión, así que asegúrate de seguir el método del pulso (una vez más, véase el capítulo 12) y pon a punto tu dosis.

- **Creatina.** Toma creatina para conservar SAMe, con el fin de que haya más SAMe disponible para ayudar a hacer la necesaria fosfatidilcolina.

Limpieza de manchas de tu GST / GPX

Estilo de vida para un GST/GPX sucio

- Elige recetas de genes limpios que apoyen tu GST / GPX.
- Evitar ciertos contactos es fundamental. Limpia tu ambiente y limita tu exposición a sustancias químicas que tocas, respiras o ingieres.
- Sudar metiéndose a un sauna, tomando un baño en sales de Epsom, haciendo ejercicio o yoga caliente ayuda a tu cuerpo a expulsar las sustancias químicas industriales que son una carga para tu GST / GPX.
- Comer fibra apoya la desintoxicación tanto como la unión y la eliminación de los xenobióticos. También refuerza las bacterias beneficiosas que apoyan la desintoxicación.
- Cepillarte la piel y masajearla son maneras fantásticas de ayudar a la desintoxicación.

Suplementos para tu GST/GPX

- **Glutatión liposomal.** Esta forma fácil de absorber del suplemento ayuda a que el glutatión llegue directamente a tus células para que puedan unirse a los compuestos. Empieza lento y ve subiendo. Recomiendo que te brinques algunos días; plantéate tomar glutatión algunas veces a la semana y no diariamente. Si notas que está ayudando, entonces sí tómalo diario y haz los ajustes que hagan falta.

- **Riboflavina / vitamina B$_2$.** Necesitas este nutriente para que el glutatión dañado se regenere y vuelva a ser glutatión útil. De otro modo sigue dañado y puede contribuir a un mayor daño celular.
- **Selenio.** Sin selenio no puedes usar el glutatión para eliminar el peróxido de hidrógeno. Puedes tener todo el glutatión que quieras, pero sin selenio se "atasca".
- **Polvos de apoyo a la desintoxicación.** Hay una variedad de productos de apoyo a la desintoxicación disponibles. Si usas un suplemento de desintoxicación en polvo, puedes ponérselo a un licuado y tienes así un desayuno o comida rápido y fácil.

Limpieza de manchas de tu COMT lento

Estilo de vida para un COMT lento

- Elige recetas de genes limpios que apoyen tu COMT lento.
- Sé muy consciente de que cuando te estresas puede tomarte un tiempo tranquilizarte. Deja el tiempo suficiente de margen para recuperarte de los factores agravantes. Busca qué te funciona: desentenderte, ejercicios de respiración o salir un momento son tácticas útiles.
- Haz tus actividades estimulantes temprano en el día y las tranquilizantes por la tarde. Hacer ejercicio, jugar y bailar son estimulantes hasta el punto en que interfieren con tu sueño, y eso propicia que falles al día siguiente. Simplemente ajusta los horarios de tus actividades y triunfa.
- Te gusta pensar. Busca actividades que estimulen tu cerebro o te vas a aburrir mucho.
- Si bien te gusta pensar, necesitas practicar actividades tranquilizantes, como hacer excursionismo, meditar, tocar o escuchar música.
- Trabaja arduamente, juega arduamente. Ten presente que sí tienes una tendencia a la adicción al trabajo y está bien, siempre y cuando lo equilibres con largos días de descanso y vacaciones. Si no lo equilibras, terminarás estresado, empeorado y agotado. Es sumamente importante que equilibres tu tendencia a trabajar

demasiado. Planea tus vacaciones tal como planeas tu día laboral. Anótalas en el calendario.

■ Identifica tus estresores de rutina y elimina todos los que puedas. Noticias, ciertos "amigos", un largo viaje al trabajo, quehaceres rutinarios que puedes delegar en tus hijos o en servicios profesionales (limpiar la casa, poner la lavadora, guardar los platos, cocinar).

■ El sueño es todo un tema contigo. Eres un noctámbulo redomado. Te empeñas en trabajar hasta tarde, porque hay más silencio, la gente no te fastidia y eres increíblemente productivo. El tema es que al día siguiente quedas destrozado, lo que propicia que estés emocionalmente más reactivo. Busca maneras de hacer el trabajo más importante temprano por la mañana, antes de que la gente se levante. Sé que ahora esto suena espantoso, pero cuando hagas el cambio te sorprenderá la diferencia en tu productividad, salud y humor.

■ Considera actividades relajantes y a la vez saludables, como masajes, baños en sales de Epsom y saunas. Si bien éstas son fantásticas para todos, tú de verdad las necesitas para poder tener tu mejor desempeño sin agotarte ni consumirte.

Apoyo para un COMT lento

■ Mantén el peso ideal, pues la grasa corporal es estrogénica. Si no puedes bajar de peso, puede ser que tengas un GST / GPS sucio.

■ Usa cosméticos que tengan pocos ftalatos y otros compuestos. Compra productos orgánicos. Usa las listas que saca el Grupo de Trabajo Ambiental para ver cuáles son los artículos que es más importante comprar orgánicos (www.ewg.org/foodnews/dirty_do zen_list.php).

■ Come más betabel, zanahorias, cebollas, alcachofas, crucíferas (brócoli, coliflor, col morada, colecitas de Bruselas, col). Si estas verduras te provocan gases, plantéate tomar el mineral molibdeno.

■ Ayuda a tu hígado con verduras amargas como las hojas de diente de león y los rábanos.

■ Limita alimentos y bebidas ricos en catecol y vigila la cafeína.
  • Como hemos visto, los catecoles se encuentran en el té verde y negro, el café, el chocolate y algunas especias verdes como la

menta, el perejil y el tomillo. No tienes que *eliminarlos*; sólo sé consciente de cómo te están afectando y limítalos lo que sea necesario, especialmente durante ataques de SPM o insomnio, cuando lo conveniente quizá sea que los evites por completo. Si padeces de insomnio, toma tu té verde por la mañana. Si se acerca la menstruación y empiezas a sentirte irritable, no bebas una tonelada de té verde: tómate una taza y ve cómo te sientes. Ya me entiendes: la moderación es la clave. Muy rara vez se necesita evitar algo por completo. Sólo sé consciente, escucha a tu cuerpo.

- Vigila tu ingesta de cafeína, que puede ponerte tenso y agotar tu magnesio.

■ Limita el exceso de histamina. Si tu histamina está alta, dependerás de la metilación para procesarla. Aprende cómo reducir tus niveles de histamina en la sección de limpieza de manchas del DAO, anteriormente, en este mismo capítulo.

■ Limita tu consumo de proteínas.

- La proteína proporciona tirosina, un nutriente del que echa mano tu enzima COMT. Si le das mucha tirosina, estás arriesgándote a que se ralentice. Si sigues una dieta hiperproteica (como la GAPS o la paleolítica) y te sientes ansioso, podría ser porque estás consumiendo demasiada tirosina, lo que exacerba tu dopamina, de por sí probablemente más alta de lo normal.
- Come la mayor porción de proteína en el desayuno, una cantidad moderada en la comida y muy poca en la cena. De esta manera te concentrarás bien y estarás con las pilas puestas durante el día, mientras que por la noche podrás irte relajando.

■ Ten cuidado con los fármacos y suplementos.

- El TDAH, el ISRS y los medicamentos para la tiroides pueden hacerte sentir todavía más nervioso, así que cuidado con ellos. Si estás teniendo efectos colaterales como insomnio, irritabilidad, altos niveles de estrógeno o problemas con la histamina, habla con tu médico.
- Los esteroides pueden aumentar el estrés y así incrementar la carga de tu COMT, ralentizándolo aún más.
- La tirosina puede ser estimulante, lo que aumenta tu ansiedad y eleva la presión sobre tu enzima COMT. Por nada del mundo tomes suplementos que contengan tirosina seis horas antes de irte a la cama o menos.

- Los suplementos de metilfolato pueden aumentar el óxido de nitrógeno, que a su vez estimula la liberación de dopamina y puede ralentizar tu COMT. A menudo necesitas abrir tu COMT lento antes de ayudarlo con metilfolato.
- La Levodopa puede producir demasiada dopamina y presionar al COMT, ralentizándolo una vez más.
- Hormonas bioidénticas de estrógeno pueden ralentizar tu COMT.
- Las pastillas anticonceptivas que contienen estrógeno también ralentizan el COMT.

■ Evalúa tu función tiroidea.

- El estrógeno de remplazo hormonal puede provocar hipotiroidismo. El estrógeno estimula la producción de una proteína llamada globulina fijadora de tiroxina (TBG), que transporta tu hormona tiroidea. Por consiguiente, demasiada de ésta se fija, pero sólo está activa la versión libre y suelta de la hormona. Aun si tus niveles totales en sangre son normales, la cantidad activa de hormona tiroidea en tu organismo puede ser demasiado lenta. Para evaluar la función tiroidea no basta con checar tu hormona estimulante de la tiroides, lo que hace la mayoría de los doctores. También tienes que checar T4 libre, T3 libre, T3 inversa, anticuerpos tiroideos y TBG.
- El estrógeno dista mucho de ser la única influencia sobre la función tiroidea, así que asegúrate de revisar el apéndice A para descubrir qué pruebas solicitar para evaluar tu tiroides.

Suplementos para tu COMT lento

■ **Adaptógenos.** Consume adaptógenos tal como se plantea en el capítulo 12, "Remojar y tallar".

■ **Magnesio.** Una cantidad asombrosa de gente tiene insuficiencia de magnesio. Tendrías que recibir algo de magnesio de los electrolitos, como se menciona en el capítulo "Remojar y tallar". Si quieres tomar además un suplemento de este mineral por sus efectos calmantes, el glicinato quelado de magnesio es una buena forma: ayuda a moderar la ansiedad y apoya la función hepática. Otras tres formas efectivas son el taurato de magnesio, el malato de magnesio y el treonato de magnesio.

- **Taurina.** Si tomas suplementos de magnesio de alta calidad y tus niveles de magnesio aún no son lo suficientemente altos, cabe pensar que tienes bajos niveles de taurina, un mineral que ayuda a la absorción de magnesio. Los bajos niveles de taurinas los causan muchas cosas, pero una razón común es la *disbiosis intestinal*, un desequilibrio de las bacterias del intestino. Limpia tu DAO para ayudar a corregir el problema. Plantéate trabajar con tu médico para evaluar tu función digestiva con un análisis integral de heces. Si puedes recobrar el equilibro bacterial, al mismo tiempo ayudarás a tus niveles de taurina y por lo tanto tus niveles de magnesio también se normalizarán.
- **SAMe.** Este suplemento puede ser muy útil, pero sólo si tu ciclo de metilación está funcionando. Para averiguarlo toma una cápsula de 250 miligramos de SAMe antes de ir a la cama. Si te ayuda a conciliar el sueño, magnífico, sigue tomándolo. Si empeora tu insomnio, eso tal vez indica que estás bajo de metilcobalamina o metilfolato, o que tu ciclo de metilación puede estar bloqueado por metales pesados, glutatión insuficiente, peróxido de hidrógeno en exceso o algún otro factor. Si el insomnio empeora, deja de tomar SAMe hasta que tu ciclo de metilación vuelva a estar equilibrado, pero, mientras tanto, si ahora mismo estás completamente despierto mirando fijamente al techo, puedes neutralizar ese efecto insomne si tomas entre 50 y 150 miligramos de niacina. Esto ayudará a descomponer la SAMe que acabas de tomar y sacarla de tu organismo.
- **Fosfatidilserina.** Este suplemento puede ser una gran ayuda para el sueño, sobre todo junto con el matlato de magnesio, la niacina y la vitamina B_6.
- **Creatina.** Cuando tu cuerpo produce creatina, usa la mayoría de tus donantes de metilo, esos nutrientes que apoyan la metilación. Cuando tomas creatina suplementaria, conservas donantes de metilo y SAMe, lo que deja la SAMe libre para otras cosas, como ayudar a tu COMT lento. La creatina ha ayudado a una serie de personas que no pueden tomar metilfolato, metilcobalamina u otros donantes de metilo. Es segura y la toleran bien muchos de quienes aparte de eso son sensibles a los suplementos. A los niños con autismo y a los que tardan en hablar les va extraordinariamente bien con la creatina. Estamos viendo a niños que nunca habían dicho una palabra empezar a hablar gracias al suplemento de creatina.

Asegúrate de tomar un vaso de agua filtrada cuando tomes creatina. También suelo recomendar mezclar la creatina y los electrolitos con agua de filtro y beberla de una botella o termo a lo largo del día y antes de hacer ejercicio.

■ **Fosfatidilcolina.** La fosfatidilcolina suplementaria es útil para conservar SAMe, pues, como la creatina, la fosfatidilcolina producida por tu cuerpo consume mucha SAMe. Tomar fosfatidilcolina adicional le deja a tu cuerpo más SAMe para ayudar a tu COMT. Asegúrate de usar un suplemento no genéticamente modificado con base en aceite de girasol.

■ **Indol-3-carbinol y diindolilmetano (DIM).** Estos suplementos ayudan a descomponer los estrógenos de modo que puedan ser eliminados de tu cuerpo. A menudo vienen envasados juntos.

Limpieza de manchas de tu COMT rápido

Estilo de vida para un COMT rápido

■ Elige recetas de genes limpios que ayuden a tu COMT rápido.

■ Participa en actividades que estimulen y atraigan a tu cerebro. Unas buenas opciones son tocar música, bailar, cantar, participar en un club de debates, excursionismo en grupos, deportes de equipo y otras actividades sociales. Un deporte solitario que te mantenga concentrado, como el tenis o las artes marciales, también es beneficioso.

■ Haz ejercicio o sal a correr en la mañana. Esto es buenísimo para ti: hace que tu sangre circule y de inmediato estimula la dopamina. Encuentra alguna manera de estar activo físicamente *todas* las mañanas, aunque sólo estaciones tu coche más lejos de donde trabajas o camina a algún puesto de bebidas por una taza de té antes de empezar a trabajar. Piensa en comer más frutos rojos, té verde y flavonoides para que se quemen más lento tu estrógeno y tu dopamina.

■ Observa cómo funciona tu estado de ánimo. Quizá descubras que a veces te metes en discusiones o que a uno de tus hijos con COMT rápido le da por instigar pleitos. Los pleitos elevan la dopamina y, si tienes un COMT rápido, ese aumento te hace sentir mejor. Entonces mejor elevemos la dopamina comiendo proteína y no buscando pleitos. Agradezco al doctor Daniel Amen por haberme señalado esto hace unos años.

- Sé consciente de ti mismo. Date cuenta de que naturalmente puedes brincar de una cosa a otra. La clave es dedicarle el suficiente tiempo a cada actividad significativa y conseguir algo. Trabaja arduamente en una cosa durante 30 minutos, luego concéntrate en algo más por otra media hora y después vuelve a lo que estabas haciendo. De esta manera tienes la variedad que ansías, pero también llevas a cabo tus tareas.

- ¿Adicto? Sé consciente de que eres propenso a pasar demasiado tiempo en los medios de comunicación social, videojuegos, compras, televisión y muchas otras actividades. Tómalo como señal de advertencia de que tienes que ayudar a tu COMT rápido con las herramientas de este libro.

Apoyo para un COMT rápido

- Asegúrate de que estás absorbiendo la proteína que consumes. Sigue religiosamente los preceptos del remojar y tallar. Ve el apartado "Limpieza de manchas de tu DAO" (páginas atrás, en este capítulo) para sanar tu intestino. Si sigues batallando con la absorción de proteína después de hacer esas cosas, una mezcla de aminoácidos puede ser muy útil. Las cápsulas son lo mejor, porque las mezclas de aminoácidos saben horrible.

- Cerciórate de estar obteniendo suficiente proteína en cada comida. Necesitas un buen suministro de proteínas para mantenerte concentrado.

- Ten cuidado con los fármacos y suplementos.
  - **SAMe.** Tomar algo de SAMe con el método del pulso puede ser útil si tu COMT rápido de pronto se vuelve lento en respuesta a tus nuevos suplementos y estilo de vida. Sin embargo, ten cuidado con este suplemento; tomarlo diariamente puede disminuir tu dopamina y norepinefrina, y dejarte desinflado o deprimido.
  - **Fosfatidilcolina y creatina.** Estos suplementos pueden estar bien para ti, pero si observas que te sientes un poco más deprimido que de costumbre quizá necesites valorar tu ingesta de proteínas y aumentar tus niveles de dopamina. Ve también la sección "Limpieza de manchas de tu PEMT" (antes en este mismo

capítulo) para la discusión de posibles efectos secundarios de la fosfatidilcolina.

- **Hormona bioidéntica de estrógeno o anticonceptivos que contengan estrógeno.** Si este tipo de control natal u hormona bioidéntica mejoró tu humor y tu concentración, puede ser que el estrógeno haya ralentizado tu COMT rápido. Habla con tu médico sobre la posibilidad de revisar tus niveles de estrógeno (véase el apéndice A).

Suplementos para tu COMT rápido

- **NADH.** Si eres muy lento para levantarte en la mañana, plantéate tomar nicotinamida adenina dinucleótico (NADH) con coenzima Q10. Estos dos compuestos les proporcionan de inmediato a tus mitocondrias el combustible que les permite producir tu energía celular, el trifosfato de adenosina (TFA). Normalmente tu cuerpo produce NADH a través de un proceso largo y enrevesado. Si tomas éstos, te saltas ese proceso por completo. Toma una tableta y deja que se disuelva abajo de tu lengua mientras sigues acostado en la cama. Esto literalmente puede hacer que en minutos ya estés despierto. Si estás intentando dejar la cafeína —ya sea en café o en bebidas energéticas—, es un gran remplazo no estimulante. El NADH con CoQ10 proporciona una energía pura y sostenida en comparación con los picos y caídas de la cafeína. Nunca lo tomes con alimentos. Siempre tómalo al despertar en la mañana o al menos una hora antes o después de comer algo.
- **Corteza suprarrenal.** Si en las mañanas no puedes levantarte o sientes que a lo largo del día vas a rastras, el extracto de corteza suprarrenal puede ser de gran ayuda. Apoya la capacidad de tu cuerpo para producir la hormona cortisol. La gente con estrés crónico puede tener menores niveles de cortisol. La corteza suprarrenal nos ayuda a despertar porque es el cortisol lo que nos ayuda a levantarnos por la mañana. Toma una cápsula de 50 miligramos con el desayuno. Es un suplemento potente, así que definitivamente ajusta tu dosis con el método del pulso. A lo mejor descubres que necesitas tomarla sólo algunas veces por semana.
- **Tirosina.** Este suplemento —precursor de los neurotransmisores dopamina, norepinefrina y epinefrina— puede ser buenísimo para

ti, sobre todo si lo tomas en la mañana y en las primeras horas de la tarde. Eso sí, no lo tomes en las seis horas anteriores a irte a la cama.

■ **5-hidroxitriptófano (5-HTP).** Si bien este suplemento —precursor del neurotransmisor serotonina— se usa sobre todo para gente con un MAOA rápido, también puede ser provechoso para quienes tienen un COMT rápido. Si tienes un MAOA lento, toma precauciones. Niveles más altos de serotonina ralentizan un COMT rápido y por eso recomiendo que la gente con un COMT rápido y un MAOA rápido consideren el 5-HTP. Sin embargo, si estás tomando ISRS descarta este suplemento.

Limpieza de manchas de tu MAOA lento

Estilo de vida para un MAOA lento

■ Escoge recetas para genes limpios que apoyen a tu MAOA lento.
■ Las recomendaciones para un COMT lento (antes, en este mismo capítulo) podrían beneficiarte mucho también a ti, pues los dos genes lentos disminuyen la velocidad con la que la dopamina y la norepinefrina salen de tu organismo.

Suplementos y medicamentos que pueden ser adversos a tu MAOA lento

■ **ISRS.** Si estás padeciendo dolores de cabeza, irritabilidad, insomnio, dile a tu médico que piensas que la dosis es muy alta o que el medicamento puede no ser adecuado para tus genes.
■ **Testosterona.** Dosis suplementarias de esta hormona pueden aumentar la agresión, sobre todo en gente con un MAOA lento. Pídele a tu doctor que reevalúe tu dosis de testosterona y que la mantenga en el mínimo indispensable para que responda a las necesidades médicas.
■ **Medicamentos para la tiroides.** Este tipo de medicamento también puede aumentar la agresión y la ansiedad en alguien con un MAOA lento. Si presentas esos síntomas, habla con tu médico sobre la posibilidad de ajustar la dosis.

- **Triptófano, 5-HTP y melatonina.** Plantéate dejar de tomar estos suplementos. Si te los recetaron, habla de ellos con tu médico. Todos presionan a tu MAOA y lo ralentizan.
- **Tirosina.** Este suplemento puede ser una carga tanto para tu gen COMT como para tu MAOA y ralentizarlos, así que reduce o elimina la dosis; háblalo con tu médico si él te los recetó.
- **Inositol.** Como el orotato de litio, el inositol ayuda a regular la serotonina. Sin embargo, sin darte cuenta con él puedes agobiar y ralentizar tu MAOA. El litio y el inositol tienen acciones opuestas entre sí, de modo que si respondes mal a uno, tendrías que responder favorablemente al otro.

Suplementos para tu MAOA lento

- **Riboflavina.** Piensa en tomar 400 miligramos de riboflavina para dar apoyo a tu MAOA lento.
- **Litio.** Plantéate tomar cinco miligramos de orotato de litio, un suplemento que ayuda a calmar la actividad del exceso de serotonina.

Limpieza de manchas de tu MAOA rápido

Estilo de vida para un MAOA rápido

- Escoge recetas para genes limpios que ayuden a tu MAOA rápido.
- Identifica posibles causas de inflamación y trabaja para eliminarlas. Algunas causas comunes son la dieta (véase el siguiente punto de la lista), dormir mal, estrés, exposición a sustancias químicas y mala respiración (todo esto se comenta en el capítulo "Remojar y tallar").
- Identifica alergias alimentarias inflamatorias e intolerancias alimentarias. Las pruebas de laboratorio son muy útiles para identificar las alergias, pero no tan precisas para identificar las intolerancias. Piensa en hacer una dieta de eliminación para descubrir más.
- Asegúrate de que no estés haciendo ejercicio en exceso. Evalúalo midiéndote la variabilidad de la frecuencia cardiaca (HRV) con

apps como HRV4Training o el anillo ŌURA. No entrenes arduamente si tu HRV desciende mucho o si tu anillo ŌURA indica que debes bajarle al ritmo.

- Es común que el moho detone problemas de MAOA. Llama a un inspector ambiental para que visite tu casa u oficina y lo evalúe. Tu coche, tu cámper o tu bote también pueden estar albergando moho.
- Las infecciones son otro detonador común, aunque son difíciles de detectar, incluso para profesionales de la salud. Si estás batallando con un MAOA rápido, consulta a un médico naturópata o a un doctor en medicina funcional e integrativa que se especialice en infecciones crónicas para determinar si tienes una infección que no se ha diagnosticado. Mientras tanto, continúa con el remojar y tallar, y prueba con los suplementos que se sugieren abajo, algo en lo que puedes apoyar mientras estás combatiendo una infección. Revisa el apartado "Limpieza de manchas de tu DAO" (páginas atrás, en este mismo capítulo) para conocer maneras de eliminar patógenos.

Suplementos para tu MAOA rápido

- **NADH.** Si eres lento para levantarte en la mañana, toma NADH con coenzima Q10, como se sugirió para un·COMT rápido. Disuelta en tu boca mientras sigues en la cama, una tableta te despierta en unos cuantos minutos. Como se observó antes, ésta es una gran solución para despertar si quieres dejar la cafeína.
- **5-HTP.** Con 50 miligramos al día, éste es típicamente un suplemento efectivo para un MAOA rápido. Si después de un par de semanas no observas suficiente mejoría, prueba con una dosis mayor. Si por las noches no concilias el sueño, toma en cuenta la posibilidad de una cápsula de liberación sostenida que provea pequeñas cantidades de 5-HTP constantemente durante toda la noche. Sin embargo, *no* tomes este suplemento si estás tomando algún ISRS.
- **Inositol.** Empieza con una dosis pequeña para regular la serotonina y mejorar el humor; aumenta según se tolere.
- **Melatonina.** Este suplemento podría ayudarte a dormir por la noche.
- **Cúrcuma liposomal.** Piensa en tomar este gran antiinflamatorio hasta tres veces al día. Esto ayuda a ralentizar el robo de triptófano

del que hablamos antes y por consiguiente a conservar triptófano para tu MAOA rápido.

Limpieza de manchas de tu MTHFR

Estilo de vida para un MTHFR sucio

- Con el enjuagar y tallar deberíamos tener todo cubierto en lo que a este gen respecta.
- Elige recetas para genes limpios que apoyen tu MTHFR.

Hipotiroidismo y un MTHFR sucio

- El hipotiroidismo ralentiza tu capacidad de activar la vitamina B_2, así que habla con tu médico sobre la posibilidad de evaluar tu función tiroidea (véase también el apéndice A).
- Para ayudar a tu función tiroidea reduce el estrés, apoya tus glándulas suprarrenales, restaura tu intestino, evita las sustancias químicas, filtra tu agua, duerme lo suficiente y combate las infecciones.
- Ve los apartados "Limpieza de manchas de tu DAO" y "Limpieza de manchas de tu COMT lento" (antes, en este mismo capítulo) para apoyo adicional.

Suplementos para tu MTHFR

- **Riboflavina / vitamina B_2.** El MTHFR necesita este nutriente para trabajar adecuadamente. La forma más activa es 5-fosfato-riboflavina (R5P). Normalmente una dosis diaria de 20 miligramos es suficiente para casi todo el mundo; sin embargo, algunos pueden necesitar hasta 400 miligramos, sobre todo quienes padecen de migrañas.
- **L-5-MTHF o 6S-MTHF.** Las dos son formas de metilfolato de buena calidad. A mucha gente le basta con un multivitamínico que contenga 400 microgramos de MTHF. Si con esos 400 microgramos no sientes ningún cambio, prueba con más, pero cuídate de dar un

salto enorme: intenta duplicar la dosis. Muchos profesionales de la salud van directo a dosis por arriba de los 7.5 miligramos. Si bien esto puede acarrear beneficios iniciales, puede causar efectos secundarios serios en cuestión de días. Como este nutriente es tan poderoso, sintonizar con tu cuerpo mientras pones en práctica el método del pulso es de suma importancia. Otra opción es tomar MTHF liposomal. De esa manera puedes regular la dosis para que el MTHF llegue directo al interior de tus células (véase la sección Recursos de mi sitio web).

- **Si estás tomando cinco miligramos o más de metilfolato y no ves que haya respuesta, hay varias razones posibles:**
  - Tienes anticuerpos que están bloqueando tus receptores de folato (véase el apéndice A para información sobre las pruebas que pueden determinar si esto es así).
  - Sigues consumiendo ácido fólico y está bloqueando tus receptores.
  - Tienes insuficiencia de vitamina B_{12}, así que tu metilfolato está atrapado y no se puede usar.
  - Estás tomando un suplemento de calidad inferior que contiene D-metilfolato y no L-metilfolato. Si el suplemento no especifica L-metilfolato o 6S-metilfolato, puede tener la forma del D-metilfolato, que no es tan buena. Tu cuerpo no usa D-metilfolato; pregúntale al fabricante.
  - Tu ciclo de metilación se encuentra bloqueado por otras razones, como metales pesados, estrés oxidativo, infecciones o medicamentos.

Precaución

Si experimentas ansiedad, irritabilidad, moqueo nasal, dolor de articulaciones, insomnio o urticaria, es posible que estés tomando demasiado MTHF. Deja de tomarlo de inmediato y cada 20 minutos toma 50 miligramos de niacina, hasta que los efectos colaterales desaparezcan (por un máximo de tres veces). Sin embargo, si ahora tienes baja presión arterial, de 90/60 o menos, ten cuidado: la niacina puede hacer que te baje aún más la presión.

Limpieza de manchas de tu NOS3

Estilo de vida para un MTHFR sucio

- Con el remojar y tallar tendría que quedar atendida la mayor parte de tu NOS3 sucio.
- Elige recetas para genes limpios que apoyen a tu NOS3.
- Mantén limpios el GST, el PEMT, el MTHFR, el COMT, el MAOA y el DAO, y el NOS3 prácticamente se ocupará de sí mismo. Por eso el NOS3 es el último gen por limpiar si los otros están sucios: normalmente son esos otros genes los que ensucian a éste. Enfréntalos uno por uno y verás resultados. No te precipites.
- Asegúrate de estar haciendo algún tipo de ejercicio, aunque sea una caminata diaria a paso ligero. El ejercicio estimula el funcionamiento de tu NOS3. Pero cuidado, no exageres, pues demasiado ejercicio puede desacoplar tu NOS3 (se habla del desacoplamiento en el capítulo 10). Puedes darte cuenta de que hiciste demasiado si un día o dos después de haber hecho ejercicio sigues sintiendo dolor).
- La buena respiración es importante para ti. Plantéate seriamente hacer yoga o tai chi y ejercicios de respiración diariamente. El Pranayama, la ciencia de la respiración, es una posibilidad.
- El sauna es muy bueno para estimular el NOS3, sobre todo si vas dos veces a la semana, así que inténtalo, pero con moderación.

Suplementos para tu NOS3

Si estás inflamado, tienes alta la homocisteína o estás combatiendo alguna infección conocida de cualquier tipo, recomiendo reducir la homocisteína y combatir la infección antes de tomar suplementos para el NOS3. Además asegúrate de limpiar tus otros genes sucios antes de concentrarte en el NOS3.

- **Ornitina, polvo de betabel o citrulina.** Si por lo general estás sano, aumentar los niveles de arginina a través de estos suplementos puede ser todo lo que necesites (como leíste en el capítulo 10, no me encanta suplementar con arginina de forma directa).

- **PQQ.** Ésta es imprescindible para mantener saludable el óxido nítrico y evitar que se convierta en un superóxido. Si estás haciendo mucho ejercicio o es común que tengas dolores significativos después de hacer ejercicio, toma una de estas cápsulas después de tu rutina. Quienes tienen fibromialgia o fatiga crónica harán bien en tomar PQQ.
- **Vitamina C liposomal y glutatión liposomal.** Estos suplementos ayudan a tener contento a tu óxido nítrico y evitar que se convierta en un superóxido.

¿Y ahora qué?

Tal vez digas: "Estoy mejor, pero todavía no donde quisiera estar. ¿Ahora qué?". Buena pregunta.

Ya seguiste el remojar y tallar. De hecho estás viviéndolo.

Has trabajado arduamente en la limpieza de manchas de los genes.

Sin embargo sigues batallando.

Si es así, recomiendo buscar a alguien que se dedique a la medicina funcional e integrativa: un médico naturópata autorizado para ejercer, un profesional de la medicina profesional o un profesional de la medicina ambiental. Estos especialistas se empeñan en identificar la causa de la enfermedad y no en eliminar los síntomas (ve el apéndice A para información sobre pruebas de laboratorio disponibles).

Con la adopción del Protocolo Limpia tus Genes ya tienes mucho camino andado en lo que respecta a lo básico. El profesional de la salud habrá trabajado contigo sobre esas bases. Ahora tú puedes trabajar con él para ahondar en busca de la infección oculta y de la exposición química oculta.

- **Identifica infecciones ocultas.**
  - **Boca.** Las endodoncias, las encías afectadas y la garganta son sitios frecuentes de infección. Si te sangran las encías, tienes mal aliento o problemas dentales, es probable que tengas una infección persistente en la cavidad oral o una infección crónica en algún otro lado que está causando una mala salud dental. Trabaja con un dentista biológico —es decir, un dentista que adopta un enfoque corporal integral— para solucionar el problema.
  - **Nariz.** La nariz es un sitio frecuente de moho e infección. Pídele a tu médico que te haga un frotis de los senos y los orificios

nasales en busca de alguna infección, sobre todo si tienes problemas crónicos de cualquier tipo en los senos nasales.

- **Intestinos.** Incluso si no tienes problemas digestivos, es posible que tengas en todo el cuerpo síntomas ocasionados por un desequilibrio bacteriano. Pídele a tu profesional de la salud que solicite un análisis integral de heces para averiguarlo.
- **Sangre.** Mándate hacer unos análisis de sangre para averiguar cómo responde tu sistema inmunológico a diversos patógenos. Eso te ayudará a identificar cualquier virus o bacteria que puedas estar albergando.
- **Orina.** Un análisis puede revelar información sobre una infección de vejiga recurrente, así como marcadores del sistema inmunológico.

■ **Identifica fuentes ocultas de exposición química.**
- **Boca.** Si tienes muchas viejas amalgamas, puede ser que tengas que plantearle a un dentista biológico la posibilidad de que las sustituya con una sustancia menos tóxica.
- **Orina.** Tu riñón es un filtro maravilloso. Existen pruebas de laboratorio buenísimas que rápidamente pueden evaluar la presencia de cientos de sustancias químicas a través de la orina; también pueden identificar metales pesados. Cuando conozcas tus contaminantes, podrás enfrentarte al tema de cómo eliminarlos.
- **Sangre.** Las pruebas de sangre pueden identificar metales pesados, monóxido de carbono y otros compuestos problemáticos que tu médico podrá entonces ayudarte a eliminar de tu cuerpo.

Haber llegado hasta aquí supone ya un enorme trabajo. Da un siguiente paso y empieza a trabajar con un profesional de la salud que saque a la luz estos problemas ocultos y los elimine uno por uno. Ya estás mucho más cerca de alcanzar tu potencial genético.

Conclusión

El futuro de la salud de los genes

El enfoque de la genética que adopta este libro es mucho más avanzado que el que se practica en la medicina actualmente. La información que ahora dominas no es un plan para "volverse sano rápidamente": es una herramienta para toda la vida a la que puedes volver cada vez que necesites hacerles a tus genes sucios algún ajustito.

Tu vida cotidiana debería consistir en el remojar y tallar. Con la mía así es. No es algo que hagas por dos semanas y luego pares. Tú lo hiciste dos semanas como fase preparatoria para la limpieza de manchas... y también lo hiciste *mientras* estabas limpiando manchas. Ahora que hiciste las dos cosas querrás seguir poniendo en práctica todos los días los principios del remojar y tallar.

Sí, hay días en los que comes más de lo que deberías o te quedas despierto hasta tarde viendo películas o divirtiéndote con amigos. ¡Genial! Hazlo. Vive la vida. Tan sólo ten presente que ensuciaste tus genes y que tendrás que alimentarlos para que recuperen la salud. La buena noticia es que ahora sabes cómo hacerlo.

Seamos realistas: nuestros genes siempre se van a ensuciar, todos los días. Unas veces se ensuciarán más que otras, pero cada día sin falta van acumulando polvo, por lo menos. Ahora sabes cómo desempolvarlos diariamente con el remojar y tallar, para que luego no tengas que recurrir a una enorme limpieza general.

Incluso mientras pones en práctica los principios del remojar y tallar hay importantes estresores de vida, heridas, exposiciones tóxicas y cambios de estilo de vida que bien pueden ensuciar tus genes. Cuando eso pase, regresa a la segunda lista y haz la limpieza de manchas correspondiente.

¿Qué es lo último en PSN?

Los científicos siguen llevando a cabo sus investigaciones fervientemente. Con los años seguramente descubrirán cada vez más PSN y ya nos tocará enfrentarnos a las nuevas situaciones que entonces se planteen.

Mucha gente dirá: "¡Ah, mira nada más! Ese PSN era la causa de todos mis males. ¿Qué suplemento debo tomar?"

Después de haber leído este libro sabrás cómo responder. Dirás: "Mira, los PSN han existido el mismo tiempo que los seres humanos. Lo más importante a considerar es el estilo de vida, la dieta, el modo de pensar y el entorno. Tienes razón: un PSN puede tener un impacto determinante sobre el funcionamiento de un gen ralentizándolo o acelerándolo. Sin embargo, una sola sustancia química industrial, como el mercurio o el aluminio puede influir sobre cientos de genes de una manera más significativa que un solo PSN o incluso una docena de PSN".

Lo que tenemos que hacer es entender el efecto combinado que los PSN y el estilo de vida tienen sobre nuestra función genética. Desafortunadamente, mucha gente está lejos de captar este vínculo fundamental: la gente que toma metilfolato un poco al azar para arreglar su PSN del MTHFR o que toma fosfatidilcolina para ajustar el de su PEMT.

Tú no vas a seguir esa estrategia dispersa y sin ton ni son, no. Tú vas a adoptar los cambios que se necesiten para reducir el trabajo que tienen que hacer tus genes. Lo que tú vas a hacer es:

- Respirar adecuadamente
- Dormir profundamente
- Hacer ejercicio con moderación
- Comer para alimentarte y no para satisfacer tus antojos
- Sudar
- Filtrar el aire
- Filtrar el agua
- Disfrutar la limpieza como debe ser: sin olores químicos
- Interactuar con amigos y seres queridos
- Vivir la vida

Esto es apenas el comienzo

Ahora que ya sabes cómo y por qué se ensucian los genes, y dominas los recursos para limpiarlos, tu siguiente paso es actuar.

Lo hiciste dos semanas como preparativos para la limpieza de manchas y también mientras limpiabas las manchas. Ahora que hiciste ambas cosas deberás seguir poniendo en práctica los principios del remojar y tallar todos los días, sin excepción.

Si aún no has adoptado el Protocolo Limpia tus Genes, planea cuándo comenzarás con el remojar y tallar y ponte a hacerlo.

¿Hoy? ¿Mañana? ¿El siguiente viernes?

Me encantará conocer tus resultados y experiencias.

Me la paso investigando, escribiendo, presentando y creando nuevos recursos para ayudarte a alcanzar tu potencial genético. Puedes estar al día de mis últimos descubrimientos y de los recursos disponibles en www.DrBenLynch.com.

Me encanta lo que hago, pero eso no significa absolutamente nada si no se pone en práctica y no produce grandes resultados.

Y por eso te doy las gracias. Te agradezco por invertir en tu salud y tomarte el tiempo de aprender cómo optimizar tu vida. Sin ti, mi trabajo no significaría nada.

Puede ser que algún día se crucen nuestros caminos, o a lo mejor de hecho ya se cruzaron. En línea en los medios de comunicación social, en persona en una conferencia, en un avión o haciendo excursionismo. Si me ves, por favor salúdame y cuéntame si mi trabajo les ha ayudado a tu familia y a ti. Tú eres la razón por la que me afano tanto en la investigación y son historias como la tuya lo que me da fuerza para seguir haciéndolo.

También puedes contarles a otras personas tu experiencia. Mucha gente está lidiando con los genes sucios y podría beneficiarse enormemente del conocimiento que has adquirido en estas páginas. Cuando estés platicando y la conversación te haga pensar "Caramba, definitivamente tiene un COMT lento" o "Suena a que tiene un MTHFR sucio", tiéndeles la mano a esas personas y dales algunos consejos para limpiarlos. Puede ser que escuchen, puede ser que no. Lo que importa es que intentaste ayudarlas. Yo a muchas personas les he ofrecido información sólo para que me manden por un tubo. Con todo, he aprendido que la clave es simplemente sembrar la semilla. En algunas semanas o en un par de años puede ser que te topes con alguien a quien aconsejaste y te diga: "¿Te acuerdas de eso que me dijiste de los genes? Investigué un poco más… y me cambió la vida".

Si ayudas a otros a alcanzar su potencial genético, entre todos podremos hacer del mundo un lugar mejor. Pero te pido que antes de tenderles la mano a los demás ajustes tu propia mascarilla de oxígeno. El día de hoy empiezas la travesía para limpiar tus genes sucios. Mereces alcanzar tu potencial genético. ¡Manos a la obra!

Agradecimientos

Es difícil escribir un libro. De hecho, para mí era imposible, o eso pensaba. Lo intenté (infructuosamente) muchas veces antes de redactar estos capítulos. Lo que cambió fue mi equipo de apoyo. El giro radical empezó con mi amigo y colega Peter D'Adamo. Peter, sin tus recomendaciones este libro no existiría.

Janis Vallely y Rachel Kranz, son ustedes un par de damas excepcionales. Habilidad, paciencia, empuje, perseverancia, dedicación y hasta porras fueron las necesarias cualidades que ustedes dos me brindaron. Con eso contribuyeron a que mis pensamientos dispersos se convirtieran en un libro extraordinario que ayudará a mucha gente.

Julia Pastore, gracias a HarperCollins y a ti por su confianza. Desde nuestra primera conversación telefónica hasta el día de hoy me has impresionado. Tu dirección, tu profesionalismo y tus habilidades ayudaron a que *Limpia tus genes* sea un libro excepcional. Les estoy eternamente agradecido.

Adam Rustad, gracias por tomar las riendas de Seeking Health, por dirigir a nuestro equipo y por liberarme. Tus habilidades y tu liderazgo me proporcionaron un recurso increíblemente importante: tiempo. Sin él, este libro no podría haberse escrito.

A mis innumerables colegas alrededor del mundo que me han apoyado en este trayecto, gracias. Todos sabemos cuán nuevo es el campo de la genética y la epigenética. Ustedes son pioneros. Ustedes han aprendido de mí, yo he aprendido de ustedes. Tienen una admirable dedicación para ayudar a que sus pacientes alcancen su potencial genético. Esa tarea no es fácil; no hay un manual para eso. Sus ideas innovadoras, sus experiencias con pacientes y su hambre de conocimiento me hicieron crear un punto de partida. Sí creo que *Limpia tus genes* ayudará a que su duro pero gratificante trabajo sea un poco más fácil.

A mis exclientes y expacientes: trabajar con ustedes ha representado una gran enseñanza. Hubo tiempos en que mis recomendaciones les provocaban dolor. En realidad fueron esos momentos lo que más me impulsó para descubrir por qué. Juntos hemos aprendido, seguido adelante y mejorado.

A mi mamá y mi papá, cuando yo era niño, ustedes eran duros conmigo y ahora sé por qué. Que me impulsaran a resolver las cosas sin ayuda de los demás, a trabajar de manera independiente y dedicar muchas horas al rancho me dieron la disciplina y la ética del trabajo que necesitaba para tener éxito en la vida —independientemente de cómo defina eso cada quien—, pero también me dieron lo que hace falta para sentarse y escribir este libro. Gracias.

Mis niños, Tasman, Mathew y Theo. ¿Por dónde empiezo con ustedes tres? Los quiero tantísimo… Me encanta que me hayan presionado, me encanta que me quieran, me encanta que entiendan que su papá tiene que sacrificar tiempo con ustedes para ayudar a que muchos otros estén sanos y sigan sanos, tal como ustedes. De ustedes he aprendido mucho con los años. Gracias al conocimiento que me han proporcionado puedo ayudar a gente de todo el mundo. Gracias.

Nadia, hemos compartido muchas experiencias, algunas difíciles y muchas excepcionales. Escribir este libro se entrometió en algunas vacaciones familiares, pero de todas formas nos las arreglamos para divertirnos. Me encanta que me des la libertad de meterme de lleno y trabajar arduamente. Me encanta que ayudar a los demás te apasione tanto como a mí. Me encanta que aguantes mis ideas locas ("Ahora probemos comer de esta manera" o "Creo que deberíamos intentar con X y Y y olvidarnos de Z"). Sé que estas decisiones no me afectan sólo a mí, sino a toda la familia. Con estos experimentos he aprendido gran parte de lo que sé y ahora ayudaremos a muchos otros gracias a ellos. Hay algo que nunca cambia: te amo, y amo lo que tenemos juntos.

Apéndice A

Pruebas de laboratorio

El Protocolo Limpia tus Genes es un programa integral. Remojar y tallar seguido de la limpieza de manchas tendría que contribuir de manera importantísima a tu bienestar: un bienestar total. Lo bueno de *Limpia tus genes* es que la mayoría de los lectores puede usar el libro sin siquiera pedirle a su médico que encargue una prueba especial de laboratorio. Cada quien puede evaluar su propia situación con las dos listas y seguir el Protocolo Limpia tus Genes para optimizar su salud.

Sin embargo, si estás batallando mucho (si has estado "limpio" tres o cuatro meses y no ves mejoras, o si las mejoras parecen ir a paso de tortuga), puede ser que necesites ayuda adicional. Lo ideal es que acudas a un buen médico naturópata o especialista en medicina integrativa, o que encuentres el modo de abordar estos asuntos con tu médico convencional. En cualquier caso necesitarás análisis para evaluar tu situación.

Desafortunadamente, las pruebas de laboratorio, si bien pueden ser útiles, en manos de un profesional de la salud sin conocimiento especializado pueden ser una gran pérdida de tiempo y dinero. Si te dan una interpretación del laboratorio que sirva como punto de referencia para ver dónde estás parado, el análisis puede ser útil en adelante y servir para evaluar, con datos reales, cómo estás mejorando. Sin embargo, la mayoría de los resultados se expresa en rangos basados en la "persona sana promedio"…, que en realidad muy sana no es. Así pues, tienes que estar preparado para que tus resultados se interpreten como "normales" y luego un médico convencional insista en que estás bien. Sé consciente de que puedes tener muchos síntomas problemáticos (o simplemente no estar en plena forma) y de todas maneras salir "normal". Sin un proveedor de servicios entendido en la materia no puedes depender de los análisis para identificar los problemas que debes reparar.

Las pruebas especializadas pueden ser costosas, pero también informativas..., sólo si tu médico sabe cómo interpretar los resultados. Normalmente los análisis básicos son el mejor lugar para empezar porque te ofrecen cierta información de referencia y son bastante accesibles.

Lo ideal, sin embargo, es que encargues todas las pruebas de laboratorio al mismo tiempo, pues de esa manera obtienes un panorama del conjunto y no una presentación dispersa con resultados obtenidos en fechas distintas. Incluso si la diferencia es de una o dos semanas, los resultados pueden verse afectados por lo que comiste el día anterior, lo estresado que te sentías y otros factores que, aunque sutiles, de todas formas tienen un gran efecto sobre tus pruebas. Una vez más, un profesional de la salud calificado es clave, porque tendrá que reunir todas las conclusiones y determinar qué significa lo que ve allí. Por desgracia, pocos médicos entienden este enfoque, aunque son cada vez más los que sí (entre ellos gente a la que yo he capacitado) y también hay muchos médicos naturópatas y gente especializada en la medicina funcional e integrativa.

A continuación menciono las pruebas de laboratorio que recomiendo. Casi ninguna es estándar para un médico convencional, pero uno naturópata o integrativo las pedirá de rutina. En cada renglón indico entre paréntesis los nombres de los laboratorios que ofrecen esas pruebas. Los nombres y sitios web de esos laboratorios se presentan al final de este apéndice.

Comienzo con una lista de pruebas generales. Luego, en lo que resta del apéndice, paso a pruebas de laboratorio que son especialmente beneficiosas para cada tipo de gen sucio de los revisados en este libro.

Pruebas generales de laboratorio

- Conteo sanguíneo completo (CSC) con diferencial (Quest Diagnostics, LabCorp)
- Pruebas de función tiroidea: TSH, T3 libre, T4 libre, T3 inversa, anticuerpos tiroideos, TBG (Quest Diagnostics, LabCorp)
- Ferritina en suero (Quest Diagnostics, LabCorp)
- Vitamina D: 25-hidroxi de vitamina D_3, 1.25 de dihidroxi-vitamina D_3 (Quest Diagnostics, LabCorp)

- Peroxidación lipídica (Quest Diagnostics, LabCorp)
- Insulina en ayunas (Quest Diagnostics, LabCorp)
- Hemoglobina glicosilada (HbA1c) (Quest Diagnostics, LabCorp)
- Proteína C reactiva de alta sensibilidad (Quest Diagnostics, LabCorp)
- Ácido metilmalónico (Quest Diagnostics, LabCorp)
- Holotranscobalamina (Dr. Lal PathLabs)
- Perfil especializado de colesterol VAP (Quest Diagnostics, LabCorp)
- Ácidos orgánicos en orina (Quest Diagnostics, LabCorp, Genova Diagnostics, Great Plains Laboratory)
- Perfil de ácidos grasos en eritrocitos (Doctor's Data, Quest Diagnostics, LabCorp, Genova Diagnostics)
- Infecciones crónicas: viral, bacterial, Lyme, parasitaria, por moho (DNA Connexions, Full View test; LabCorp; Medical Diagnostic Laboratories)
- Análisis integral de heces (Genova Diagnostics, Doctor's Data, Diagnostic Solutions [GI-MAP])

Como se observó antes, también puedes mandarte hacer pruebas especializadas (mostradas a continuación) que ayuden a evaluar el funcionamiento de cada uno de los Súper Siete. Sin embargo, mi recomendación es empezar siguiendo el Protocolo Limpia tus Genes —primero remojar y tallar, luego limpieza de manchas— en vez de depender de las pruebas como primer paso. Recuerda que estos análisis son muy problemáticos, a menos que tengas a un profesional de la salud calificado que te ayude a evaluarlos. Como hemos visto, los resultados regresan con la indicación de si estás "dentro del rango normal", pero esos datos pueden ser sumamente engañosos.

MTHFR

- **Revisa si hay anticuerpos a los receptores de folato.** Ésta es la prueba indicada si quieres saber si tienes anticuerpos contra tu receptor de folato. Te ofrece un buen control de referencia que te ayuda a dar seguimiento al tratamiento. Si en efecto tienes anticuerpos, el remedio es curar tu intestino permeable; deja de tomar ácido fólico; deja de consumir leche de vaca y productos derivados, incluso en pequeñas cantidades que pudieran estar ocultas en otros alimentos, como un omelette o algún producto horneado; consume folatos naturales en comida y suplementos, y calma tu sistema inmunitario (Iliad Neurosciences).

■ **Solicita una prueba de homocisteína en sangre en ayunas.** Cena normal y a la mañana siguiente antes del desayuno hazte esa prueba. Aproximadamente un mes después dale seguimiento, asegurándote de cenar algo parecido y de que se haga la toma de sangre más o menos a la misma hora del día siguiente. Así, la comparación será más exacta (Quest Diagnostics, LabCorp).

■ **Mídete el folato sérico.** Como expliqué en el capítulo 5, esta prueba no es muy útil debido a todo el ácido fólico que puedes estar consumiendo, a menudo sin saberlo. Sin embargo, si en la interpretación sale alto, es posible que padezcas alguna de las siguientes afecciones: SBID, anticuerpos contra los receptores de folato, baja B_{12} o ciclo de metilación bloqueado. Si sale bajo, tienes que tomar algún suplemento con folatos activos, como ácido folínico y metilfolato, a la vez que aumentas tu consumo de metilfolato natural en la forma de vegetales de hoja verde (Quest Diagnostics, LabCorp).

■ **Busca si hay presencia de ácido fólico sin metabolizar.** En el momento de escribir este libro esta prueba no estaba disponible, pero estoy presionando a un laboratorio para que la desarrolle. Esto sí sería una verdadera prueba de ácido fólico, una que no confundiría ácido fólico (poco saludable) con folato (saludable).

■ **Agenda un perfil de metilación.** Esta prueba mide homocisteína, cisteína, metionina, SAMe, S-adenosil L-homocisteína y proporción entre S-adenosil metionina y S-adenosil L-homocisteína. Esto ofrece un útil punto de referencia para ver qué tal está funcionando tu ciclo de metilación. No puede decirte por qué no funciona bien, pero definitivamente muestra si está funcionando bien o no (Doctor's Data).

■ **Busca si hay deficiencia de factor intrínseco.** Si consumes vitamina B_{12} pero tus niveles siguen bajos, puede ser que tengas anticuerpos contra las células estomacales que absorben de tu dieta este nutriente vital. Revisa con la prueba de anticuerpo de factor intrínseco (Specialty Labs, Quest Diagnostics, LabCorp).

COMT

- **Revisa tus niveles de estrógeno.** Hazlo con el procedimiento conocido como fraccionamiento de estrógeno para ver los tres tipos de estrógeno y sus componentes. También puedes encargar la prueba de hormonas en orina conocida como DUTCH, que es bastante precisa para el caso del estrógeno. Ese análisis es la manera más fácil y efectiva de ver cómo funciona tu COMT. Si los catecol-estrógenos están elevados, es señal de que tu COMT no está funcionando tan bien como debería (LabCorp, Precision Hormones).
- **Determina los neurotransmisores en orina o los ácidos orgánicos en orina para evaluar la inactivación de neurotransmisores.** Bajos niveles de ácido homovanílico pueden ser señal de una baja producción de dopamina o una inactivación más lenta (Great Plains Laboratory, Genova Diagnostics, Doctor's Data, Neuroscience).
- **Mide tus niveles de tirosina.** Una tirosina elevada puede significar que estás comiendo mucha proteína o que estás tomando suplementos de tirosina. Si tus niveles de tirosina son altos y te sientes ansioso, reducir los suplementos que la contienen o limitar el consumo de proteínas puede ser de inmensa ayuda (el consumo de proteínas debe ser de un gramo de proteína diario por cada 900 gramos de peso corporal). Si tus niveles de tirosina están bajos, podría deberse a que no estás comiendo suficiente proteína o no la estás absorbiendo. Tienes que apoyar tu digestión si, a pesar de que comes mucha proteína, tu tirosina está baja (Doctor's Data, LabCorp, Quest Diagnostics).
- **Revisa si hay presencia de alteradores endócrinos con una prueba que mide glifosato, dicloro difenil tricloroetano (DDT), ftalatos y otras sustancias químicas ambientales.** Un perfil de sustancias químicas tóxicas (como el GPL/TOX) puede ayudarte a determinar cuánto esfuerzo tendrás que dedicar a la reducción de tu "carga corporal" de alteradores endócrinos (Great Plains Laboratory).
- **Mide tus niveles de magnesio intracelular en glóbulos rojos.** Es común la insuficiencia de magnesio, así que deberías checar en qué niveles está dentro de tus células. No puedes elevar los niveles de magnesio sin taurina, así que, si los resultados del laboratorio revelan que están bajos, toma suplementos de ambos compuestos (Quest Diagnostics, LabCorp, Specialty Labs).

DAO

No es fácil analizar en laboratorio los niveles de histamina, pues ésta tiene sólo un minuto de vida. Más que depender de los laboratorios para determinar la situación de tu DAO, es preferible que evites por unos cuantos días los alimentos que contengan histamina y observes si mejoras. Luego, para volver a revisar, comes algún alimento que contenga histamina y observas si tus síntomas regresan. Comprobar la cantidad de enzima de DAO mediante pruebas de laboratorio no es confiable, de acuerdo con algunas investigaciones.

Con todo, hay algunos otros análisis que podrías considerar:

- **Mide la histamina en orina.** Éste es un indicador decente de tu situación global con la histamina, pues revisa los niveles del contenido del estómago. Si está elevada, podría ser señal de alergias alimentarias o de infección (Quest Diagnostics, LabCorp, Specialty Labs).
- **Mide la histamina en plasma.** Esta prueba de laboratorio no es el mejor indicador, porque minutos después de haber consumido alimentos ricos en histamina tus niveles de histamina en sangre pueden regresar a la normalidad. Si esta prueba muestra que tus niveles en plasma están altos, la información es útil. Si no —y crees que tienes un problema con la histamina—, puede ser que tengas que volver a hacer la prueba en la siguiente media hora después de haber comido (Quest Diagnostics, LabCorp).
- **Hazte un análisis integral de heces.** Esta prueba te ayudará a detectar la presencia de bacterias patógenas que aumentan la histamina. Si esos patógenos se encuentran en niveles altos, convendrá que busques el reequilibrio de tu microbioma disminuyendo su presencia y a la vez reponiendo otros tipos de bacteria con probióticos específicos.
- **Identifica alergias alimentarias.** Hay dos tipos de respuestas inmunitarias, IgE e IgG. Las alergias que desencadenan respuestas IgE tienden a causar problemas serios como la anafilaxis, así que, si tienes respuestas IgE, quizá ya lo sabes. Es más probable que te interese determinar si hay respuestas IgG, pero hacer pruebas para ambas es información útil (US BioTek).

MAOA

■ **Mándate hacer un examen de ácidos orgánicos en orina para medir tu 5-HIA.** Si tus niveles de 5-HIA están elevados, quiere decir que estás agotando demasiado rápido tu serotonina. Si están bajos, puede ser que tu cuerpo no esté descomponiendo bien la serotonina o que tienes niveles bajos de los componentes básicos de la serotonina, como el triptófano y la vitamina B_6 (Great Plains Laboratory, Genova Diagnostics).

■ **Mide tus niveles de triptófano.** Si tus niveles de triptófano en orina o en sangre están altos, eso puede significar que estás consumiendo muchos carbohidratos o que no puedes convertir el triptófano en serotonina. La causa de esta incapacidad puede ser un MAOA lento (Quest Diagnostics, LabCorp, Great Plains Laboratory, Genova Diagnostics).

■ **Evalúa tu vitamina B_6.** Si estos niveles están bajos, se reduce tu capacidad de producir serotonina y se ensucia tu MAOA. Cantidades inadecuadas de vitamina B_6 son uno de los factores que traen consigo mayores concentraciones de ácido xanturénico y ácido quinurénico en orina. Puedes medir estos compuestos —y por tanto inferir cómo está tu vitamina B_6— con una prueba de ácidos orgánicos en orina (Quest Diagnostics, LabCorp, Great Plains Laboratory, Genova Diagnostics).

■ **Evalúa tu vitamina B_2.** Si tus niveles de vitamina B_2 están bajos, se reduce el apoyo que puedas darle a tu MAOA y por consiguiente ese gen puede volverse lento. Si no tienes suficiente riboflavina, compuestos como el adipato, el suberato y el malonato de etilo, pueden aumentar en tu orina y servir como prueba de esa insuficiencia (Quest Diagnostics, LabCorp, Great Plains Laboratory, Genova Diagnostics).

Ten presente que la inflamación o la infección puede ser una de las razones por las que están bajos tus niveles de 5-HIA, triptófano, B_6 o B_2. El triptófano también puede moverse a través de otra enzima llamada IDO1 (además de la MAOA), que aumenta cuando hay estrés, infección o inflamación. Esos tres factores —estrés, infección e inflamación—agotan tu triptófano y hacen que parezca que tienes un gen MAOA rápido, cuando en realidad tu MAOA no puede funcionar bien debido a la escasez de triptófano.

La manera de revisarlo es hacer una prueba de ácidos orgánicos en orina (ve el consejo sobre la medición de B_6. Revisa si hay niveles altos de quinolinata y ácido quinurénico (Great Plains Laboratory).

GST/GPX

Tu profesional de la salud mide tus niveles de glutatión para entender si tu cuerpo está manejando bien los radicales libres y para evaluar el estado general de tu potencial antioxidante. Básicamente, mientras más altos estén tus niveles de glutatión, más sano estás, mientras que los niveles bajos de glutatión se correlacionan con una mala salud.

- **Mide tus niveles de glutatión peroxidasa.** Este indicador demuestra qué tan bien funciona el GST según los niveles de xenobióticos o de peróxido de hidrógeno. Este examen es difícil de conseguir y puede ser costoso (Genova Diagnostics).
- **Evalúa la peroxidación lipídica.** Los resultados de la prueba muestran el grado de daño a las membranas celulares (Quest Diagnostics, LabCorp).
- **Mide el glutatión en glóbulos rojos.** Esto ayudará a determinar los niveles de glutatión en tus glóbulos rojos (Doctor's Data, Genova Diagnostics).
- **Evalúa los indicadores de ácidos orgánicos en orina para ver si hay insuficiencia de riboflavina.** Este resultado te dice si tu cuerpo recicla el glutatión. Niveles elevados de cualquiera de los siguientes ácidos denotan una posible insuficiencia de riboflavina: ácido succínico, ácido fumárico, ácido 2-oxoglutárico o ácido glutárico (Quest Diagnostics, LabCorp, Genova Diagnostics, Great Plains Laboratory).
- **Evalúa el selenio.** Esto se hace con un análisis de sangre. Demasiado selenio es tóxico y muy poco significa que te falta un cofactor clave, así que, una vez más, necesitas equilibrio. He visto gente cuyos niveles de selenio se elevaron demasiado después de una infusión intravenosa de diversos nutrientes, entre ellos el selenio. Asegúrate de que tu médico no te dé demasiado y de que tú no estés tomando demasiado en forma de suplementos (Quest Diagnostics, LabCorp).

NOS3

Si en tu familia hay problemas cardiovasculares o si hay indicios de que tú tienes un NOS3 sucio, es importante que vigiles tus pruebas de laboratorio:

- Tu homocisteína debe estar en torno a 7.
- Tus peróxidos lípidos deben estar bajos.
- Necesitas que tu lipoproteína (A) (un tipo de colesterol inflamatorio) esté dentro del rango normal, al igual que tu proteína C reactiva de alta sensibilidad (Quest Diagnostics, LabCorp).

Revisar si hay infecciones por bacterias, virus o moho también es fundamental, pues cualquier infección agotará tu arginina y aumentará tu riesgo cardiovascular. Como recordarás, necesitas arginina para ayudar a tu NOS3.

Algunas pruebas a considerar:

- **Mide los aminoácidos en sangre.** Con esto se conocerán tus niveles de arginina, ornitina y citrulina para saber si tu NOS3 tiene los nutrientes que necesita para funcionar (Quest Diagnostics, LabCorp, Doctor's Data, Genova Diagnostics, Great Plains Laboratory).
- **Evalúa tu dimetilarginina asimétrica (ADMA).** Puede ser una prueba costosa, pero si tus niveles están altos, es señal clara de que tu NOS3 no está funcionando bien (Genova Diagnostics, Mayo Clinic, Cleveland Heart Lab).
- **Mide tu homocisteína.** Si tus niveles de homocisteína están altos, puedes deducir que tu NOS3 no está funcionando bien (Quest Diagnostics, LabCorp).
- **Mide tus peróxidos lípidos.** Una vez más, si tus niveles están altos, puedes suponer que tu NOS3 no está funcionando bien (Quest Diagnostics, LabCorp).
- **Considera un análisis integral de heces.** Esta prueba evalúa la presencia de las siguientes bacterias en tu microbioma: *Streptococcus* (o *Enterococcus*) *faecalis, Mycoplasma, Bacillus, Pseudomonas aeruginosa, Halobacterium, Spirochaeta* y posiblemente *Clostridium*. Si las hay, ellas están consumiendo tu arginina y provocando una escasez que podría estar dañando tu NOS3 (Diagnostic Solutions [GI-MAP], Genova Diagnostics, Doctor's Data).

- **Evalúa tu insulina en ayunas.** Si está elevada, quizá tu NOS3 esté teniendo que trabajar más arduamente y por eso en vez de producir óxido nítrico (bueno) podría estar haciendo superóxido (malo) (Quest Diagnostics, LabCorp).
- **Valora los nitritos y nitratos en suero.** Con esto conocerás tus niveles de nitritos y nitratos, que pueden estar altos o bajos cuando hay inflamación, infección o problemas cardiovasculares, así que medirlos puede ser útil (Quest Diagnostics).
- **Mide los niveles de estrógeno.** Si la prueba DUTCH arroja que tus estrógenos están bajos, quizá tu NOS3 no esté funcionando bien y tendrás que buscar modos de ayudarlo. Si están altos, puede ser que tu NOS3 esté trabajando demasiado arduamente; en tal caso tienes que reducirlos (Precision Hormones).
- **Agenda un estudio de sueño.** Si roncas o estás todo el tiempo cansado, plantéate un estudio de sueño. Evaluar cómo duermes y respiras por la noche podría salvar tu vida. La apnea del sueño es común. Este desorden tiene muchas causas, pero primero necesitas darte cuenta de si lo tienes. Un buen punto de partida es una prueba de sueño en casa, que no es tan rigurosa como la que se hace en un consultorio, pero tampoco es tan cara (NovaSom tiene equipos para la prueba en casa).

PEMT

- **Mándate hacer una prueba de colina en suero.** Si tus niveles de colina en suero están bajos, sabrás que tu PEMT está estresado por trabajar arduamente para producir colina (Quest Diagnostics, LabCorp).
- **Mide la creatina-fosfoquinasa (CPK).** Este compuesto está alto cuando tienes insuficiencia de fosfatidilcolina, así que medir la CPK es una manera útil de evaluar el daño en la membrana muscular y el posible daño a los músculos, el corazón o el cerebro (Quest Diagnostics, LabCorp).
- **Mide el sulfato de dehidroepiandrosterona.** Este compuesto está por lo general bajo; cuando es así, esa insuficiencia contribuye a la debilidad muscular (Quest Diagnostics, LabCorp, Precision Hormones [prueba DUTCH]).
- **Mide tu alanino aminotransferasa.** Es una enzima del hígado. Cuando está elevada, es prueba de que necesitan aumentarse los niveles de fosfatidilcolina (Quest Diagnostics, LabCorp).

- **Mide los peróxidos lípidos.** Si están altos, sabrás que las membranas celulares están dañándose y tu cuerpo necesita más fosfatidilcolina (Quest Diagnostics, LabCorp).
- **Mide el N-óxido de trimetilamina.** Si está elevado, puede deberse a los suplementos de colina o fosfatidilcolina. Pide un análisis integral de heces para determinar qué está pasando. Si hay niveles altos, es importante evitar productos lácteos. Los altos niveles de N-óxido de trimetilamina se asocian con un mal control metabólico (que puede conducir a la diabetes) y con problemas renales (Cleveland Heart Lab).
- **Mide la gamma glutamil transpeptidasa.** Es un indicador temprano de hígado graso (Quest Diagnostics, LabCorp).
- **Usa la calculadora del índice de hígado graso.** Es una herramienta creada para una detección temprana del hígado graso: gran ayuda para ti y para tu médico (Quest Diagnostics, LabCorp).
- **Toma la prueba de aliento para detectar el SBID.** Esto ayudará a saber si tienes sobrecrecimiento bacteriano del intestino delgado (Commonwealth Laboratories).
- **Mide tu insulina en ayunas.** Es una buena manera de ver qué tal está tu metabolismo. Si tu insulina en ayunas está alta, se necesitarán importantes cambios en el estilo de vida, el entorno y la dieta.
- **Mide tu colesterol LDL y HDL, además de los triglicéridos, con un perfil avanzado de colesterol (como VAP).** La gente que tiene insuficiencia de colina por lo general también presenta concentraciones en sangre de colesterol LDL reducidas. Otras indicaciones de problemas con el PEMT son un HDL bajo y triglicéridos altos (Quest Diagnostics).
- **Mide el estrógeno.** Como al PEMT lo estimula el estrógeno, unos bajos niveles de estrógeno ralentizarán el funcionamiento del PEMT, a menos que tengas un PSN que ocasione que tu PEMT sucio no reaccione al estrógeno. Un estrógeno elevado agota la SAMe, con lo cual a tu cuerpo le cuesta más producir fosfatidilcolina (Precision Hormones [prueba DUTCH]).
- **Mide los niveles de homocisteína.** Niveles de homocisteína por arriba de 7 podrían ser señal de problemas en el ciclo de metilación, que pueden afectar el nivel de SAMe y la producción de fosfatidilcolina (Quest Diagnostics, LabCorp).
- **Evalúa la proporción** entre S-adenosil metionina y S-adenosil L-homocisteína, así como los niveles de esta última. Esto te da un

indicio de cómo está funcionando tu ciclo de metilación y de si tu PEMT se ha visto perjudicado (Doctor's Data).

■ **Mide tus niveles de folato y B$_{12}$.** Si tienes insuficiencia de alguna de estas vitaminas, tu ciclo de metilación no funcionará bien y tu PEMT se verá afectado (Quest Diagnostics, LabCorp).

■ **Mide los niveles de lipopolisacárido (LPS) para identificar alguna infección bacteriana.** Unos niveles altos de LPS revelan la presencia de infección bacteriana, algo que puede afectar tu ciclo de metilación y por lo tanto el funcionamiento de tu PEMT (Medical Diagnostic Laboratories, DNA Connexions, Quest Diagnostics, LabCorp, Specialty Labs).

■ **Examina si hay infecciones virales, en particular hepatitis (A, B y C), Coxsackie y Epstein-Barr.** Éstas aumentan el estrés oxidativo y la inflamación, que afectan el ciclo de metilación y por lo tanto el funcionamiento del PEMT (Medical Diagnostic Laboratories, DNA Connexions, Quest Diagnostics, LabCorp, Specialty Labs).

Apéndice B

Pruebas y evaluaciones genéticas

Si te interesa descubrir más sobre tus ancestros, tienes un amplio abanico de opciones, pero si te concentras en la genética en relación con la salud, quizá las compañías de este apéndice sean la mejor apuesta. Ofrecen pruebas genéticas o bien ayuda con la evaluación de los resultados.

Pruebas

Empecemos con las opciones de prueba:

- **Genos Research** (https://genos.co). Desde abril de 2017 esta compañía hace 50 veces más pruebas de tu ADN que 23andMe. También te dan acceso a tus datos en bruto. En conjunto, el valor es fantástico. Sin embargo, no analizan las *regiones regulatorias* de tu ADN: los genes que controlan cómo se encienden o apagan otros genes. En vez de eso prueban todo tu exoma, que yace dentro de tus regiones regulatorias. Es importante darse cuenta de esto al entrar, porque algunos genes —como el PEMT— tienen PSN de los que no quisieras saber nada en las regiones regulatorias.
- **23andMe** (https://www.23andme.com). Esta compañía ofrece dos opciones de prueba: con o sin un informe de salud. El informe es útil si quieres su orientación sobre lo que los datos significan; sin embargo, puedes pagar menos para que sólo te den los datos y luego usar una herramienta de evaluación genética (véase más adelante).
- **Courtagen** (http://www.courtagen.com). Esta compañía ofrece perfiles especializados para diversas afecciones, como autismo, tras-

tornos de crisis compulsiva o enfermedad mitocondrial. El seguro puede cubrir esas pruebas.

- **GeneSight** (https://genesight.com). GeneSight ofrece un perfil que es útil si no respondes bien a los medicamentos psiquiátricos. El seguro puede cubrirlo.
- **Arrivale** (https://arrivale.com). Esta compañía ofrece un abanico integral de pruebas genéticas y de laboratorio con asesores de salud para orientarte. Es costoso, pero sí recibes un servicio integral: no es que nada más te den tus resultados de laboratorio sin consejos sobre qué hacer con ellos.
- **Pathway Genomics** (https://www.pathway.com). Ofrece una serie de opciones de prueba distintas, entre ellas unos programas de bienestar para empresas. El seguro puede cubrir sus pruebas de laboratorio.
- **DNAFit** (https://www.dnafit.com). Esta compañía ofrece pruebas a la medida para un buen estado físico, desempeño deportivo o bienestar general.
- **uBiome** (https://ubiome.com). Esta compañía evalúa el ADN de tu microbioma, que es fascinante dado que los genes de éste superan en número tus genes humanos por un factor de 150 a 1 y tienen un efecto enorme sobre tu salud. También pueden revisar específicamente el bioma de la garganta, las orejas, la nariz y la piel.

Evaluación

Como expliqué en el capítulo 1, los resultados de las pruebas genéticas pueden provocar mucha confusión. Recibes toda clase de información sin recomendaciones o bien con recomendaciones encontradas: "Toma mucha vitamina XYZ para responder al PSN A; evita la vitamina XYZ para responder al PSN B; toma una cantidad moderada de vitamina XYZ para responder al PSN C". ¿Qué se pretende que hagas con eso?

La respuesta puede estar en alguna de las nuevas compañías creadas para ayudarte a evaluar los resultados de tus pruebas y convertirlos en un plan específico que pueda llevarse a la práctica. Presento aquí tres compañías (una es la mía) que han surgido como reacción a esta necesidad.

- **StrateGene** (www.strategene.org). Ésta es la compañía que creé y aún dirijo. Ofrecemos un enfoque integral de los PSN importantes con ilustraciones gráficas. Como sabes tras haber leído este libro, tienes que entender no sólo qué PSN tienes, sino también cómo éstos se ven afectados por tu estilo de vida, tu dieta, tu entorno y los nutrientes. StrateGene ofrece esa información. Tu compra incluye acceso a un grupo privado de Facebook donde se ha formado una comunidad de apoyo.

■ **Opus23** (https://datapunk.net/opus23). Esta compañía sólo ofrece servicio a profesionales de la salud. La creó Peter D'Adamo, brillante naturópata, autor de *Eat Right 4 Your Type* (*Los grupos sanguíneos y la alimentación*). Opus23 ofrece un potente juego de herramientas para profundizar en los datos sin procesar de los pacientes provenientes de uBiome o 23andMe. No descartes recomendárselo a tu médico.

■ **Promethease** (https://promethease.com). Esta herramienta de creación de informes de ADN en línea usa tus datos genéticos sin procesar para evaluar tus PSN. Proporciona mucha información sobre los PSN, pero no aborda cómo el estilo de vida, la dieta o el entorno afectan los genes. Los resultados pueden ser abrumadores: lo que buscan es predecir tus probabilidades de enfermar, más que darte información que puedas poner en práctica en busca de la salud. Recomendaría usarla además de StrateGene, pero sólo si estás emocionalmente preparado para este tipo de información.

Apéndice C

Moho y pruebas de calidad del aire en interiores

El moho es un problema de enorme importancia del que más gente tiene que ser consciente. Si te la pasas enfermo y no mejoras, es muy probable que el moho sea parte de la causa de tu mal. Por favor revisa si hay moho en tu casa, tu coche, tu oficina, tu barco y cualquier otro lugar donde pases tiempo.

Tuve una paciente con una congestión crónica que no se le quitaba. Era maestra, así que en algún momento le pedí que mandara llamar a inspectores que analizaran su escuela. Resultó que el edificio estaba tan contaminado de moho que tuvieron que demolerlo. Yo podría haber simplemente tratado su congestión, pero al final lo que hice fue ayudar a miles de personas. Por favor, revisa si hay moho y también una serie de contaminantes de aire comunes, como radón, monóxido de carbono, ácaros del polvo y formaldehído (por mencionar sólo unos cuantos).

Un buen punto de partida suele ser un equipo de prueba de moho en casa que se consigue en ferreterías y en línea (véase una recomendación más adelante). Si eso no funciona, llama a los profesionales para que hagan una evaluación. Cuando hayas identificado el moho, necesitas que un profesional acuda a remediarlo.

Te presento algunos recursos útiles relacionados con el moho y la calidad de aire en interiores:

- **Prueba de moho DIY.** Juego de pruebas fácil de usar que puede servir en un principio para determinar si en tu casa hay moho. No es difícil de conseguir (por ejemplo, ferreterías y www.amazon.com) e incluye consulta telefónica con un experto.

- **The American Lung Association** (Asociación pulmonar de Estados Unidos, www.lung.org). Esta asociación es un importante recurso para conocer posibles problemas y soluciones para tu aire de interiores.

- **Indoor Air Quality Association** (Asociación para la Calidad del Aire de Interiores, http://www.iaqa.org/find-a-pro). Esta organización abarca todo en torno a la calidad del aire y se especializa en solucionar problemas ambientales de interiores, como los que surgen a la hora de construir o reformar construcciones, además de investigar y atender contaminación en escuelas, daños por tormentas y moho.

- **National Association of Mold Remediators and Inspectors** (Asociación Nacional de Remediadores e Inspectores de Moho, https://www.namri.org/index.php). Ya sea que se busque una compañía reputada para la eliminación del moho o información sobre ese tipo de servicios en general, esta asociación da la respuesta, tanto para propiedades residenciales como comerciales.

Notas

Introducción: ¡Tus genes no son tu destino!

11 *[La dieta] reconfiguró su destino genético:* Wolff, G. L., *et al.*, "Maternal epigenetics and methyl supplements affect agouti gene expression in Avy/a mice", *FASEB Journal*, agosto de 1998, http://www.fasebj.org/content/12/11/949.abstract.

1. Cómo limpiar tus genes sucios

28 *[Aire, agua, comida] …129 millones de sustancias químicas registradas:* "CAS Registry: The gold standard for chemical substance information", CAS: A Division of the American Chemical Society, consultado en abril de 2017, http://www.cas.org/content/chemical-substances.

31 *Tenemos cerca de 20 000 genes:* Ezkurdia, I., *et al.*, "Multiple evidence strands suggest that there may be as few as 19,000 human protein-coding genes", *Human Molecular Genetics*, 16 de junio de 2014, https://www.ncbi.nlm.nih.gov/pmc/articles/PMC4204768.

31 *Hay más de 10 millones de polimorfismos genéticos (psn) conocidos:* "Genetics home reference: Your guide to understanding genetic conditions", *US National Library of Medicine*, 4 de abril de 2017, https://ghr.nlm.nih.gov/primer/genomicresearch/snp.

33 *[…] menor riesgo de cáncer de colon:* Xie, S. Z., *et al.*, "Association between the MTHFR C677T polymorphism and risk of cancer: Evidence from 446 case-control studies", *Tumour Biology*, 17 de junio de 2015, https://www.ncbi.nlm.nih.gov/pubmed/26081619.

34 *[…] mayor riesgo de cáncer de estómago:* Xie, S. Z., *et al.*, "Association between the MTHFR C677T polymorphism and risk of cancer: Evidence from 446 case-control studies", *Tumour Biology,* 17 de junio de 2015, https://www.ncbi.nlm.nih.gov/pubmed/26081619.

34 *[…] problemas graves a largo plazo:* Wood, J. D., "Histamine, mast cells, and the enteric nervous system in irritable bowel syndrome, enteritis, and

food allergies", *Gut,* abril de 2006, https://www.ncbi.nlm.nih.gov/pmc/articles/PMC1856149.

40 *[...] nacen con más de 200 sustancias químicas:* "Body burden: The pollution of newborns", Environmental Working Group, 14 de julio de 2005, http://www.ewg.org/research/body-burden-pollution-newborns.

40 *[Quiero que] evites a los peores culpables:* "EWG's 2017 shopper's guide to pesticides in produce", *Environmental Working Group,* abril de 2017, https://www.ewg.org/foodnews/summary.php.

45 *[...] increíblemente concentrada y determinada:* Tsai, A. J., *et al.,* "Heterozygote advantage of the MTHFR C677T polymorphism on specific cognitive performance in elderly Chinese males without dementia", Dementia and Geriatric Cognitive Disorders, 13 de octubre de 2011, https://www.ncbi.nlm.nih.gov/pubmed/21997345.

2. Secretos genéticos: lo que no te enseñaron en la clase de ciencias naturales

51 *[...] genes que contribuyen al cáncer:* Tost, J., "DNA methylation: An introduction to the biology and the disease-associated changes of a promising biomarker", *Molecular Biotechnology,* enero de 2010, https://www.ncbi.nlm.nih.gov/pubmed/19842073.

52 *[La náusea, el vómito o los problemas de vesícula]... mala metilación:* Jarnfelt-Samsioe, A. "Nausea and vomiting in pregnancy: A review", *Obstetrical & Gynecological Survey,* julio de 1987, https://www.ncbi.nlm.nih.gov/pubmed/3614796; Pusi, T., y U. Beuers, "Intrahepatic cholestasis of pregnancy", *Orphanet Journal of Rare Disease,* 29 de mayo de 2007, https://www.ncbi.nlm.nih.gov/pmc/articles/PMC1891276.

52 *[Cardiopatías congénitas] resultado de una deficiencia en la metilación:* Blom, H. J., *et al.,* "Neural tube defects and folate: Case far from closed", *Nature Reviews Neuroscience,* septiembre de 2006, http://pubmedcentralcanada.ca/pmcc/articles/PMC2970514; Imbard, A., J.-F. Benoist, H. J. Blom, "Neural tube defects, folic acid and methylation", *International Journal of Environmental Research and Public Health,* 17 de septiembre de 2013, https://www.ncbi.nlm.nih.gov/pmc/articles/PMC3799525.

53 *[...] quemando grasa en lugar de almacenarla:* Podlepa, E. M., N. N. Gessler y Via Bykhovski, "The effect of methylation on the carnitine synthesis", *Prikladaia Biokhimiia i Mikrobiolgiia,* marzo-abril de 1990, https://www.ncbi.nlm.nih.gov/pubmed/2367349.

53 *[...] quemar combustible de la manera más eficiente posible:* Wenyi, X. U., *et al.,* "Epigenetics and cellular metabolism", *Genetics and Epigenetics,* 25 de septiembre de 2016, https://www.ncbi.nlm.nih.gov/pmc/articles/PMC5038610; Donohoe, D. R., S. J. Bultman, "Metaboloepigenetics: Interrelationships between energy metabolism and epigenetic control of

gene expression", *Journal of Cell Physiology*, septiembre de 2012, https://www.ncbi.nlm.nih.gov/pmc/articles/PMC3338882.

53 *[...] los 2.5 millones que mueren cada segundo:* "How many cells do we have in our body?", *UCSB Science Line*, 2015, http://scienceline.ucsb.edu/getkey.php?key=3926.

53 *[...] dolor, fatiga, inflamación e hígado graso:* Sanders, L. M., y S. H. Zeisel, "Choline", *Nutrition Today*, 2007, https://www.ncbi.nlm.nih.gov/pmc/articles/PMC2518394.

53 *La metilación también produce creatina:* Bronsan, J. T., R. P. Da Silva y M. E. Bronsan, "The metabolic burden of creatine synthesis", *Amino Acids*, mayo de 2011, https://www.ncbi.nlm.nih.gov/pubmed/21387089.

53 *[...] dolores musculares:* Onodi, L., *et al.*, "Creatine treatment to relieve muscle pain caused by thyroxine replacement therapy", *Pain Medicine*, 12 abril de 2012, https://academic.oup.com/painmedicine/article-lookup/doi/10.1111/j.1526-4637.2012.01354.x.

56 *Para expulsar sustancias químicas dañinas y el exceso de hormonas:* Dawling, S., *et al.*, "Catechol-Omethyltransferase (COMT)-mediated metabolism of catechol estrogens: Comparison of wild-type and variant COMT isoforms", *Cancer Research*, 15 de septiembre de 2001, https://www.ncbi.nlm.nih.gov/pubmed/11559542.

56 *La metilación también afecta tu capacidad:* Prudova, A., *et al.*, "S-adenosyl-methionine stabilizes cystathionine ß-synthase and modulates redox capacity", *Proceedings of the National Academy of Sciences*, 9 de marzo de 2006, http://www.pnas.org/content/103/17/6489.full.

56 *La metilación ayuda a tu sistema inmunitario:* Lei, W., *et al.*, "Abnormal DNA methylation in CD4+ T cells from patients with systemic lupus erythematosus, systemic sclerosis, and dermatomyositis", *Scandinavian Journal of Rheumatology*, 2009, https://www.ncbi.nlm.nih.gov/pubmed/1944 4718.

56 *[...] aterosclerosis (endurecimiento de las arterias) e hipertensión:* Zhong, J., G. Agha y A. A. Baccarelli, "The role of DNA methylation in cardiovascular risk and disease", *Circulation Research*, 8 enero de 2016, http://circres.ahajournals.org/content/118/1/119.

57 *Ayuda a evitar errores en éste [ADN]:* Bluont, B. C., *et al.*, "Folate deficiency causes uracil misincorporation into human DNA and chromosome breakage: Implications for cancer and neuronal damage", *Proceedings of the National Academy of Sciences*, 1 de abril de 1997, https://www.ncbi.nlm.nih.gov/pubmed/9096386.

58 *El acido fólico no es natural:* Bailey, S. W., y J. E. Ayling, "The extremely slow and variable activity of dihydrofolate reductase in human liver and its implications for high folic acid intake", *Proceedings of the National Academy of Sciences*, 22 de julio de 2009, http://www.pnas.org/content/106/36/15424.long.

59 *[...] el acido fólico bloquea la metilación:* Christensen, K. E., *et al.*, "High folic acid consumption leads to pseudo-MTHFR deficiency, altered lipid metabolism, and liver injury in mice", *American Journal of Clinical Nutrition*, marzo de 2015, https://www.ncbi.nlm.nih.gov/pubmed/25733650.

59 *Toma folato [en vez de acido fólico]:* Lynch, B., "Folic acid and pregnancy: Is folic acid the right choice?", YouTube, 7 de septiembre de 2016, https://www.youtube.com/watch?v=tnVRv0zGsFY&t=603s.

59 *[...] exigirles a los fabricantes estadounidenses que "enriquecieran" de esa manera los siguientes alimentos:* "Folate", National Institutes of Health, consultado en abril de 2017, https://ods.od.nih.gov/factsheets/Folate-Health Professional.

59 *La cantidad equivocada de ejercicio:* Reynolds, G., "How exercise changes our DNA", *Well*, 17 de diciembre de 2014, https://well.blogs.nytimes.com/2014/12/17/how-exercise-changes-our-dna/?_r=1.

60 *Dormir mal:* Kirkpatrick, B., "The Epigenetics of sleep: 3 reasons to catch more zzz's", *What Is Epigenetics*, 3 de marzo de 2015, http://www.whatisepigenetics.com/the-epigenetics-of-sleep-3-reasons-to-catch-more-zzzs.

60 *Cuando tu cuerpo está sometido al estrés:* Bing, Y., *et al.*, "Glucocorticoid-induced S-adenosylmethionine enhances the interferon signaling pathway by restoring STAT1 protein methylation in hepatitis B virus-infected cells", *Journal of Biological Chemistry*, 30 de septiembre de 2014, http://www.jbc.org/content/289/47/32639.full.

3. ¿Cuál es tu perfil genético?

65 *[...] afecta asimismo el metabolismo de los estrógenos:* Cussenot, O., "Combination of polymorphisms from genes related to estrogen metabolism and risk of prostate cancers: The hidden face of estrogens", *Journal of Clinical Oncology*, agosto de 2007, http://ascopubs.org/doi/full/10.1200/JCO.2007.11.0908.

5. MTHFR: experto en metilación

85 *[...] menor riesgo de cáncer de colon:* Xie, S. Z., *et al.*, "Association between the MTHFR C677T polymorphism and risk of cancer: Evidence from 446 case-control studies", *Tumour Biology*, 17 de junio de 2015, https://www.ncbi.nlm.nih.gov/pubmed/26081619.

85 *[...] más de 100 PSN:* "MTHFR[all]", National Center for Biotechnology Information, U.S. National Library of Medicine, consultado en abril de 2017, https://www.ncbi.nlm.nih.gov/clinvar/?term=MTHFR[all].

86 *[Las dietas italianas] ayudan a una sana metilación:* Wilcken, W., *et al.*, "Geographical and ethnic variation of the 677C>T allele of 5,10 methylenetetrahydrofolate reductase (MTHFR): Findings from over 7000 new-

borns from 16 areas worldwide", *Journal of Medical Genetics*, 2003, http://jmg.bmj.com/content/40/8/619.

86 *Afecciones que los investigadores han asociado con los* psn *del* mthfr: "Genopedia: mthfr", Center for Disease Control and Prevention, consultado en abril de 2017, https://phgkb.cdc.gov/HuGENavigator/huGEPedia.do?firstQuery=MTHFR&geneID=4524&typeSubmit=GO&check=y&typeOption=gene&which=2&pubOrderType=pubD.

94 *Cobalamina / B12 [alimentos]:* "Vitamin B12", Oregon State University Linus Pauling Institute's Micronutrient Information Center, consultado en abril de 2017, http://lpi.oregonstate.edu/mic/vitamins/vitamin-B12#food-sources.

6. COMT: concentración y optimismo o sosiego y tranquilidad

102 *Los catecoles son compuestos que se encuentran en:* "comt gene", *Genetic Home Reference*, 11 abril de 2017, https://ghr.nlm.nih.gov/gene/COMT#resources.

113 *[...] el metilfedinato puede incrementar:* Miyazak, I., y M. Asanuma, "Approaches to prevent dopamine quinone-induced neurotoxicity", *Neurochemical Research*, 4 de septiembre de 2008, http://link.springer.com/article/10.1007/s11064-008-9843-1; Sadasivan, S., *et al.*, "Methylphenidate exposure induces dopamine neuron loss and activation of microglia in the basal ganglia of mice", *PLOS One*, 21 de marzo de 2012, http://journals.plos.org/plosone/article?id=10.1371/journal.pone.0033693; Espay, A. J., *et al.*, "Methylphenidate for gait impairment in Parkinson disease", American Academy of Neurology, 5 de abril de 2011, https:// www.ncbi.nlm.nih.gov/pmc/articles/PMC3068005.

113 *[...] el Adderall también puede generar quinona de la dopamina:* German, C. L., G. R. Hanson, y A. E. Fleckenstein, "Amphetamine and methamphetamine reduce striatal dopamine transporter function without concurrent dopamine transporter relocalization", *Journal of Neurochemistry*, 23 de agosto de 2012, https://www.ncbi.nlm.nih.gov/pmc/articles/PMC3962019.

116 *[...] la insuficiencia de magnesio se debe a dos razones comunes:* Janett, S., *et al.*, "Hypomagnesemia induced by long-term treatment with proton-pump inhibitors", *Gastroenterology Research & Practice*, 4 de mayo de 2015, https://www.ncbi.nlm.nih.gov/pubmed/26064102; Kynast-Gales, S. A., y L. K. Massey, "Effect of caffeine on circadian excretion of urinary calcium and magnesium", *Journal of American College of Nutrition*, octubre de 1994, https://www.ncbi.nlm.nih.gov/pubmed/7836625.

119 *Dioxinas [dañinas]:* Liu, J., *et al.*, "Variants in maternal comt and mthfr genes and risk of neural tube defects in offspring", *Metabolic Brain Disease*, 4 de julio de 2014, https:// www.ncbi.nlm.nih.gov/pubmed/24990354.

120 *Los abrazos elevan la dopamina:* "The power of love: Hugs and cuddles have long-term effects", *NIH News in Health,* febrero de 2007, https:// newsinhealth.nih.gov/2007/february/docs/01features_01.htm.

7. DAO: hipersensibilidad a los alimentos

126 *La enzima DAO, que se encuentra en la mayoría de los órganos:* "AOC1 gene (protein coding)", *Gene Cards,* consultado en abril de 2017, http://www. genecards.org/cgi-bin/carddisp.pl?gene=AOC1#expression.

127 *[...] maneras de rastrearlo [este gen sucio]:* "AOC1 gene (protein coding)", *Gene Cards,* consultado en abril de 2017, http://www.genecards.org/cgi-bin/carddisp.pl?gene=AOC1#expression.

129 *[El DAO causa] desórdenes del intestino irritable:* Xie, H., S.-H. He, "Roles of histamine and its receptors in allergic and inflammatory bowel diseases", *World Journal of Gastroenterology,* 21 de mayo de 2005, https://www.ncbi. nlm.nih.gov/pmc/articles/PMC4305649.

136 *Cobre... hojas de nabo:* "Copper", Oregon State University Linus Pauling Institute's Micronutrient Information Center, consultado en abril de 2017, http://lpi.oregonstate.edu/mic/minerals/copper.

8. MAOA: cambios de humor y antojos de carbohidratos

142 *[...] neurotransmisores estarán más estables:* Fernstrom, J. D., *et al.,* "Diurnal variations in plasma concentrations of tryptophan, tryosine, and other neutral amino acids: Effect of dietary protein intake", *American Journal of Clinical Nutrition,* septiembre de 1979, https://www.ncbi.nlm.nih.gov/ pubmed/573061.

147 *[...] MAOA ayuda a procesar neurotransmisores:* "Genopedia: MAOA", Center for Disease Control and Prevention, consultado en abril de 2017, https://phgkb.cdc.gov/HuGENavigator/huGEPedia.do?firstQuery=MAO A&geneID=4128&typeSubmit=GO&check=y&typeOption=gene&whic h=2&pubOrderType=pubD.

148 *[El peróxido de hidrógeno] puede incluso llevar a problemas neurológicos:* Balmus, I. M., *et al.,* "Oxidative stress implications in the affective disorders: Main biomarkers, animal models relevance, genetic perspectives, and antioxidant approaches", *Oxidative Medicine and Cellular Longevity,* 1 de agosto de 2016, https://www.ncbi.nlm.nih.gov/pubmed/27563374.

150 *Triptófano... espárragos:* "Foods highest in tryptophan", Self Nutrition Data, consultado en abril de 2017, http://nutritiondata.self.com/foods-01 1079000000000000000.html?maxCount=60.

9. GST / GPX: dilemas de la desintoxicación

157 [*GST sucio relacionado con*] *aumento de la inflamación:* Luo, L., *et al.*, "Recombinant protein glutathione S-transferases P1 attenuates inflammation in mice", *Molecular Immunology*, 28 de octubre de 2008, https://www.ncbi.nlm.nih.gov/pubmed?cmd=search&term=18962899&dopt=b.

157 [*GST sucio relacionado con*] *sobrepeso u obesidad:* Chielle, E. O., *et al.*, "Impact of the Ile105Val polymorphism of the glutathione S-transferase P1 (GSTP1) gene on obesity and markers of cardiometabolic risk in young adult population", *Experimental and Clinical Endocrinol and Diabetes*, mayo de 2017; 125(5):335-341. https://www.ncbi.nlm.nih.gov/pubmed/27657993.

158 [...] *decolorar y dañar tu pelo:* Wood, J. M., *et al.*, "Senile hair graying: H2O2-mediated oxidative stress affects human hair color by blunting methionine sulfoxide repair", *FASEB Journal*, 23 de febrero de 2009, https://www.ncbi.nlm.nih.gov/pubmed/19237503.

160 *Hay muchos tipos del gen GST:* "GST", Gene Cards, consultado en abril de 2017, http://www.genecards.org/Search/Keyword?queryString=%22GST%22.

160 [...] *protegerte del estrés químico y oxidativo:* Ziglari, T., y A. Allameh, "The significance of glutathione conjugation in aflatoxin metabolism", *Aflatoxins—Recent Advances and Future Prospects*, 23 de enero de 2013, https://www.intechopen.com/books/aflatoxins-recent-advances-and-future-prospects/the-significance-of-glutathione-conjugation-in-aflatoxin-metabolism.

162 [...] *más fácil que llegues a tu peso ideal:* Crinnion, W., "Clean, green, and lean: Get rid of the toxins that make you fat", *Amazon,* consultado en abril de 2017, https://www.amazon.com/Clean-Green-Lean-Toxins-That-ebook/dp/B00DNKYI8E/ref=tmm_kin_swatch_0?_encoding=UTF8&qid=&sr=.

163 *Cuando los niveles de glutatión caen:* Kut, J. L., *et al.*, "Regulation of murine T-lymphocyte function by spleen cell-derived and exogenous serotonin", *Immunopharmacology & Immunotoxicology,* 1992, https://www.ncbi.nlm.nih.gov/pubmed/1294623.

164 [...] *el glutatión dañado... contribuye a un daño aún mayor:* Mulherin, D. M., D. I. Thurnham y R. D. Situnayake, "Glutathione reductase activity, riboflavin status, and disease activity in rheumatoid arthritis", *Annals of the Rheumatic Diseases*, noviembre de 1996, https://www.ncbi.nlm.nih.gov/pubmed/8976642; Taniguchi, M., y T. Hara, "Effects of riboflavin and selenium deficiencies on glutathione and its relating enzyme activities with respect to lipid peroxide content of rat livers", *Journal of Nutritional Science and Vitaminology*, junio de 1983, https://www.ncbi.nlm.nih.gov/pubmed/6619991.

164 *Selenio... nuez amazónica:* "Selenium", National Institutes of Health, consultado en abril de 2017, https://ods.od.nih.gov/factsheets/Selenium-HealthProfessional.

165 *[...] pulmones necesitan la cantidad adecuada de sulfuro de hidrógeno:* Wang, P., *et al.*, "Hydrogen sulfide and asthma", *Experimental Physiology*, 10 de junio de 2011, https://www.ncbi.nlm.nih.gov/pubmed/21666034.

167 *[La fibra] se une a los xenobióticos:* Stein, K., *et al.*, "Fermented wheat aleurone induces enzymes involved in detoxification of carcinogens and in antioxidative defence in human colon cells", *British Journal of Nutrition*, 28 de junio de 2010, https://www.ncbi.nlm.nih.gov/pubmed/20579402.

168 *Muchas opciones [para sudar]:* Genuis, S. J., *et al.*, "Blood, urine, and sweat (BUS) study: Monitoring and elimination of bioaccumulated toxic elements", *Archives of Environmental Contamination and Toxicology*, 6 de noviembre de 2010, https://www.ncbi.nlm.nih.gov/pubmed/21057782.

10. NOS3: problemas del corazón

172 *[...] terminó teniendo un derrame cerebral:* Loscalzo, J., *et al.*, "Nitric oxide insufficiency and arterial thrombosis", *Transactions of the American Clinical and Climatological Association*, 2000, https://www.ncbi.nlm.nih.gov/pmc/articles/PMC2194373/pdf/tacca00005–0216.pdf.

172 *[...] angiogénesis:* Adair, T. H., y J. P. Montani, "Overview of angiogenesis", *Angiogenesis*, 2010, https://www.ncbi.nlm.nih.gov/books/NBK53238.

172 *Si tu angiogénesis no es eficiente:* Lee, P. C., *et al.*, "Impaired wound healing and angiogenesis in eNOS-deficient mice", *American Journal of Physiology*, octubre de 1999, https://www.ncbi.nlm.nih.gov/pubmed/10516200; Soneja, A., M. Drews y T. Malinski, "Role of nitric oxide, nitroxidative and oxidative stress in wound healing", *Pharmacological Reports*, 2005, https://www.ncbi.nlm.nih.gov/pubmed/16415491.

173 *[...] hipertensión esencial:* Kivi, R., "Just the essentials of essential hypertension", *Health Line*, 21 de diciembre de 2015, http://www.healthline.com/health/essential-hypertension#overview1.

173 *[...] en riesgo de enfermedades cardiovasculares.* Guck, T. P., *et al.*, "Assessment and treatment of depression following myocardial infarction", *American Family Physician*, 15 de agosto de 2001, http://www.aafp.org/afp/2001/0815/p641.html.

174 *[...] el flujo sanguíneo y la formación de vasos sanguíneos:* "NOS3", *Gene Cards*, consultado en abril de 2017, http:// www.genecards.org/cgi-bin/carddisp.pl?gene=NOS3&keywords=NOS3.

174 *[...] puede traducirse en coágulos:* Loscalzo, J., *et al.*, "Nitric oxide insufficiency and arterial thrombosis", *Transactions of the American Clinical and Climatological Association,* 2000, https://www.ncbi.nlm.nih.gov/pmc/articles/PMC2194373/pdf/tacca00005–0216.pdf.

174 *[…] problemas son resultado de un NOS3 sucio:* Burke, T., "Nitric oxide and its role in health and diabetes", *Diabetes in Control,* consultado en abril de 2017, http://www.diabetesincontrol.com/wp-content/uploads/2015/10/nitric-oxide.pdf.

175 *[…] el resultado son las complicaciones diabéticas:* Giacco, F., y M. Brownlee, "Oxidative stress and diabetic complications", *Circulation Research,* 29 de octubre de 2010, https://www.ncbi.nlm.nih.gov/pmc/articles/PMC2996922; Katakam, P. V., *et al.*, "Insulin-induced generation of reactive oxygen species and uncoupling of nitric oxide synthase underlie the cerebrovascular insulin resistance in obese rats", *Journal of Cerebral Blood Flow and Metabolism,* mayo de 2012, https://www.ncbi.nlm.nih.gov/pubmed/22234336.

175 *[…] podría desarrollar una cardiopatía congénita:* Feng, Q., *et al.*, "Development of heart failure and congenital septal defects in mice lacking endothelial nitric oxide synthase", *Circulation,* 13 de agosto de 2002, https://www.ncbi.nlm.nih.gov/pubmed/12176963; Liu, Y., *et al.*, "Nitric oxide synthase-3 promotes embryonic development of atrioventricular valves", *PLOS One,* 29 de octubre de 2013, https://www.ncbi.nlm.nih.gov/pubmed/24204893.

175 *[…] malformación congénita más común en los seres humanos:* Liu, Y., y Q. Feng, "NOing the heart: Role of nitric oxide synthase-3 in heart development", Differentiation, julio de 2012, https://www.ncbi.nlm.nih.gov/pubmed/22579300.

175 *[El NOS3 sucio] contribuye a más de 400 afecciones:* "Genopedia: NOS3", Center for Disease Control and Prevention, consultado en abril de 2017, https://phgkb.cdc.gov/HuGENavigator/huGEPedia.do?firstQuery=NOS3&geneID=4846&typeSubmit=GO&check=y&typeOption=gene&which=2&pubOrderType=pubD; "NOS3", Mala Cards, consultado en abril de 2017, http://www.malacards.org/search/results/NOS3.

176 *Disfunción eréctil:* Musicki, B., y A. L. Burnett, "eNOS function and dysfunction in the penis", *Experimental Biology and Medicine,* febrero de 2006, https://www.ncbi.nlm.nih.gov/pubmed/16446491.

177 *[…] contribuye a una alta presión arterial:* Kirchheimer, S., "Sniffing out high blood pressure risk", *WebMD,* 18 de febrero de 2003, http://www.webmd.com/hypertension-high-blood-pressure/news/20030218/sniffing-out-high-blood-pressure-risk#1.

178 *BH4 que tu cuerpo:* Coopen, A., *et al.*, "Depression and tetrahydrobiopterin: The folate connection", *Journal of Affective Disorders,* marzo-junio de 1989, https://www.ncbi.nlm.nih.gov/pubmed/2522108; Liang, L. P., y S. Kaufman, "The regulation of dopamine release from striatum slices by tetrahydrobiopterin and L-arginine-derived nitric oxide", *Brain Research,* 3 de agosto de 1998, https://www.ncbi.nlm.nih.gov/pubmed/9685635.

179 *[…] abortos espontáneos recurrentes, malformaciones congénitas y preeclampsia:* Leonardo, D. P., *et al.*, "Association of nitric oxide synthase and

matrix metalloprotease single nucleotide polymorphisms with pree-clampsia and its complications", *PLOS One*, 28 de agosto de 2015, https://www.ncbi.nlm.nih.gov/pubmed/26317342.

180 *[El riesgo de todos los tipos de cardiopatía aumenta] tras la menopausia:* "Hormone replacement therapy and your heart", Mayo Clinic, 9 de ju-lio de 2015, http://www.mayoclinic.org/diseases-conditions/menopause/in-depth/hormone-replacement-therapy/art-20047550.

180 *[...] el riesgo cardiovascular aumenta:* Hayashi, T., *et al.*, "Effect of estro-gen on isoforms of nitric oxide synthase: Possible mechanism of anti-atherosclerotic effect of estrogen", *Gerontology*, 15 de abril de 2009, http://www.karger.com/Article/Abstract/213883.

180 *[Las estatinas apoyan] el NOS3:* Cerda, A., *et al.*, "Role of microRNAs 221/222 on statin induced nitric oxide release in human endothelial cells", Arquivos Brasileiros de Cardiologia, marzo de 2015, https://www.ncbi.nlm.nih.gov/pmc/articles/PMC4386847.

180 *[...] se han asociado a las estatinas una serie de efectos colaterales:* "Side effects of cholesterol-lowering statin drugs", WebMD, consultado en abril de 2017, http://www.webmd.com/cholesterol-management/side-effects-of-statin-drugs#1.

180 *[...] no parecen funcionar bien si tu NOS3 está sucio:* Hsu, C. P., *et al.*, "As-ymmetric dimethylarginine limits the efficacy of simvastatin activating endothelial nitric oxide synthase", *Journal of the American Heart Asso-ciation*, 18 de abril de 2016, https://www.ncbi.nlm.nih.gov/pubmed/27091343.

181 *[...] resistencia a la nitroglicerina:* Münzel, T., *et al.*, "Effects of long-term nitroglycerin treatment on endothelial nitric oxide synthase (NOS III) gene expression, NOS III-mediated superoxide production, and vascular NO bioavailability", *Circulation Research*, 7 de enero de 2000, https://www.ncbi.nlm.nih.gov/pubmed/10625313.

181 *[...] a los fumadores no suele funcionarles la nitroglicerina:* Haramaki, N., *et al.*, "Longterm smoking causes nitroglycerin resistance in platelets by de-pletion of intraplatelet glutathione", *Arteriosclerosis, Thrombosis, and Vascular Biology*, noviembre de 2001, https:// www.ncbi.nlm.nih.gov/pubmed/11701477.

181 *[...] si tu NOS3 está desacoplado:* Daiber, A., y T. Münzel, "Organic nitrate therapy, nitrate tolerance, and nitrate-induced endothelial dysfunction: Emphasis on redox biology and oxidative stress", *Antioxidants & Redox Signaling*, 10 de octubre de 2015, https://www.ncbi.nlm.nih.gov/pubmed/26261901.

182 *[...] "robándosela" a otros genes, entre ellos el NOS3:* Pernow, J., y C. Jung, "Arginase as a potential target in the treatment of cardiovascular disease: Reversal of arginine steal?", *Cardiovascular Research*, 1 de junio de 2013, https://www.ncbi.nlm.nih.gov/pubmed/23417041.

182 *[...] bacterias en tu microbioma:* Cunin, R., *et al.*, "Biosynthesis and metabolism of arginine in bacteria", *Microbiological Reviews*, septiembre de 1986, http://europepmc.org/backend/ptpmcrender.fcgi?accid=PMC3730 73&blobtype=pdf.

182 *[...] no funcionó:* Giam, B., *et al.*, "Effects of dietary l-arginine on nitric oxide bioavailability in obese normotensive and obese hypertensive subjects", *Nutrients*, 14 de junio de 2016, https://www.ncbi.nlm.nih.gov/pubmed/27314383.

182 *[BH4 para] ayudar a la producción de NOS3 y oxido nítrico:* Vásquez-Vivar, J., *et al.*, "Altered tetrahydrobiopterin metabolism in atherosclerosis: Implications for use of oxidized tetrahydrobiopterin analogues and thiol antioxidants", *Arteriosclerosis, Thrombosis, and Vascular Biology*, 1 de octubre de 2002, https://www.ncbi.nlm.nih.gov/pubmed/12377745.

182 *[...] a otras no les sirvieron de nada:* Mäki-Petäjä, K. M., *et al.*, "Tetrahydrobiopterin supplementation improves endothelial function but does not alter aortic stiffness in patients with rheumatoid arthritis", *Journal of the American Heart Association*, 19 de febrero de 2016, https://www.ncbi.nlm.nih.gov/pubmed/26896473.

183 *Cómo usa la arginina tu cuerpo:* Förstermann, U., y W. C. Sessa, "Nitric oxide synthases: Regulation and function", *European Heart Journal*, abril de 2012, https://www.ncbi.nlm.nih .gov/pmc/articles/PMC3345541.

183 *[...] nivel de BH4 disminuye:* Smith, Desirée E. C., *et al.*, "Folic acid, a double-edged sword? Influence of folic acid on intracellular folate and dihydrofolate reductase activity", *Semantic Scholar*, consultado en enero de 2017, https://pdfs.semanticscholar.org/d934/683d6176b469ff636c4e20 2b8f99f6bb7217.pdf.

184 *Apnea del sueño [y NOS3]:* Badran, M., *et al.*, "Nitric oxide bioavailability in obstructive sleep apnea: Interplay of asymmetric dimethylarginine and free radicals", *Sleep Disorders*, 2015, https://www.ncbi.nlm.nih.gov/pmc/articles/PMC4438195.

185 *[...] terminarás con niveles elevados de homocisteína:* Selley, M. L., "Increased concentrations of homocysteine and asymmetric dimethylarginine and decreased concentrations of nitric oxide in the plasma of patients with Alzheimer's disease", *Neurobiology of Aging*, noviembre de 2003, https://www.ncbi.nlm.nih.gov/pubmed/12928048.

185 *[Afecciones como la demencia] ...altos niveles de ADMA:* Selley, M. L., "Increased concentrations of homocysteine and asymmetric dimethylarginine and decreased concentrations of nitric oxide in the plasma of patients with Alzheimer's disease", *Neurobiology of Aging*, noviembre de 2003, https://www.ncbi.nlm.nih.gov/pubmed/12928048.

185 *[Demencia y] cardiopatía:* Brunnström, H. R., y E. M. Englund, "Cause of death in patients with dementia disorders", *European Journal of Neurology*, abril de 2009, https://www.ncbi.nlm.nih.gov/pubmed/19170740.

186 *[...] si el estrés oxidativo está presente:* Kirsch, M., *et al.*, "The autoxidation of tetrahydrobiopterin revisited", *Journal of Biological Chemistry*, 24 de abril de 2003, http://www.jbc.org/content/278/27/24481.abstract; Vásquez-Vivar, J., "Tetrahydrobiopterin, superoxide and vascular dysfunction", *Free Radical Biology and Medicine*, 21 de julio de 2009, https://www.ncbi.nlm.nih.gov/pmc/articles/PMC2852262.

11. PEMT: membranas celulares y problemas de hígado

192 *De hecho, si no tiene membrana:* Reisfeld, R. A., y F. P. Inman, comps., *Contemporary Topics in Molecular Immunology* (Nueva York: Springer, 2013), 173.

193 *[Fosfatidilcolina], para varias funciones:* Vance, D. E., Z. Li y R. L. Jacobs, "Hepatic phosphatidylethanol-amine n-methyltransferase, unexpected roles in animal biochemistry and physiology", *The Journal of Biological Chemistry*, 16 de noviembre de 2007, http://www.jbc.org/content/282/46/33237.full.pdf; "Choline", *Oregon State University Linus Pauling Institute's Micronutrient Information Center*, consultado en abril de 2017, http://lpi.oregonstate.edu/mic/other-nutrients/choline.

194 *[...] empacar y sacar del hígado los triglicéridos:* "Choline", Oregon State University Linus Pauling Institute's Micronutrient Information Center, consultado en abril de 2017, http://lpi.oregonstate.edu/mic/other-nutrients/choline.

196 *Eso podría ser causa de cáncer:* Gerl, R., y D. Vaux, "Apoptosis in the development and treatment of cancer", *Carcinogenisis*, febrero de 2005, https://academic.oup.com/carcin/article/26/2/263/2476038/Apoptosis-in-the-development-and-treatment-of.

198 *[...] mayor será su riesgo de cáncer mamario:* Zeisel, S. H., y K. A. da Costa, "Choline: An essential nutrient for public health", *Nutrition Reviews*, noviembre de 2009, https://www.ncbi.nlm.nih.gov/pmc/articles/PMC2782876.

201 *[...] contribuye un PEMT sucio al hígado graso:* Song, J., *et al.*, "Polymorphism of the PEMT gene and susceptibility to nonalcoholic fatty liver disease (NAFLD)", *FASEB Journal*, agosto de 2005, https://www.ncbi.nlm.nih.gov/pubmed/16051693.

202 *[...] defectos del tubo neural, como espina bífida:* Shaw, G. M., *et al.*, "Choline and risk of neural tube defects in a folate-fortified population", *Epidemiology*, septiembre de 2009, https://www.ncbi.nlm.nih.gov/pubmed/19593156.

203 *[...] menos memoria y más dificultades de aprendizaje:* Boeke, C. E., *et al.*, "Choline intake during pregnancy and child cognition at age 7 years", *American Journal of Epidemiology*, 15 de junio de 2013, https://www.ncbi.nlm.nih.gov/pmc/articles/PMC3676149; Wu, B. T., *et al.*, "Early second trimester maternal plasma choline and betaine are related to measures of

early cognitive development in term infants", *PLOS One,* 2012, https://www.ncbi.nlm.nih.gov/pubmed/22916264.

203 *[...] la mayoría de las mujeres embarazadas en Estados Unidos tiene insuficiencia de colina:* Zeisel, S. H., y K. A. da Costa, "Choline: an essential nutrient for public health, Nutrition Reviews, noviembre de 2009, https://www.ncbi.nlm.nih.gov/pubmed/19906248; Zeisel, S. H., "Choline: Critical role during fetal development and dietary requirements in adults", *Annual Review of Nutrition,* 2006, https://www.ncbi.nlm.nih.gov/pmc/articles/PMC2441939.

12. Remojar y tallar: tus primeras dos semanas

215 *Alimentos de cultivo orgánico...* más contenido nutricional: Aubrey, A., "Is organic more nutritious? New study adds to the evidence", *NPR,* 18 de febrero de 2016, http://www.npr.org/sections/thesalt/2016/02/18/467136329/is-organic-more-nutritious-new-study-adds-to-the-evidence.

215 *[...] frutas y verduras son las que es mejor evitar a menos que sean orgánicas:* "All 48 fruits and vegetables with pesticide residue data", *Environmental Working Group* (EWG), consultado en abril de 2017, https://www.ewg.org/foodnews/list.php.

15. Limpieza de manchas: tus segundas dos semanas

284 *[La metformina] aumenta la histamina:* Yee, S. W., *et al.,* "Prediction and validation of enzyme and transporter off-targets for metformin", *Journal of Pharmacokinetics and Pharmacodynamics,* octubre de 2015, https://www.ncbi.nlm.nih.gov/pubmed/26335661.

284 *[La aspirina y otros antiinflamatorios no esteroideos]... aumento en la liberación de histamina:* Matsuao, H., *et al.,* "Aspirin augments IgE-mediated histamine release from human peripheral basophils via Syk kinase activation", *Allergology International,* diciembre de 2013, https://www.ncbi.nlm.nih.gov/pubmed/24153330; Pham, D. L., *et al.,* "What we know about nonsteroidal anti-inflammatory drug hypersensitivity", *Korean Journal of Internal Medicine,* 5 de marzo de 2016, https://www.ncbi.nlm.nih.gov/pmc/articles/PMC4855107/pdf/kjim-2016-085.pdf.

286 *[Sudar] ayuda a tu cuerpo a expulsar:* Genius, S. J., *et al.,* "Blood, urine, and sweat (BUS) study: Monitoring and elimination of bioaccumulated toxic elements", *Archives of Environmental Contamination and Toxicology,* agosto de 2011, https://www.ncbi.nlm.nih.gov/pubmed/21057782.

287 *[El glutatión dañado] puede contribuir a un mayor daño celular:* Mulherin, D. M., D. I. Thurnham y R. D. Situnayake, "Glutathione reductase activity, riboflavin status, and disease activity in rheumatoid arthritis", noviembre de 1996, https://www.ncbi.nlm.nih.gov/pubmed/8976642; Taniguchi,

M., y T. Hara, "Effects of riboflavin and selenium deficiencies on glutathione and its relating enzyme activities with respect to lipid peroxide content of rat livers", *Journal of Nutritional Science and Vitaminology*, junio de 1983, https://www.ncbi.nlm.nih.gov/pubmed/6619991.

290 *El estrógeno de reemplazo hormonal puede provocar hipotiroidismo:* Mazer, N. A., "Interaction of estrogen therapy and thyroid hormone replacement in postmenopausal women", *Thyroid: Official Journal of the American Thyroid Association*, 2004, https://www.ncbi.nlm.nih.gov/pubmed/15142374.

299 *[...] hacer que te baje aún más la presión:* Bays, H. E., y D. J. Rader, "Does nicotinic acid (niacin) lower blood pressure?", *International Journal of Clinical Practice*, enero de 2009, https://www.ncbi.nlm.nih.gov/pmc/articles/PMC2705821.

300 *El sauna... muy bueno para estimular el NOS3:* Sobajima, M., et al., "Repeated sauna therapy attenuates ventricular remodeling after myocardial infarction in rats by increasing coronary vascularity of noninfarcted myocardium", *The American Journal of Physiology-Heart and Circulatory Physiology*, agosto de 2011, https://www.ncbi.nlm.nih.gov/pubmed/21622828.

Apéndice A. Pruebas de laboratorio

311 *Holotranscobalamina:* "Vitamin B12, active; holotranscobalamin", Dr. Lal PathLabs, consultado en abril de 2017, https://www.lalpathlabs.com/pathology-test/vitamin-b12-active-holotranscobalamin.

312 *[...] prueba de anticuerpo de factor intrínseco:* "Intrinsic factor blocking antibody", Specialty Labs, consultado en abril de 2017, http://www.specialtylabs.com/tests/details.asp?id=568.

316 *[...] insuficiencia de riboflavina:* "Organix profile interpretive guide", Genova Diagnostics, 2014, https://www.gdx.net/core/interpretive-guides/Organix-IG.pdf.

318 *[...] prueba de sueño en casa:* "Home sleep test and sleep apnea sleep study testing", American Sleep Association, consultado en abril de 2017, https://www.sleepassociation.org/home-sleep-test-sleepapnea-testing.

318 *[...] NovaSom tiene equipos para la prueba en casa:* "AccuSom at home sleep testing", NovaSom, consultado en abril de 2017, http://www.novasom.com.

318 *[Bajo sulfato de dehidroepiandrosterona y]* debilidad muscular: Stenholm, S., et al., "Anabolic and catabolic biomarkers as predictors of muscle strength decline: The InCHIANTI study", Rejuvenation Research, febrero de 2010, https://www.ncbi.nlm.nih.gov/pmc/articles/PMC2883504.

318 *[Alanino aminotransferasa elevado y]* niveles de fosfatidilcolina: Vance, D. E., "Phospholipid methylation in mammals: From biochemistry to physiological function", *Biochimica et Biophysica Acta,* junio de 2014, https://www.ncbi.nlm.nih.gov/pubmed/24184426.

319 *[N-oxido de trimetilamina elevado y] problemas renales:* Mueller, D. M., *et al.*, "Plasma levels of trimethylamine-N-oxide are confounded by impaired kidney function and poor metabolic control", *Atherosclerosis*, diciembre de 2015, https://www.ncbi.nlm.nih.gov/pubmed/26554714.

319 *[Gamma glutamil transpeptidasa como]* indicador temprano de higado graso: Bayard, M., J. Holt y E. Boroughs, "Nonalcoholic fatty liver disease", *American Family Physician*, 1 de junio de 2006, http://www.aafp.org/afp/2006/0601/p1961.html.

319 *[Calculadora del índice de hígado graso como] ayuda para ti y para tu médico:* "Fatty liver index (FLI) of Bedogni et al for predicting hepatic steatosis", Medical Algorithms Company, consultado en abril de 2017, https://www.medicalalgorithms.com/fatty-liver-index-fli-of-bedogni-et-al-for-predicting-hepatic-steatosis.

319 *[Insuficiencia de colina y] concentraciones en sangre de colesterol* LDL *reducidas:* "Choline", Oregon State University Linus Pauling Institute's Micronutrient Information Center, consultado en abril de 2017, http://lpi.oregonstate.edu/mic/other-nutrients/choline.

Apéndice C. Moho y pruebas de calidad del aire en interiores

325 *Problemas y soluciones para tu aire de interiores:* "How to know if your air is unhealthy", American Lung Association, consultado en abril de 2017, http://www.lung.org/our-initiatives/healthy-air/indoor/at-home/how-to-know-if-your-air-is-unhealthy.html.

Recursos adicionales

En esta sección de recursos doy el nombre y una breve descripción de una amplia gama de productos y servicios que pueden ayudarte a llevar una vida de genes limpios: productos y servicios relacionados con el aire que respiras y el agua que bebes, así como con la respiración, profesionales de la salud, la casa y el jardín y productos de cuidado personal (sin descartar los suplementos).

Aire y agua

Algo absolutamente indispensable son aire y agua limpios, sin excepción. Si alguno de éstos está sucio, tus genes también lo estarán. A continuación te presento los productos que uso en mi propia casa. Los resultados son fantásticos, y en tu salud también lo serán. Sin compromisos.

Aire

- **Alen Air Purifiers.** Son purificadores de aire de buena calidad que además se ven bonitos y son compactos. https://www.alencorp.com.
- **Alen Air Dehumidifiers.** Deshumidificadores bien hechos que mantendrán tu aire seco, y por lo tanto con menos probabilidades de llenarse de moho y ácaros del polvo. https://www.alencorp.com.

■ **Aceites esenciales.** Aceites vegetales muy concentrados que cultivan un bienestar físico y emocional. Hay muchos tipos de aceite esencial de dónde elegir, aunque debes tener cuidado con su procedencia: busca aceites orgánicos, idealmente producidos no por extracción con solventes, sino por destilación al vapor o destilación fraccionada. Mantén los aceites esenciales lejos del alcance de los niños, porque, si se les dan un mal uso, pueden ser tóxicos. Un gran recurso es la National Association for Holistic Aromatherapy (Asociación Nacional de Aromaterapia Holística). https://naha.org.

Agua

■ **Filtro de agua de 10 etapas para encimera por New Wave Enviro.** Este filtro de agua funciona de maravilla y no es costoso. Fue mi primer filtro de agua y seguimos usándolo cuando salimos de viaje (sí, nos llevamos un filtro de agua, junto con una llave inglesa, y así podemos conectarlo al grifo del hotel o del tiempo compartido y tener agua filtrada). https://www.newwaveenviro.com.

■ **Ionizador Akai de High Tech Health.** Esta opción te permite tener agua ácida para limpiar y para regar las plantas y agua filtrada alcalina para beber. Usamos este aparato 14 años. Menciona "Dr. Lynch" para que te hagan un descuento. (*Revelación*: por éste sí recibo comisión.) http://hightechhealth.com.

■ **Berkey Water Filter.** Filtro de agua de calidad que elimina muchos compuestos, entre ellos el fluoruro (si eliges ese complemento). http://berkeyfilters.com.

■ **Filtro de agua de regadera *premium* de New Wave Enviro.** Hemos instalado este producto en todas las regaderas de la casa para que no pase el cloro. Pruébalo y tu piel y tus pulmones te lo agradecerán. https://www.newwaveenviro.com.

■ **Bola de baño de Rainshow'r.** Por mucho tiempo usé este producto, pero dejé de hacerlo porque, aunque elimina el cloro, es grande y voluminoso y genera moho. Sin embargo, si lo remplazas con frecuencia y lo cuelgas para que se seque después de bañarte, no tiene que haber problema.

Respirar

No es fácil. Respirar es una habilidad que damos por sentado y, sin embargo, la mayoría lo hacemos perfectamente mal. Te presento algunos recursos que te ayudarán a convertirte en un experto en respiración:

- **Neti Pot.** Este artefacto sirve para enjuagar la mucosa de los senos nasales y permitir el paso de aire por la nariz. Debe usarse de preferencia agua tibia de filtro y una pizca de sal de mar. Me gusta usarlo en la regadera pues ahí es más fácil y en la mañana —la hora a la que me baño— es cuando más congestionado suelo estar. También puede usarse sobre el lavabo.
- **Atomizador Xlear Sinus.** Es de gran ayuda cuando tienes la nariz congestionada. Rocía una o dos veces en cada orificio nasal (quizá algunas veces al día) para ayudar a descomponer la mucosa, de modo que pueda salir a la hora de sonarse. http://www.xlear.com.
- **Técnicas de respiración Pranayama.** Éstas se enseñan en muchos cursos de yoga, probablemente cerca de ti. Además puedes encontrar algunos ejercicios en línea gracias a *Yoga Journal*. http://www. yogajournal.com/category/poses/types/pranayama.
- **Buteyko.** Método de respiración ruso que se usa para tratar el asma, la ansiedad y otras afecciones. Infórmate más sobre cómo puede beneficiarte. http://www.buteyko.com.
- **Restructuración neurocraneal.** Esta técnica es útil para corregir tabiques desviados y recuperar una adecuada respiración. http:// www.ncrdoctors.com.

Comida

- **Thrive Market.** Sana comida orgánica entregada en tu puerta. https://www.thrivemarket.com.

Profesionales de la salud

No es fácil encontrar a un profesional de la salud que sepa de nutrición y bioquímica, y a la vez vea la medicina con una mentalidad integrativa. Se listan a continuación organizaciones en las que yo confío. No conozco a todos los profesionales de la salud de cada directorio, excepto los que aparecen en mi propio sitio web —el primero de la lista—, pero sí sé que tienen un pensamiento holístico.

- **DrBenLynch.com.** Buen sitio para encontrar a profesionales de la salud a los que yo capacité en los mejores modos de tratar los genes sucios. www.drbenlynch.com.
- **American College for Advancement in Medicine (Colegio Estadounidense para el Avance de la Medicina, ACAM).** Este grupo se dedica a salvar la brecha entre medicina convencional y medicina alternativa o complementaria. www.acam.org.
- **American Academy of Environmental Medicine (Academia Estadounidense de Medicina Ambiental) y Naturopathic Academy of Environmental Medicine (Academia Naturópata de Medicina Ambiental).** Profesionales de la salud que se especializan en maneras de eliminar el moho, sustancias químicas industriales o metales pesados y son expertos en la comprensión de reacciones alérgicas y sensibles a condiciones ambientales. www.aaemonline. org y www.naturophaticenvironment.com.
- **Institute for Functional Medicine (Instituto para la Medicina Funcional).** Una de las organizaciones de medicina integrativa de mayor crecimiento en el mundo. www.functionalmedicine. org.
- **Medical Academy of Pediatric Needs (Academia Médica de Necesidades Pediátricas, MAPS).** Destacada organización para niños con enfermedades crónicas o autismo. http://www.medmaps.org.
- **American Association of Naturopathic Physicians (Asociación Estadounidense de Médicos Naturópatas).** Médicos naturópatas colegiados listados nacionalmente o a través de los sitios web de sus asociaciones estatales. www.naturopathic.org; véanse también sitios estatales como www.wanp.org y www.calnd.org.
- **Internacional Society for Orthomolecular Medicine (Sociedad Internacional de Medicina Ortomolecular).** Organización de la que formaron parte los renombrados Linus Pauling y Abram Hoffer. www.orthomolecular.org.

Casa y jardín

Yo uso en mi propia casa o alrededor de ella la mayoría de los productos que menciono a continuación, con algunas sugerencias adicionales de mi amiga Suzi Swope, del sitio maravillosamente útil GurlGoneGreen. com. En nuestra casa no usamos ninguna sustancia química. Elimínalas también de la tuya y los efectos en la salud serán notorios.

Fertilizantes y enmiendas del suelo

- **Hendrikus Organics.** Líder absoluto en salud y restauración naturales del suelo. La diferencia en tu jardín y tu hortaliza será espectacular. https://www.hendrikusorganics.com.

Almacenamiento de comida

- **Stasher.** Las bolsas de silicón son el sustituto perfecto de las bolsas de plástico reutilizables (y "sucias"). Buenísimas también para el refrigerador o el congelador. https://stasherbag.com.
- **Bee's Wrap.** Producto natural duradero y fácil de usar para mantener fresca la comida, sin tóxicas envolturas de plástico. https://www.beeswrap.com.

Limpieza general

- **CitraSolv.** Para limpiar cosas que necesitan atención extra. https://www.citrasolv.com.
- **E-cloth.** Buenísimos trapos con los que no se necesitan solventes o sustancias químicas para limpiar. https://www.ecloth.com.
- **Ecover.** Pastillas limpias y prácticas para lavar platos. us.ecover.com.
- **Norwex.** Trapos con los que no se necesitan solventes o sustancias químicas para limpiar. Buenísimos sobre todo para limpiar espejos. https://norwex.com.
- **Vinagre blanco.** Disponible en cualquier tienda o supermercado. Dilúyelo en agua y listo.

Lavandería

- **CitraSolv.** Buenísimo para limpieza de manchas. https://www. citrasolv.com.
- **Molly's Suds.** Muy buen detergente para lavar ropa disponible con o sin aroma. https://mollyssuds.com.
- **The Simply Co.** Gran detergente de ropa en polvo. https://thesim plyco.com.
- **Bolas de lana para secadora.** Úsalas en lugar de las toallitas perfumadas antiestática, que al final producen basura. Puedes hacer las tuyas; también se consiguen con muchos vendedores.

Mala hierba

- **Soplete de gas propano.** Herramienta clásica para áreas al aire libre que necesiten limpiarse, como entradas de auto o senderos.
- **Azadón "Hula".** El mejor tipo de azadón para arrancar rápidamente la mala hierba.
- **Horqueta.** La mejor manera de arrancar la mala hierba de un parterre. Clava la horqueta en el suelo, inclínala hacia atrás y sácala. Hazlo en todo el parterre. Luego reclínate y saca la mala hierba como si fuera mantequilla.

Productos de cuidado personal

Las sustancias químicas que se encuentran en los clásicos productos de cuidado personal no son apropiadas para ti o para tus genes. Entonces, ¿qué productos puedes usar? Como mencioné antes, mi amiga Suzi, del recomendadísimo sitio GurlGoneGreen.com, me hizo una lista de sus productos limpios y ecológicos favoritos, para que tengas algunas opciones benéficas para tus genes.

Productos de baño

- **Gel de ducha para niños Acure.** Con este gel se pueden preparar fabulosos baños de burbujas. https://acureorganics.com.

Productos de belleza

- **100% PURE.** Una gran línea que ofrece de todo, desde maquillaje hasta cuidado de la piel. Su rímel alargador es una gran opción. https://www.100percentpure.com.
- **Crunchi.** Una gran línea de maquillaje limpio. Me encantan su rímel, su tapaporos, su base de maquillaje y su rubor. https://crunchi.com.
- **Dusty girls.** Me encantan su bronzer, sus rubores y su bálsamo de belleza; todo muy económico (el bálsamo de belleza o *BB cream* es un tipo de base de maquillaje menos pesada que la líquida, pero no tan ligera como el humectante coloreado). http://dustygirls.com.
- **GIA Minerals.** Me encantan su rímel y su selección de sombras. https://www.giaminerals.com.
- **Hynt Beauty.** Amplia línea de maquillaje muy recomendable. Me encantan su crema de cejas, su rímel y su antiojeras. https://www.hyntbeauty.com.
- **Ilia Beauty.** Buenísimos lápices labiales y crayones para labios. https://iliabeauty.com.
- **Kjaer Weis.** Muy buena base para maquillaje, rubores y productos para labios. https://kjaerweis.com.
- **Lily Lolo.** Amplia línea de maquillaje. Me encantan su rímel, sus paletas de sombras, su delineador y su bálsamo de belleza. https://www.lilylolo.us.
- **RMS Beauty.** Una de las primeras líneas de maquillaje naturales. Grandes productos fáciles de usar, sobre todo su Un Cover-up, Lip2Cheeks y sus polvos. https://www.rmsbeauty.com.
- **Root Pretty.** Me encanta su base de maquillaje Pearl Powder Mieral. Al alcance de muchos presupuestos. https://www.rootpretty.com.
- **Vapour Organic Beauty.** Increíble línea que cuenta con bases de maquillaje, rubores y productos para labios. www.vapourbeauty.com.
- **W3ll People.** Una buena línea limpia de maquillaje. w3llpeople.com.
- **Zuzu Luxe.** Me encantan sus delineadores líquidos. Al alcance de todos los bolsillos y a la venta en la tienda Whole Foods. https://gabrielcosmeticsinc.com/brand/zuzu-luxe.

Desodorantes

- **Green Tidings.** Buenísimo y efectivo desodorante natural. http://www.greentidings.org.
- **Primally Pure.** Efectivo y al alcance de todos los bolsillos. Fórmula para pieles sensibles disponible. https://primallypure.com.
- **Rustic Maka Pachy.** Económico y disponible en varios aromas naturales. https://rusticmaka.com.
- **Schmidt's.** Efectivo y económico; tienen una fórmula para pieles sensibles. https://schmidtsnaturals.com.
- **Ursa Major Hoppin'Fresh Deodorant.** Efectivo; viene en aroma unisex. https://www.ursamajorvt.com.

Productos para el cabello

- **Acure.** Champús, acondicionadores y productos para el peinado económicos. Se consigue en Whole Foods, tiendas naturistas y en línea. https://www.acureorganics.com.
- **Flourish Organic Hair.** Variedad de artículos para el cuidado del cabello, desde champús y acondicionadores hasta productos para el peinado. Económico. www.flourishbodycare.com.
- **Green & Gorgeous Dry Shampoo.** Champú disponible en opciones para pelo claro y oscuro. https://gandgorganics.com.
- **Hairprint.** Un tinte muy limpio para el pelo hecho de ingredientes no tóxicos. https://www.myhairprint.com.
- **Herbivore Sea Mist Spray.** Texturizador para el pelo y atomizador de sal marina. https://www.herbivorebotanicals.com.
- **Innersense Organic Beauty.** Champús, acondicionadores y productos para el peinado naturales con calidad de salón. Su champú y su acondicionador son especialmente buenos para el cabello teñido. https://innersensebeauty.com.
- **Josh Rosebrook.** El mejor aerosol natural para el cabello y el mejor atomizador para dar volumen. Creado por un estilista. https://joshrosebrook.com.
- **Primally Pure Dry Shampoo.** Un gran champú seco no tóxico. https://primallypure.com.
- **Rahua.** Champú y acondicionador de gran calidad para dar volumen. https://rahua.com.ux.

■ **True Botanicals.** Champú y acondicionador limpios de lujo en botellas de bombeo ecológicas. https://truebotanicals.com.

Cremas de manos

■ **100% Pure Hand Buttercream.** Esta crema para manos viene en tubo y humecta sin dejar residuos grasos. https://www.100percent pure.com.

■ **Osmia Organics Vanilla Shea Hand Cream.** Esta gran crema de manos no deja ningún residuo y huele delicioso. https://osmiaor ganics.com.

■ **Shea Terra Organics Mini Shea Whippers.** Además de ser limpias e hidratar de maravilla, estas cremas "batidas" vienen en tarros encantadores. https://www.sheaterraorganics.com.

■ **Zoe Organics Everything Balm.** Buenísimo bálsamo para manos o para cualquier parte del cuerpo donde necesites alguna hidratación adicional. https://www.zoeorganics.com.

Jabones de manos

■ **Kosmatology.** El mejor jabón de manos del mercado. www.kos matology.com.

Bálsamos labiales

■ **Henné Organics.** Gran bálsamo para labios con fórmula muy suave y también un buenísimo exfoliador de labios. https://henneor ganicx.com.

■ **Hurraw Lip Balm.** Muy buen bálsamo de labios envasado en tubos; disponible en variedad de sabores. https://hurrawbalm.com.

■ **Kari Gran Lip Whip.** El humectante para labios definitivo; viene en frasco. https://karigran.com.

Perfumes

- **Florescent.** Perfumes de lujo en botellas con rociador. https://florescent.co.
- **Josh Rosebrook Ethereal Botanical Fragrance.** Una fragancia natural verdaderamente de lujo. Hace que sea fácil cambiar a un aroma no tóxico. https://joshrosebrook.com.
- **Lotus Wei.** Aromas con extractos de plantas que vienen en una variedad de métodos de aplicación, desde *roll on* hasta rociadores. Sus productos ayudan con el humor. https://www.lotuswei.com.
- **LURK.** Gran cantidad de aromas naturales de los cuales elegir. https://lurkmade.com.

Productos para el cuidado de la piel

- **Acure.** Productos para el cuidado de la piel de cara y cuerpo, de precio accesible. https://www.acureorganics.com.
- **Dr. Bronner's.** Buenísimos jabones de Castilla líquidos para usar en la ducha; también tienen disponibles recetas de limpieza para hacerlas uno mismo. https://www.drbronner.com.
- **Josh Rosebrook.** Línea basada en el poder de hierbas y plantas. https://joshrosebrook.com.
- **Kahina Giving Beauty.** Línea de cuidado de la piel basada en el aceite de argán. kahina-givingbeauty.com.
- **Kosmatology.** Buenísimos geles de ducha, productos faciales y exfoliantes de precio accesible. www.kosmatology.com.
- **Leahlani Skincare.** Esta línea de cuidado de la piel no sólo es efectiva y limpia, sino que tiene algo para cada tipo de piel. Además es económica. https://www.leahlaniskincare.com.
- **Laurel Whole Plant Organics.** Una línea de cuidado de la piel con extractos de hierbas y plantas 100% pura, orgánica y sin refinar. https://www.laurelskin.com.
- **Live Inspired Organics.** El mejor exfoliante y manteca corporal. www.liveinspiredorganics.com.
- **Marie Veronique.** Línea de cuidado de la piel basada en la ciencia y la investigación. Ofrece algo para cada tipo de piel. https://www.marieveronique.com.
- **May Lindstrom.** Buenísimas mascarillas faciales. https://maylindstrom.com.

- **Maya Chia Beauty.** Una espléndida línea antiedad que usa aceite de chía como base de todas sus fórmulas. https://mayachia.com.
- **Osmia Organicx.** Los mejores jabones de barra. También muy buenos aceites corporales y productos faciales. https://osmiaorganics. com.
- **True Botanicals.** Esta línea de cuidado de la piel respalda su potencia y sus resultados en estudios. Es muy buena para quienes sufren de acné a cualquier edad y tiene una gran línea antiedad. https://truebotanicals.com.

Filtros solares

- **Babo Botanicals SPF 40 Daily Sheer Facial Sunscreen.** Puro y ligero. www.babobotanicals.com.
- **DeVita Solar Body Moisturizer Mineral Sunscreen spf 30+.** Efectivo y económico. www.davita.com.
- **Loving Naturals Adorable Baby Sunscreen SPF 30+.** Buenísimo para bebés y niños, con ingredientes simples. https://lovingnaturals.com.
- **Suntegrity Mineral Sunscreen.** Filtro solar y autobronceadores. www.suntegrityskincare.com.
- **Raw Elements Sunscreen.** El filtro solar más limpio que se pueda conseguir. Disponible en una variedad de fórmulas y en presentación de barra, tubo o lata. https://rawelementsusa.com.

Pastas de dientes

- **Jason's Toothpaste.** Ésta es la que usamos en nuestra casa y nos encanta. http://www.jason-personalcare.com.
- **Tom's of Maine Toothpaste.** También una favorita de la familia. http://www.tomsofmaine.com/home.
- **Uncle Harry's Toothpaste.** Es fácil de conseguir en Whole Foods; te deja con una sensación fresca y limpia. www.uncleharrys.com.
- **Wellness Mama Blog.** Prácticas recetas para que uno mismo haga pastas de dientes que restablezcan los minerales de los dientes, método que algunas personas han usado (junto con una dieta prudente) para evitar las caries. https://wellnessmama.com.

Saunas

Un sauna es un artículo absolutamente obligado a menos que tengas acceso a un gimnasio que cuente con uno bueno. Los saunas que enlisto a continuación son todos de gran calidad, aunque tienen diferentes aspectos y sus calentadores son un poco distintos. He negociado buenos descuentos para mis lectores. Sí recibo una comisión por recomendarlos.

- **Sunlighten Saunas.** De bellos diseños, con baja frecuencia electromagnética y hechos de materiales seguros de alta calidad. Los calentadores son de espectro completo, de infrarrojo cercano, medio y lejano. Sunlighten también tiene un sauna para una persona con el tamaño justo para acostarse en él. Si mencionas al "Dr. Lynch" te darán un importante descuento. http://www.sunlighten.com.
- **HighTech Health.** De baja frecuencia electromagnética (FEM) y hechos de materiales seguros de alta calidad; diseñados para personas con múltiples sensibilidades químicas; fácil de instalar y moverse según se requiera. Por 10 años tuve un sauna HighTech para tres personas. Esta compañía ofrece calentadores que emiten muy baja FEM, con buena circulación de aire, terapia ligera y un sistema para poner música. Si mencionas al "Dr. Lynch" tendrás un ahorro significativo. http://hightechhealth.com.

Suplementos

Siempre que tomes suplementos ten presente el método del pulso (refresca tu memoria en el capítulo 12). Menciono a continuación suplementos que yo he formulado y también marcas que recomiendo basándome en lo bien que han funcionado con mis pacientes y con mis colegas.

- **Bio-Botanical Research** (https://biocidin.com)
  - **Liposomal Biocidin.** Un antimicrobiano efectivo.
  - **Biocidin Throat Spray.** Este aerosol para la garganta es fantástico para aliviar una garganta irritada.
  - **Secure** (https://seacure-protein.com)
  - **Hydrolyzed White Fish.** Este pescado blanco hidrolizado es magnífico para curar el intestino.

■ **Seeking Health** (mi empresa: www.seekinghealth.com)

- **5-HTP.** Ayuda a la producción de serotonina.
- **Adrenal Cortex.** Apoya a las glándulas suprarrenales para que te ayuden a despertar por la mañana.
- **DIM + I3C.** Esta mezcla favorece los niveles saludables de estrógeno.
- **HistaminX.** Para ayudar a contrarrestar los síntomas del exceso de histamina.
- **HomocysteX Plus.** Apoya el ciclo de metilación y promueve niveles saludables de homocisteína.
- **Lithium.** Litio: apoya los niveles de serotonina y favorece una sensación de tranquilidad.
- **Molibdenum.** Molibdeno: ayuda a procesar los sulfitos. Lo ofrecemos en dosis líquidas de 25 microgramos y cápsulas de 75 microgramos.
- **Multivitaminas.** Muchas de dónde escoger, en polvo, comprimidos masticables o cápsulas.
- **NADH + CoQ10.** Te ayuda a levantarte en la mañana y elimina la necesidad de cafeína, por si estás tratando de dejarla.
- **Neutralize.** Ayuda a reducir una posible reacción a la histamina o las sensaciones de malestar a raíz de alguna exposición ambiental.
- **Optimal Electrolyte.** Fórmula completa de electrolitos sin azúcar.
- **Optimal GI Powder.** Fórmula integral para reparar el revestimiento del intestino.
- **Optimal Liposomal Glutathione Plus:** Manda glutatión directamente a tus células, junto con los nutrientes que se necesitan para usarlo y reciclarlo.
- **ProBiota Bifido.** Ayuda a descomponer la histamina de bacterias, alimentos y bebidas.
- **ProBiota HistaminX.** Ayuda a descomponer la histamina de alimentos, bebidas y bacterias. Mejora tu microbioma y ayuda así a resolver el problema de la alta histamina.
- **Pro-Digestion Intensive.** Enzima digestiva integral.
- **PreGestion.** Proporciona jugos gástricos que ayudan a reducir los eructos y sirve de auxilio para la digestión.
- **Optimal Adrenal.** Mezcla no estimulante y adaptogénica de hierbas y nutrientes para suavizar el estrés sin provocar somnolencia. Un favorito de madres y padres.

- **Optimal Prenatal Protein Powder.** Con mucho, mi producto favorito: un suplemento prenatal completo con polvo de proteína que puede beberse como licuado. Esto es lo que desayuno casi todas las mañanas, porque es rápido y un alimento completo… aunque no tengo intenciones de embarazarme. Es lo que uso en las recetas de licuados de las páginas 242 y 247.
- **Optimal Detox Powder.** Fórmula completa de desintoxicación con polvo de proteína; buenísima como malteada para el desayuno. Es otra mezcla de proteínas en polvo que uso en mis recetas de licuados.
- **Optimal Start.** Gran multivitamínico fundacional para gente sensible a los donantes de metilo; no contiene folato ni vitamina B_{12}, compuestos a los que algunas personas son sensibles.
- **Optimal Sleep.** Combinación de nutrientes para ayudar a la gente a relajarse y dormir plácidamente toda la noche sin sentirse cruda al día siguiente.
- **Ox Bile.** Bilis de buey. Ayuda a la digestión de las grasas, apoya a gente sin vesícula biliar y actúa como antimicrobiano en el intestino delgado para ayudar a combatir el SBID.
- PQQ. Útil para quienes padecen estrés oxidativo o algún dolor fuerte después de hacer ejercicio.

- **US Enzymes** (https://usenzymes.com)
  - **Digestxym.** Enzima digestiva integral hecha a base de plantas.
  - **Serraxym.** Enzima sistémica que ayuda a descomponer los desechos celulares.

Productos para llevar la cuenta del ejercicio, los alimentos, la variabilidad del ritmo cardiaco y el sueño

Entender cómo se comporta tu cuerpo en tiempo real es de lo más práctico. También es útil saber exactamente qué comes, cuánto y qué alimentos contiene esa comida. Estos productos para dar seguimiento pueden ayudarte a reunir e interpretar esos datos.

- **App CRON-O-Meter.** Lleva la cuenta de qué comes y cuánto. Esta app te muestra en tiempo real cuánto más deberás comer por el resto del día separado en proteína, grasas y carbohidratos. También tiene ajustes para diferentes dietas, como la paleo o la cetogénica.

Si quieres bajar o subir de peso, también a eso se ajusta. Yo aprendí mucho sobre mi alimentación usando esta app. Está disponible en la tienda de apps de tu teléfono. https://cronometer.com.

■ **HRV4Training.** Buenísima app de teléfono que mide la variabilidad de tu ritmo cardiaco a través de la cámara de tu teléfono celular. http://www.hrv4training.com.

■ **Nutrient Optimiser.** Cuadra con CRON-O-Meter para informarte qué debes comer y qué no, y de qué deberías comer más, con el objetivo de que obtengas de los alimentos todos tus nutrientes. Fantástico programa concebido por Marty Kendall. https://nutrientoptimiser.com.

■ **Anillo ŌURA.** Un artilugio efectivo y que trabaja mucho. No tenía idea de lo mal que dormía hasta que empecé a darle seguimiento. Este anillo me hizo despertar al hecho de que no dormía bien. Hice cambios y ahora mi sueño es magnífico (a menos que me desvele trabajando o coma tarde). Esta app también da seguimiento a tu preparación para hacer ejercicio (qué tanto ejercicio haces o si necesitas llevártela leve un día basándose en tu variabilidad de ritmo cardiaco y temperatura corporal) y el ejercicio que de verdad hagas (cuánto, intensidad, cuándo). Además es un anillo durable y atractivo. A mí me lo chulean mucho. Usa el código "aejjxo2" en ouraring.com para ahorrar 10 por ciento.

■ **Sleep Cycle** app. Esta app es un gran punto de partida para medir la calidad de tu sueño. Te deja comprenderlo un poco mejor, pero el anillo ŌURA es más preciso. Disponible en la tienda de apps de tu teléfono. https://www.sleepcycle.com.

■ **WISE. What should I eat?** ¿Cansado de gente que te dice lo que no puedes comer? Responde algunas preguntas sobre los alimentos que te provocan síntomas y sobre tu salud más en general, y en unos minutos recibirás un informe sobre lo que sí puedes comer. Amplía tu informe y conviértelo en recetas para tus necesidades ideadas por un chef profesional. Prueba con WISE (What I Should Eat). www.drbenlynch.com.

Limpia tus genes de Ben Lynch
se terminó de imprimir en octubre de 2018
en los talleres de
Litográfica Ingramex, S.A. de C.V.
Centeno 162-1, Col. Granjas Esmeralda, C.P. 09810
Ciudad de México.